大国医经典医案诠解（病症篇）

冠心病

主编 邓小英

中国医药科技出版社

内 容 提 要

　　本书从部分古籍、名老中医传承著作及近现代期刊杂志上选取古今名医诊治冠心病的临床有效验案，结合各个医家关于冠心病的证治经验，从理、法、方、药等方面详细阐述医案。全书内容丰富，资料翔实，为中医界提供了一份极其珍贵的临床文献资料，具有很高的临床应用价值和文献参考价值，能够帮助读者开阔视野，增长见识。

图书在版编目（CIP）数据

　　冠心病/邓小英主编 . —北京：中国医药科技出版社，2016.4
　　（大国医经典医案诠解 . 病症篇）
　　ISBN 978 - 7 - 5067 - 8143 - 5

　　Ⅰ . ①冠⋯　Ⅱ . ①邓⋯　Ⅲ . ①冠心病 - 中医治疗法 - 医案 - 汇编
Ⅳ . ①R259.414

　　中国版本图书馆 CIP 数据核字（2016）第 019608 号

美术编辑　　陈君杞
版式设计　　郭小平

出版　中国医药科技出版社
地址　北京市海淀区文慧园北路甲 22 号
邮编　100082
电话　发行：010 - 62227427　邮购：010 - 62236938
网址　www.cmstp.com
规格　710×1000mm $^1/_{16}$
印张　18$^1/_4$
字数　258 千字
版次　2016 年 4 月第 1 版
印次　2016 年 4 月第 1 次印刷
印刷　三河市百盛印装有限公司
经销　全国各地新华书店
书号　ISBN 978 - 7 - 5067 - 8143 - 5
定价　39.00 元

前　言

一、本书从部分古籍、名老中医传承著作及近现代期刊杂志上选取古今名医诊治冠心病（西医的冠心病与中医的"胸痹"、"真心痛"等相关病症）的临床有效验案，结合各个医家的相关证治经验，从理、法、方、药等方面详细阐述医案，汇编成书。

二、大凡名医，莫不学验俱丰。本书原则上选取对冠心病确有阐发，充分体现医家证治经验而确有临床疗效的医案。旨在体现中医整体观念、辨证施治的精髓，从而突出理法方药的一体性，诚如清代名医吴昆所言，"匪徒苟然志方而已"。

三、在体例上，以中医的辨证分型为纲，以各位名家医案为目。本书中的辨证分型并非教科书上的分型，亦非颁布的标准分型，实质上是对各医家典型验案的总结概括。同一证型下设不同医家的不同案例，每案例均列出了相关病例的简单概括，尽可能多地提供案例信息，让读者一目了然。

四、在所引用的验案文献中，古代文献的计量单位（钱、两、分）仍保持原貌，悉遵古制；当代医家文献则以法定计量单位（克）。医案若出于古籍者，只注明书名；若出于现代图书者，则注明作者、书名、出版社、出版年；若出于杂志者，按照作者、题名、杂志名、年、卷期、页注明。

五、医案后所附"诠解"，为编者编写，以理清医家的辨证思路、用药特色和精妙之处，以期对临床医务工作者提供参考。

六、目录及书中每位医家后的相关病例概括，为编者所写，力图点出其主要特点，而非该医家学术思想的全面概括，所归纳或有不当之处，当以医家本人所论为准。

七、本书所选各家验案，注重临床实用性，直录文字，均详著出处，以供进一步研究。

受水平及时间所限，差错在所难免，诚盼同道不吝指正，以便再版时承纳。

编者

2016 年 2 月

目　录

痰 浊 闭 阻

朱震亨医案

医案 1（饮食不调久心痛，无势造势终汗解）

一人以酒饮牛乳，患心疼年久，身无汗，医多以丁香治之。羸弱食减，每痛以物拄之，脉迟弦涩，又苦吞酸，以二陈汤加芩、连、白术、桃仁、郁李仁、泽泻，每日服之。屡涌出酸苦黑水并如烂木耳者，服至二百余帖，脉涩渐退，至数渐添，纯弦而渐充满，时冬暖，意其欲汗而血气未充，以参、芪、归、芍、陈皮、半夏、甘草服之，痛缓。与麻黄、苍术、芎、归等才下咽忽晕厥，须臾而苏，大汗，痛止。

（《丹溪纂要》）

【诠解】 患者初以酒饮牛乳，遂病心疼而无汗，《千金·食治》载牛乳曰："味甘，微寒"，归心、肺、胃经；《本草新编》载酒曰："味苦、辛、甘，气大热"。酒乳入胃，酒辛热欲散，而乳微寒欲敛，二物胶着不化而内停，又阻碍中焦气机，阴居阳位故而作痛，欲解当须顺其势而发之。前医投丁香患"实实"之弊故不效，实乃痰湿宿食等有形实邪内停，中土不运而迁延日久之故，脉迟弦涩而苦吞酸亦为之证。然患者羸弱食减，每痛以物拄之，乃经之"大实有羸状"是也。投以二陈汤燥湿祛痰，理气和中；芩、连可清热燥湿，畅达气机；术健脾调中，桃仁、郁李仁、泽泻合用逐痰湿而祛瘀利水。诸药合用，气机得畅，中土得复，故药后屡涌出酸苦黑水并如烂木耳者，有形实邪得道而出，服至二百余帖，诸症渐复。

细究其为病之由，中焦有形实邪虽去，身仍无汗，乃三焦腠理气机仍未畅达，故当宣畅肌表卫阳。然前实邪外出而血气内虚，又值冬暖闭藏之时，均无可畅达卫阳之"势"，故投参、芪、归益气养血，芍、陈皮、半夏、甘草畅达气机以"造势"，药后痛减正复，再投麻黄、苍术、芎、归等辛散之品以发汗，久郁之气机瞬间得畅，故下咽即晕厥，须臾而苏，终大汗，痛止。

医案 2（实邪内阻误治重，畅达三焦起沉疴）

许文懿公白云先生，因饮食作痰成心脾疼，后触冒风雪，腿骨痛，医以黄牙、岁丹、乌、附治十余年，艾灸万计。又冒风而病，加胯难开合，脾疼时胯稍轻，胯痛则脾疼止。予谓初因脘有食积痰饮。续胃寒湿抑遏经络、血气不行，津液不通，痰饮注入骨节，往来如潮涌，上则为脾痛，降下则为胯痛，须涌泄之。以甘遂末一钱，入猪腰子内煨名煨肾散。食之，连泄七行，足便能步，后呕吐大作，不食、烦躁、气弱、不语。予记《金匮》云：病人无寒热而短气不足以息者，实也。其病多年郁结，一旦泄之，徒引动其猖狂之势，无他制御之药，故也。仍以吐剂达其上焦，次第治及中下二焦，连日用瓜蒂、藜芦、苦参，俱吐不透而哕躁愈甚，乃用附子尖三枚和浆水与蜜饮之，方大吐膏痰一大桶。以朴硝、滑石、黄芩、石膏、连翘等一斤浓煎，置井中极冷饮之，四日服四斤后，腹微满，二便秘，脉歇至于卯酉时。予谓卯酉为手足阳明之应，此乃胃与大肠有横滞未尽，当速泻之。诸医惑阻，乃作紫雪二日服至五两，腹减稍安。后又小便闭痛，饮以萝卜子汁，得吐立通。又小腹满痛，以大黄、牵牛等份，水丸，服至三百丸，下如烂鱼肠二升许，脉不歇，又大便进痛，小腹满闷，又与前丸百粒。腹大绞痛，腰胯重，眼火出，不言语，泻下秽物如油条一尺许，肛门如烧，以水沃之。自病半月不食不语，至此方啜稀粥，始有生意，数日平安。自呕吐至安日，脉皆平常，弦大，次年行倒仓法愈。

（《丹溪纂要》）

【诠解】 案中患者初因饮食不化而内停，作痰成心脾疼，即胃脘当心而痛，暗示患者素有脾胃虚弱之候。后因受风寒致外腿骨疼，前医以牙黄判为阳虚寒凝，投以大辛大热之品达十余年，并施艾灸万余壮而不效；受风而剧，并脾疼、胯痛难以开合交替发作。丹溪寻病因抓病机，辨属食积痰饮与寒湿阻遏经络，气血不畅，津液不通，痰饮为阴邪入筋骨，随气机升降而往来如潮，气升则脾疼，气降则胯痛，实邪内停胃肠经络，病位偏下，故遵《内经》"在下者，引而竭之"之旨，顺其势而涌泄，投煨肾散以缓攻，连泻七日即胯和而足能步。下焦渐通，津液得下，气机因和，故后呕吐大作，此为第一阶段治疗。

吐泻之后患者不食、烦躁、气弱、不语而无寒热，《金匮要略·胸痹心痛短气病脉证治》篇曰："平人无寒热，短气不足以息者，实也。"提示疾病未发作，亦未感受外邪，不见恶寒发热之表证者，谓之"平人"，与案中患者吐泻后的病机一致，乃痰湿或宿食等有形实邪阻碍气机所致。而病人久病，其内之郁结尤甚，一旦泄吐即引发其猖狂之势，此乃邪去未尽，气机欲通未通之时，故仍以吐剂达其上焦，连日用瓜蒂、藜芦、苦参，虽吐不快而哕躁愈甚，此乃邪重药轻而成激惹之势，遂投附子尖和浆水与蜜等峻逐之品，终大吐膏痰。后施以性寒攻下之品，并置井中取其极寒之性饮之，大剂量服后腹满便秘，脉歇于卯酉，此正当阳明脉旺之时，现不旺反歇，属《金匮要略·脏腑经络先后病脉证》篇"至而不至"之谓也，彼此俱为时至而气不至。丹溪仍辨属胃肠积滞，阻碍气机，认为当速泻去实，而诸医不解其故，但知已遍用攻伐，烦躁腹满便秘仍在，乃以紫雪清热开窍安神，腹满稍减而小便闭痛，遂投萝卜子煎服，畅达气机而显"提壶揭盖"之功。小便通又小腹满痛，遂以大黄、牵牛等份水丸，峻逐肠胃经年积滞，得势之邪尽去而热出，后方啜稀粥，胃气乃复始有生意，从饮食、起居等方面细心调理，此为第二阶段治疗。

虑患者年高，虽为有形实邪内停致病，久病正气虽伤但不虚，然已屡用攻伐，故暂缓以俟正复，防治已病伤及非病。于次年行倒仓法，荡其陈年积滞，补虚益损泽枯而愈。（倒仓法：重用黄牡牛肉二三十斤，切碎洗净后以长流水桑柴火煮烂，去滓取汁再煎至琥珀色；患者坐于不通风之静室，先一夜不食，每饮一盅而少时再饮，积数十盅；服后病在上者必吐，在下者必利，在中者吐利并行，吐利后渴者不得饮，其小便必长，取之以饮名轮回酒；行后倦卧觉饥，先予米饮次予稀粥，三日后方予厚粥软菜羹，调养一月方可。后当戒色年余，戒牛肉数年）。

患者许文懿公白云先生，乃丹溪习举子业之授业恩师，翁习道德性命之说于其门下，后受之点化而悉弃所学，一于医致力焉，习医则师从罗知悌，尽得其学以归，时医闻其所言皆愕然，独许文公闻之欣然，终愈先生多年顽疾而成杏林佳话。此案所蕴之医（护）患一体观，不得不令人叹为观止，亦当为杏林同道身体力行之。

叶天士医案

（中阳困顿浊阴凝，温通阳气化痰浊）

浦　中阳困顿，浊阴凝冱，胃痛彻背，午后为甚，即不嗜饮食，亦是阳伤。温通阳气，在所必施。胸脘清阳不运。

薤白三钱，半夏三钱，茯苓五钱，干姜一钱，桂枝五分。

（《临证指南医案》）

【诠解】 中焦脾胃阳气不振，致水液运化失常，凝而成饮成痰；凝浊之痰饮既阻脾胃运化，又碍中焦阳气，痰浊内阻不运，故胃脘当心而痛，痛彻后背且不嗜饮食。午后日晡为申时，正乃阳明经旺之时，痰浊内阻，气机不畅，故而午后为甚。治当温阳化痰，理气止痛。药用薤白温通胸阳而散结导滞，茯苓、半夏合用健运中焦，祛湿化痰；干姜温中阳以散浊阴，如拨云见日；桂枝散寒通滞，平降上逆之浊阴。

陈莲舫医案

（痰浊停滞郁胸阳，通阳化浊理气机）

金。胸痹泛沫，肢酸神疲，脉象濡细，治以和降。

瓜蒌仁、法半夏、川郁金、光杏仁、姜竹茹、杭菊花、薤白头、制川朴、细白前、家苏子、生白芍、广陈皮、沉香屑。

（《陈莲舫医案秘钞》）

【诠解】《金匮要略·胸痹心痛短气病脉证并治》篇曰："师曰：夫脉当取太过不及，阳微阴弦，即胸痹而痛，所以然者，责其极虚也。今阳虚知在上焦，所以胸痹心痛者，以其阴弦故也。"即言胸痹乃上焦心阳亏虚，在下之痰饮上袭阳位，本虚标实即胸痹泛沫也。《脉理求真·卷一·新着脉法心要》曰："濡则虚软少力，应指虚细……多责胃气不充，或外感阴湿。故治宜温补而不可用伤残之药耳。……细则往来如发，而指下显然。……细为阳气衰弱之候。"而脾主四肢，在体合肉。故脉濡细，患者肢酸神疲，当辨属中焦阳气不足，痰饮内阻胸膈。方施瓜蒌薤白半夏汤加味，通阳散结导滞；制川朴、广陈皮、光杏仁、沉香降气温中化痰，和肺胃暖肾；郁金、姜竹茹、细白前、苏子化痰理气，和胃疏肝；菊花、白芍清养其肝。

林珮琴医案

（胸痹短气因痰浊，通阳豁痰理气愈）

蒋。胸右偏痛，呼号欲绝，日夕不能卧。医初疑胃气，疏香燥破气方，不应，改用乳香、当归、延胡、灵脂，由气分兼入血分，乃益痛，更谓心痛彻背。予问曾呕吐否，曰未也。予谓痛不在心胃，乃胸痹耳。症由胸中阳微，浊阴上干。仲景治胸痹喘息短气，用瓜蒌薤白白酒汤通阳豁痰，复加半夏，正合斯症，仍加橘红，一啜遂定。

（《类证治裁》）

【诠解】 纵观此案，首当明辨胃（脾）心痛与胸痹。《灵枢·厥病》篇曰："厥心痛，腹胀胸满，心尤痛甚，胃心痛也，……厥心痛，痛如以锥针刺其心，心痛甚者，脾心痛也……"，即言胃（脾）心痛者，可见胃脘疼痛而波及于心、心尤痛甚之外，还当见腹胀胸满、嘈杂痞塞、呕呃纳差、食少泛酸等脾胃不和之象。《医宗必读》云："胸痛即膈痛，其与心痛别者，心痛在歧骨陷处，胸痛则横满胸间也。其与胃脘痛别者，胃脘在心之下，胸痛在心之上也。"《金匮要略·胸痹心痛短气病脉证并治》篇第四条条文曰："胸痹不得卧，心痛彻背者，瓜蒌薤白半夏汤主之。"既为胸痹，当联系同篇第三条条文所言"胸痹之病，喘息咳唾，胸背痛，短气"，则胸痹亦当有喘息咳唾、心痛彻背而不得卧、短气。

案中患者已见胸右偏痛、呼号欲绝、日夕不能卧等，而未见脾胃不和之象，他医辨属胃气郁滞之胃痛，先行香燥破气不效，继则破血行气，由气入血而心痛彻背更甚，是为误诊误治之故，或曰治不得法而伤未病之地也。其后林师见患者并无呕呃，即排除胃痛，而断为胸痹，遵仲景之意，投瓜蒌薤白半夏汤通阳散结，化痰止痛；并佐以辛苦之橘红，即可横行散结，又能降气化痰。方证相应，遂一啜遂定。

丁泽周医案
（胸痹因寒客中焦，瓜蒌薤白半夏汤）

朱右　诊脉左弦、右涩，胸痹心痛，痛引背俞，食入更胀，甚则泛吐，舌苔白腻。此寒客中焦，厥气上逆，犯胃贯膈，浊阴闭塞所致。拟瓜蒌薤白半夏汤加味。

瓜蒌皮三钱，薤白头（酒炒）钱半，仙半夏三钱，云茯苓三钱，枳实炭一钱，陈皮一钱，蔻壳八分，砂仁（研）八分，制川朴一钱，范志曲二钱，生姜二片，陈香橼皮八分。

（丁甘仁著．吴中泰整理．丁甘仁医案续编．上海：上海科学技术出版社，1989）

【诠解】　胸痹是指以胸部闷痛，甚则胸痛掣背，喘息不得卧为主症的一种疾病，轻者仅感胸闷如窒，呼吸欠畅，重者则胸痛，严重者心痛掣背，背痛彻心。此案为寒邪内侵客于中焦，寒主收引，既可抑遏阳气，所谓暴寒折阳，又可使血行瘀滞，发为本病。正如《医学正传》曰："有真心痛者，大寒触犯心君。"素体阳衰，胸阳不振，阴寒之邪乘虚侵袭，寒凝气滞，痹阻胸阳，而成胸痹。心与脾胃是母子关系，心为脾之母，脾为心之子，心藏神主血脉，赖脾胃运化水谷精微而化生，而脾胃运化之气又需要心血濡养，心神主宰；二是脾藏与心藏经络相通，如《灵枢·经脉》篇："脾足太阴之脉，……其支者，别上膈，注心中"。"足阳明胃经，……属胃，散之脾，上通于心"。心病引起脾胃疾病，故食入更胀，甚则泛吐。此案为心胃同病，病机是胸阳不振，寒邪外侵，痰浊闭阻，治以通阳泄浊，理气化痰宣痹为主，治以瓜蒌薤白半夏汤加味治疗。半夏燥湿化痰，降逆散结；配以瓜蒌、薤白豁痰通阳，理气宽胸。用于胸痹痰浊壅盛，病情较重者。方中加入陈皮、蔻壳、砂仁、川朴加强理气散寒化痰之功，又可和胃止呕。

李济仁医案

（痰浊壅塞心脉阻，归芎参芪麦味汤）

丁某某，男，53 岁。1989 年 11 月 2 日就诊。

患者体丰，素嗜膏粱，1985 年始发冠心病。每届劳累及阴雨时节宿证易作。心电图示"前侧壁心肌梗死，ST 段压低，异常 Q 波"。刻下症见：胸间极闷，痞满胀痛，气短喘促，纳呆少寐，舌质淡红，苔白腻，脉弦滑。此乃痰浊壅塞，心脉失畅所致。投蠲饮化痰，活血通络之剂为治。用基本方增味。

药用：当归、潞党参、紫丹参各 15g，川芎、五味子、全瓜蒌各 10g，薤白、姜半夏各 9g，麦门冬 12g，黄芪 20g，檀香 6g。每日 1 剂，水煎服。

5 剂服毕，心胸舒适，余症稍减，是为痰浊之邪未能全化，脾气亦未尽复，遂宗上方再加葶苈子 10g，白术 10g，以增蠲饮健脾之力。方进 7 剂，诉胸间已适，无其他自觉症状。视之腻苔尚存，断为络中痰气未净，当再宣络利气，上方增陈皮 10g。调治 1 个月，复查心电图基本正常。

（李济仁，李梢，李艳．冠心病诊治经验．中医杂志，1994：465 – 466）

【诠解】 患者形体肥胖，素嗜膏粱厚味，易痰浊内生，病人每因外感或饮食不节，外邪触发宿痰，痰浊壅滞引发心病。胸闷，痞满胀痛，舌质淡红，苔白腻，脉弦滑为痰浊阻滞之症；病人每届劳累及阴雨时节宿证易作，气短，纳呆少寐为脾气虚弱，胸阳不振之证。饮食失调导致脾胃损伤，是胸痹发生的关键因素。膏粱之品，消化不易；肥甘之物，助湿生痰，导致中土失健，脾阳不运。胸痹之形成，首先因于脾胃之损伤，气血生化不足；其次乃因湿邪痰浊内蕴，复因心脏正虚不能自护而上犯于心。正如喻嘉言所说："胸中阳气，如离照当空，旷然无外，设地气一上，则窒塞有加，故知胸痹者，阳气不用，阴气上逆候也。"本案为心脾气虚，痰浊内阻；治宜健脾养血，宣痹通阳，活血化痰。药用李济仁先生自拟方"归芎参芪麦味汤"基本方合瓜蒌薤白汤加枳实调治。党参、黄芪健脾补气；当归、丹参、川芎养血活血；半夏燥湿化痰，降逆散结；配以瓜蒌、薤白豁痰通阳，理气宽胸；檀香理气止痛。

张镜人医案

（痰湿内阻脉瘀滞，瓜蒌薤白半夏汤）

某男，58 岁。

1981 年 9 月 24 日初诊。

1 周来心前区持续疼痛，胸闷，痰多，夜寐少安，舌淡红，舌苔薄腻，脉弦细滑。EKG 检查示急性心肌梗死。根据其主症当属中医真心痛范畴，乃痰湿内阻，心气失宣，营血运行不利，心络瘀滞所致。治拟养血调营，宣痹行瘀，兼化痰湿。药物：

太子参 9g，丹参 15g，桃仁 9g，全瓜蒌 15g，薤白 9g，制半夏 5g，炙远志 3g，淮小麦 30g，生香附 9g，赤芍药、白芍药各 9g，炙甘草 3g，炒陈皮 5g，枳壳 9g，竹茹 5g，朱茯神 9g，夜交藤 30g，谷麦芽 12g。每日 1 剂，水煎服。5 剂。

二诊：服药 5 剂后心前区疼痛已减，仍感胸闷，痰出较畅，精神好转，脉细弦滑，苔薄白腻，质红。前方加减续进。以祛痰理气，宣痹行瘀。

处方：太子参 9g，丹参 15g，桃仁 9g，全瓜蒌 15g（打碎），薤白 9g，炙远志 3g，淮小麦 30g，香附 9g，赤芍药、白芍药各 9g，炙甘草 3g，枳壳 9g，竹茹 5g，朱茯神 9g，夜交藤 30g，谷麦芽 12g。每日 1 剂，水煎服。

患者守方服用 2 周，病情稳定，胸闷心前区疼痛等诸症逐渐好转。

[张存钧，王松坡. 张镜人痰瘀同治临床经验. 山东中医杂志，2008，21 (6)：418-419]

【诠解】 冠心病心绞痛是冠状动脉供血不足，心肌急剧、暂时性缺血缺氧而引起的临床综合征，属中医的"胸痹""厥心痛"范畴。其基本病机为本虚标实，以脏气亏虚为本，气滞血瘀、痰阻寒凝为标，诸因素交互为患而发病。《金匮要略·胸痹心痛短气病脉证并治》中的瓜蒌薤白半夏汤具有通阳宣痹、化痰行瘀之效，是治疗胸痹心痛的传统方药之一。全瓜蒌化痰行气宽胸，薤白通阳散结，现代药理学研究表明，两者均有扩张冠状动脉、抗心肌缺血、降血脂的作用；法半夏降逆止呕化痰；桃仁、赤芍、丹参活血化瘀，诸药共用，可达宽胸降浊，化痰通络之效。方中半夏与陈皮药对，半夏辛温燥烈，功用燥湿化痰、降逆止呕；陈皮辛苦而温，长于理气健脾，燥湿化痰。二药合用，半夏得陈皮之助，则气顺而痰自消，化痰湿之力尤胜；陈皮得半夏之辅，则痰除而气自下，理气和胃之功更著。二者相使相助，共奏燥湿化痰，健脾和胃，理气止呕之功。陈皮与竹茹药对，陈皮苦辛性温，平降脾胃逆气，调理气机；竹茹甘寒，清热止呕，和胃消痰。二药配对，一温一寒，温清相济，理气通络，清而不寒，气顺热清，胃得和降。

蒲辅周医案

医案1（体胖多痰胸闷痛，温胆汤加祛痰药）

苏某某，男，45岁，于1963年12月30日初诊。

1962年初，心前区有时闷痛，二月份至某医院检查，诊为冠状动脉粥样硬化性心脏病，而病情逐渐加重，心前区发作性绞痛，每2~3天即发一次，绞痛时间约四五分钟，伴有胸闷憋气，经常服硝酸甘油片，但只能解决发作时的难受，如饮食不节或吃了不易消化的食物即诱发，形体发胖，平时吐痰多，容易头晕心跳，大小便尚正常，脉弦滑，舌质正红，苔白腻边缘不齐，由本体湿盛，湿聚为痰以致影响心气运行，治宜温脾利湿，和胃涤痰，方宗温胆汤加味。

处方：茯苓三钱，法半夏二钱，橘红一钱五分，炙甘草七分，炒枳实一钱，竹茹一钱，姜南星一钱，白芥子（炒）一钱，茅术一钱，厚朴一钱五分，生姜三片。4剂，隔日1剂。

1964年1月24日二诊：效果甚为明显，20天来心绞痛仅发过三次，疼痛程度亦减，发病时未再服西药，咽间痰减少，头晕依然如前，平时胸尚憋闷，纳食、二便皆正常，脉沉弦滑，舌正红，苔中心黄腻，仍宜温化痰湿，原方去茅术加远志一钱，九节菖蒲八分，5剂，隔日1剂。

1964年4月10日续诊：前方随证略予加减四次，心区疼痛一直未发，偶于饭后胸膺微闷。最近消化微差一点，自觉饭后胃胀，大小便尚正常，晚间仍头晕，脉弦缓有力，舌淡红、苔秽腻，近来气候阴雨，湿热郁闭，外湿与内湿相应，故胸膈不利，治宜原法加开胸利膈，清利湿热之品。

处方：茯苓三钱，法半夏二钱，橘红一钱五分，炙甘草七分，枳实一钱，竹茹一钱，白芥子（炒）一钱，远志一钱，九节菖蒲八分，黄连（炒）五分，薤白二钱，厚朴一钱五分，陈皮一钱，麦芽二钱，生姜二片。三剂。

1964年4月17日续诊：十五号晚间心区疼痛又发作一次，最近两天一般情况尚好，饮食又转佳，二便正常，尚吐少量痰，胸膺发闷，脉沉弦，舌正苔薄黄腻，仍属痰湿阻滞，胸阳不畅，续宜温化痰湿。

处方：茯苓二钱，法半夏二钱，橘红一钱五分，炙甘草一钱，枳实（炒）一钱，竹茹一钱五分，桂枝（去皮）一钱，白术一钱，郁金二钱，厚朴一钱五分。五剂。以后病情稳定，未再服药，嘱其善自颐养。

（高辉远．蒲辅周医案．北京：人民卫生出版社，1972年12月）

【诠解】患者形体肥胖，易痰浊内生，如饮食不节或吃了不易消化的食物即诱发心病。本例心绞痛，不仅由一般心气作痛，而兼本体湿盛，湿痰阻滞，故重点温脾利湿，和胃涤痰。温胆汤主要组成：半夏、竹茹、枳实、陈皮、甘草、茯苓。功用：理气化痰，清胆和胃。主治：胆气虚怯，痰热内扰，虚烦不眠，惊悸不安，口苦呕恶，苔腻。本方为治痰热为患的基础方。痰热内扰，胆气不宁，心神不安，故惊悸不眠。方以半夏和胃降逆，燥湿祛痰，为君药；陈皮理气和胃，化湿祛痰，茯苓淡渗利湿，健脾消痰，生姜散痰浊、和胃气，制半夏之毒性，同为臣药；竹茹开郁涤痰，清热除烦，枳实行气导痰，为佐药；甘草、大枣调药和中，为使药。诸药配伍，化痰清热，利胆和胃，使热去痰消，温和少阳之胆气，使诸症悉除，故命名为"温胆汤"。方中加入姜南星加强清热化痰之功；苍术燥湿化痰；白芥子去皮里膜外之痰；厚朴理气，加强化痰通络止痛之功。

医案2（肝胃失调因痰浊，瓜蒌薤白半夏汤）

苏某某，女，36岁，于1964年4月29日初诊。

发病已六年。1958年因心前区阵发性剧烈绞痛住莫斯科医院检查诊为心绞痛，经治疗未效。1959年回国后渐觉腰部绞痛继起，向下放射，小便检查有红细胞，肾盂造影未发现结石，1962年初即住某医院，渐致不能起床，1963年初右胁下绞痛，化验检查谷丙转氨酶400单位，并经各种检查确诊为：（1）心绞痛，（2）慢性胆道炎、胆绞痛，（3）慢性肾盂肾炎，肾绞痛。其症：心前区阵发性绞痛，发作频繁，每日 5 ~ 7 次，胸痛彻背，牵引肩背及上腹掣痛，胸感发憋气短，指甲发青，略有咳嗽，疼剧时有大汗出，据述前不久汗出浸湿之内衣拧出半盆汗液约 2000 毫升，右胁下绞痛及肾绞痛亦经常伴随而作，或单行发作性疼痛，有时恶心，口苦，大便偏干燥，睡眠亦差，形体尚胖，面色苍白，腹不满，卧床不能下地活动已年余，经用各种方法治疗均未见效，病情反日渐加剧而于 1964 年 4 月 29 日请蒲老会诊。脉象寸尺沉弱，右关动数，左关弦细，舌质略淡，后根苔薄秽腻，月经尚不大差，据病程已久，肝胃失调，心脾不和，阳气不宣，宗气阻滞，以致胸痹绞痛走窜，属胸痹，先宜通阳宣闭，降逆和中。

处方：全瓜蒌（打）六钱，薤白三钱，枳实（炒）一钱，法半夏二钱，柴胡一钱，降香一钱。三剂。每剂煎二次共取 160 毫升，分两次温服。

1964 年 5 月 11 日二诊：药后心绞痛次数减少，大发作仅两次，一般发于饭后，疼痛程度减轻，服药当天很少发，停药则发作尚频，胆绞痛发作一次，饮食稍增，大便每日一次，脉象寸尺沉细，右关弦缓，左关弦细，舌正红苔秽腻略减，续宜理心气，和胆胃。

处方：茯苓三钱，法半夏二钱，广陈皮一钱，枳实八分，竹茹一钱，九节菖蒲一钱，远志一钱，白芥子（炒）一钱五分，高良姜一钱，川楝子（炮焦）二枚，麦芽二钱。3 剂，隔日 1 剂。

1964 年 5 月 19 日三诊：服药后心绞痛很少发作，吃油腻物或喝牛奶后尚易诱发，右胁下疼痛阵发如前，伴有恶心，上肢及下肢经常起紫斑，大便已不干，精神更见好转，脉象左脉渐缓和，右沉细涩，舌正红、腻苔再减，续宜原方佐以行滞和络之品。

处方：茯苓三钱，法半夏二钱，广陈皮一钱，枳实（炒）八分，九节菖蒲一钱，远志（炒）一钱，白芥子（炒）一钱五分，川楝子（炮焦）二钱，川芎八分，桃仁一钱，血竭五分，血琥珀五分，焦山楂一钱五分，麦芽二钱。3 剂。

四诊：紫斑消退，心绞痛未犯，仍宗原方再服 3 剂。

1964 年 6 月 22 日五诊：精神更见好转，能下床活动如散步等，前天进行肝穿刺，病理变化属迁延性肝炎，现觉胃不舒，泛酸嘈杂，口酸，呕吐一次，大小便正常，出汗较少。脉象两寸尺沉细，右关沉弱，左关弦细涩，舌质正常无苔，由肝胃不调，心气未和，治宜调肝胃，降逆气佐以养血。

处方：党参一钱五分，茯神二钱，小麦（炒）三钱，当归二钱，白芍二钱，熟地二钱，狗脊（炮）一钱，法半夏一钱五分，代赭石三钱，干姜四分，黄连五分，琥珀五分，沉香三分。第一煎煎一小时，取 150 毫升，分 3 次服。

1964 年 9 月 3 日来我院门诊：出院已 1 个多月，住北戴河休养，心绞痛仅犯过三次，每次疼痛时间较短，疼痛程度亦轻，但仍彻背和向右手臂放射，伴有憋闷感，走路气短头晕，不发时已能稍微活动和散步。右胁下绞痛比较稳定未发，有时腹胀及胃脘疼痛，心情依然很悲观，时时欲哭，睡眠不好，脉象沉细微弦涩，舌质正中心微有秽苔，脏腑失调，五气不和已久，但病情逐渐好转，宜续调肝胆，滋心脾。

处方：炙甘草一钱五分，杭白芍三钱，小麦（炒）四钱，大枣（劈）四枚，茯苓三钱，枣仁三钱，香橼皮一钱，高良姜一钱，焦山楂二钱，麦芽二钱，血琥珀五分（冲服）。7 剂，隔日 1 剂。

1964 年 10 月 23 日再诊：上方随症加减三次，症情趋向稳定，心绞痛很少发，饮食亦好转，唯少腹有时发凉，脉沉细舌正无苔，续宜强心气，养肝脾以资巩固。

处方：黄芪二钱，党参一钱，白术一钱，茯苓二钱，炙甘草一钱，当归一钱五分，白芍一钱，熟地二钱，五味子八分，远志（炒）一钱，陈皮七分，肉桂（后下）二分，7 剂。慢火浓煎 2 次，共取 300 毫升加蜜一匙，分两天 4 次服，最后改用丸剂，朝服养荣丸 1 丸，晚服左归丸一丸。至 11 月底症情更为好转，食欲增加，精神大振，睡眠亦佳，体力增强，活动已不气短，诸痛皆平稳，脉缓有力，舌正无苔。欲回新疆工作，遂嘱续服养荣丸每日 1 丸，以善其后云。

（高辉远．蒲辅周医案．北京：人民卫生出版社，1972）

【诠解】 本例病人长期住院卧床，病情极为复杂。今患者病程已六年，脉寸尺沉弱，体质已虚，而见症皆实，如胸痛彻背，背痛彻心，胸感憋闷，指甲发青，恶心，大便干，右关动数，左关弦细，知其气机闭塞，胸中阳气不宣，急则治标，遂以瓜蒌薤白半夏汤加柴胡、枳实、降香通阳宣闭，调和肝胃。而后心气不足，胆胃未和，故易十味温胆汤加减，益心气，和胆胃，再加高良姜温阳散寒，川楝子降逆清胆，麦芽和胃疏肝，又因上下肢有紫斑加川芎、桃仁、血竭行瘀和络。至五诊精神好转，已能下床活动，但其胃尚不舒，泛酸嘈杂或呕吐，改用法半夏、干姜、黄连、代赭石、沉香调肝胃，降逆气。用党参、茯苓、小麦、当归、白芍、熟地益心气，养肝血，于是患者病情进一步稳定而出院休养。然而仍见心情悲观，时时欲哭，睡眠欠佳，故用芍药甘草汤合甘麦大枣加味，滋补心肝，健脾和胃。终则改服人参养荣丸，后加服左归丸，心、肾、肝、脾并调，补其不足以资巩固。

刘渡舟医案

（胸阳痹阻痰凝聚，瓜蒌薤白半夏汤）

杨某某，女，70岁。1994年1月31日初诊。

患者于两月前因冠心病大面积心肌梗死入某医院抢救。出院后，因气候突变，寒流袭来，又感胸部闷胀，气短，心前区隐隐作痛，两胁亦持痛不休，左手臂胀麻。伴有咳吐白黏痰，腹胀，大便干燥等症。患者精神紧张，夜寐易发惊悸。视其舌苔白腻，脉来沉弦而滑。脉证合参，辨为胸阳痹阻，痰浊凝聚，心胸脉络不通则痛。治宜宣痹通阳，豁痰通络止痛。疏方：

糖瓜蒌30g（先煎），薤白6g，半夏15g，旋覆花10g，红花10g，茜草10g，桂枝10g，丹参20g，郁金10g，木香10g，紫降香10g。

服五剂后，胸满、胸痛大为缓解，咳痰减少，夜睡已能成寐。又续服5剂，诸症皆安。

（陈明，刘燕华，李方. 刘渡舟验案精选. 北京：学苑出版社，2006）

【诠解】"胸痹"一证，与西医学所谓的"冠心病"比较类似，本例病人冠心病大面积心肌梗死入某医院抢救。出院后因寒邪内侵，抑遏阳气，使血行瘀滞，发为本病。《医学正传》："有真心痛者，大寒触犯心君。"病人年龄70岁，素体阳衰，胸阳不足，阴寒之邪乘虚侵袭，寒凝气滞，痹阻胸阳，而成胸痹。《类证治裁》云："胸痹，胸中阳微不运，久则阴乘阳位，而为痹结也。"因此，导致了胸痹心痛的证候发生。患者精神紧张，两胁疼痛的症状为肝失疏泄，肝郁气滞，气滞痰阻，使血行失畅，脉络不利，心脉痹阻，不通则痛，而发胸痹。治疗以温通胸阳，化痰宣痹为主，佐以疏肝理气通络之法。以瓜蒌薤白半夏汤、旋覆花汤及颠倒木金散三方相合。用瓜蒌薤白半夏汤通阳开痹，宣化痰浊之邪；旋覆花汤疏肝郁，通络脉，活血止痛；颠倒木金散以木香、郁金组成，疏肝理气，行气活血，是治胸胁疼痛的良方。

高辉远医案

（胸阳不振痰湿阻，瓜蒌薤白半夏汤）

陈某，男，57岁，工人。

1991年11月26日初诊。素患冠心病心绞痛2年，每因劳累或阴雨天时，胸骨后闷痛，痛引肩背，心中痞塞，气憋乏力，纳少。舌质暗淡，苔薄白腻，脉沉弦滑。高师辨证为痰湿阻滞，胸阳不振。治拟通阳宣痹，理气化浊。

药用瓜蒌15g，薤白10g，法夏10g，枳壳10g，桂枝8g，茯苓10g，菖蒲10g，陈皮8g，香附10g，建曲10g。

服6剂药后，精神转好，胸膺憋闷减轻，心绞痛偶发。

守方加延胡10g，又连服20剂，告胸闷，心痛消失。

（王发渭，于有山，薛长连，等．高辉远验案精选．北京：学苑出版社，2007）

【诠解】 本案病机为本虚标实，本虚为脾胃虚弱，胸阳不振，故见每因劳累或阴雨天时发病，心中痞塞、乏力、纳少为脾胃运化功能减弱所致。标实为痰浊所致，痰浊内阻，胸阳痹阻，而见胸痛、憋闷。此案病位在心，与脾、肝两脏相关。心为脾之母，脾为心之子，心藏神主血脉，赖脾胃运化水谷精微而化生，而脾胃运化之气又需要心血濡养，心神主宰。标实为痰浊所致，痰浊内阻，胸阳痹阻，而见胸痛、胸闷。急则治其标，瓜蒌薤白半夏汤、枳实薤白桂枝汤加减，治以通阳化浊通痹，温经散寒为主。二方都出自《金匮要略》："胸痹不得卧，心痛彻背者，瓜蒌薤白半夏汤主之。"方中加入茯苓、菖蒲燥湿化痰，养心安神，兼以香附、陈皮、延胡理气止痛。

刘志明医案

医案 1（胸阳不振痰浊阻，瓜蒌薤白半夏汤）

杨某，女，62 岁，1996 年 9 月 2 日初诊。

主诉：心前区疼痛、憋闷 2 年，加重 2 月。

病史：患者于 2 年前，在一次劳动中突发心前区疼痛，并放射至左前臂，大汗淋漓，历时约 10 分钟，休息后方才缓解。随后去医院查心电图，当时心电图报告示：胸前 V_5、V_6 导联 ST 段水平下移 2mV，诊断为"冠心病，不稳定性心绞痛"；长期服硝酸甘油片等药，症状基本能控制，仅间断发作轻度胸闷。近 2 月以来，由于工作紧张，心前区闷痛经常发作，阵发性加重，休息及含服硝酸甘油片后症状不能完全控制，同时伴头晕、气短，腰膝酸软，睡眠欠佳，大便稍干，故求诊于刘老。诊查：精神欠佳，表情痛苦，无气促及水肿；舌质稍暗，舌苔薄黄腻，脉弦细。血压 125/90mmHg。

中医诊断：胸痹；西医诊断：冠心病，不稳定性心绞痛。

辨证：胸阳不振，痰浊内阻。

治法：通阳化浊。

处方：茯苓杏仁甘草汤合瓜蒌薤白半夏汤加减，茯苓 12g，杏仁 9g，瓜蒌 15g，薤白 12g，半夏 9g，泽泻 9g，枳壳 9g，太子参 9g，甘草 4.5g，三七粉 1g（冲服）。水煎服，日 1 剂，7 剂。

1996 年 9 月 10 日二诊：服上方 7 剂后，心绞痛发作次数明显减少，症状也明显减轻。于前方加桑椹、何首乌、寄生、当归等补益肝肾，继服百余剂，心绞痛未再发作，头晕、气短痊愈。复查心电图，基本恢复正常。

（刘如秀. 刘志明医案精解. 北京：人民卫生出版社，2010）

【诠解】 本案病人年过半百，肾气自半，精血渐衰。病机为本虚标实，本虚为肝肾亏虚，腰为肾之府，膝为筋之汇，故可见腰膝酸软；标实为痰浊所致，痰浊内阻，胸阳痹阻，而见胸痛、憋闷。急则治其标，取茯苓杏仁甘草汤合瓜蒌薤白半夏汤加减，以通阳化浊通痹。茯苓杏仁甘草汤出自《金匮要略·胸痹心痛短气病脉证并治》，"胸痹，胸中气塞，短气，茯苓杏仁甘草汤主之，橘枳姜汤亦主之"。方中加入三七粉活血化瘀。待心绞痛症状减轻，病情稳定后，加入何首乌、桑椹、寄生、当归益肾扶正，治本固本。

医案 2（胸阳痹阻胃不和，瓜蒌薤白半夏汤）

凌某，男，61 岁，1999 年 10 月 24 日初诊。

主诉：阵发性胸痛，伴头晕 1 年，加重半月。

病史：患者于 1998 年因劳累及精神过度紧张而突发心前区疼痛，放射至肩背部，当时大汗淋漓，历时几分钟，休息后可缓解。同时伴胸闷、气短、心悸，心中有痞塞感，四肢麻木，去当地医院检查。当时血压 135/90mmHg，心电图示：心肌供血不足，心房纤颤，诊断为"冠心病，心房纤颤"，给予长效硝酸甘油、硝苯地平等药口服，心绞痛虽有缓解，但其他伴随症状未见缓解。近半月又因劳累，心绞痛复发，且较前发作频繁，伴心悸、心中痞塞感，疲乏，头晕尤甚，恶心欲吐，含服硝酸甘油效果欠佳，而求诊于刘老。诊查：精神差，双手微颤抖，舌质淡红，舌苔薄白，边有齿痕，脉弦细结代。心率 98 次/分，心律绝对不齐，心音强弱不等。血压 140/90mmHg。

西医诊断：冠心病，心绞痛，心律失常，心房纤颤。

中医诊断：胸痹。

辨证：胸阳痹阻，胃气不和。

治法：通阳宣痹，理气和胃。

处方：瓜蒌薤白半夏汤合橘枳姜汤加减，全瓜蒌 15g，薤白 12g，半夏 12g，党参 15g，生黄芪 30g，桂枝 9g，香附 9g，陈皮 9g，赤白芍各 9g，枳实 9g，生姜 3 片，三七粉 1g（冲服）。水煎服，日一剂，10 剂。

1999 年 11 月 22 日二诊：服上方 30 剂后，自觉精神转佳。劳累时仍稍感心前区疼痛，但胸闷、气短及头晕均有减轻。继以此方加减，调治 3 个月，心绞痛、心悸、气短、头晕等症状均有缓解；脉弦细，舌质淡红，苔薄白。复查心电图基本恢复正常，偶见房性期前收缩。随访 1 年，身体健康状况良好，虽有时劳累，但心绞痛未再复发。

（刘如秀．刘志明医案精解．北京：人民卫生出版社，2010）

【诠解】 本案患者发病1年，因劳累及精神过度紧张而发病，常因劳累引发，伴气短、头晕、疲乏等气虚之症；心中痞塞、恶心欲吐为胃气不和；胸闷、脉弦细为痰浊痹阻，治以通阳宣痹，理气和胃之法。《金匮要略·胸痹心痛短气病脉证并治》曰："胸痹，心中痞气，气结在胸，胸满，胁下逆抢心，枳实薤白桂枝汤主之"；"胸痹，胸中气塞，短气，橘枳姜汤主之"。本案之胸痹心痛，刘老以枳实薤白桂枝汤合橘枳姜汤为主，加入生黄芪、党参益气健脾，脾气旺则心气足；桂枝辛甘性温，能助心阳，通血脉，止心悸；三七、赤芍活血行瘀；增入香附一味，疏通血脉；又兼胃气不和，佐以橘枳姜汤理气和胃。用橘枳姜汤体现了心病从中焦脾胃论治，温胃散痞，行气消食的思想。

医案3（痰浊闭阻真心痛，瓜蒌薤白半夏汤）

熊某，男，67岁，1993年10月12日初诊。

主诉：间断性心前区疼痛3年，加重1月。

病史：患者近3年来因工作劳累出现心前区闷痛，放射到背部及左前臂，每次持续3~5分钟，含服硝酸甘油片能缓解。曾在当地医院查心电图示 V_1 ~ V_5 导联缺血性 ST-T 改变，诊断为"冠状动脉粥样硬化性心脏病"，经服用硝酸异山梨酯、普萘洛尔、阿司匹林等药物，病情较稳定。9月10日无明显诱因出现心前区疼痛，较前加重，呈绞痛性质，疼痛时间明显延长，含服硝酸甘油数片后不能缓解，大汗淋漓，有窒息感。急诊送往省人民医院，心电图 V_1 ~ V_5 导联 ST 段弓背样抬高 0.3mV，心肌酶谱升高，确诊为"冠心病，急性广泛前壁心肌梗死"，住院治疗1个月，病情好转，自行出院。出院后仍然频繁发作心前区疼痛，向左侧肩背放射，服用硝酸异山梨酯、普萘洛尔等药物，疗效欠佳，自觉心前区疼痛与气候变化、情绪波动有关。就诊时见：心前区闷痛，每日发作5~6次，头晕，气短，乏力；舌质淡暗，苔薄白腻，脉弦细。

西医诊断：冠心病，广泛前壁心肌梗死（亚急性期）。

中医诊断：真心痛。

辨证：胸阳不振，痰浊内阻。

治法：通阳活血，化浊止痛。

处方：瓜蒌薤白半夏汤合茯苓杏仁甘草汤加减：全瓜蒌15g，薤白15g，半夏9g，泽泻9g，太子参15g，枳壳9g，茯苓12g，陈皮9g，杏仁9g，玄胡12g，当归12g，丹参12g，三七粉1.5g（冲服），甘草4.5g。水煎服，日1剂，7剂。

1993年10月25日二诊：服药12剂后胸痛次数明显减少，无胸闷。效不更方，原方继续服用30剂，胸痛未再发作，诸症痊愈。复查心电图明显改善。

（刘如秀. 刘志明医案精解. 北京：人民卫生出版社，2010）

【诠解】 真心痛之病名首见于《内经》，《灵枢·厥病》谓："真心痛，手足青至节，心痛甚，旦发夕死，夕发旦死。"其病因病机为外邪乘虚内袭，痹阻心脉，而致本虚标实之证。瓜蒌薤白半夏汤出自《金匮要略》，有通阳散结，祛痰宽胸之功。主治：胸痹之痰浊闭阻，胸中满痛彻背，不得卧；遇阴雨天加重，苔白腻或白滑，脉滑。本方是治疗胸阳不振，痰浊闭阻的一首有效方剂。方中以瓜蒌甘寒以开胸涤痰，利气散结；薤白辛开疏滞，苦泄痰浊，温通胸阳以行气散结；二药相合，化痰通阳、行气止痛，是治疗痰浊痹阻胸阳所致胸痹、心痛之常用药对；半夏辛温以逐饮降逆、化痰散结。茯苓杏仁甘草汤出自《金匮要略·胸痹心痛短气病脉证并治》篇，"胸痹，胸中气塞，短气，茯苓杏仁甘草汤主之"，本方主要由茯苓、杏仁、甘草3药组成。

本案患者胸部闷痛病史3年，加重1个月。头晕，气短，乏力为本虚；心前区疼痛与气候变化、情绪波动有关为标实；辨证为胸阳不振、痰浊内阻，治疗以通阳活血为主，配合化浊止痛，以瓜蒌薤白半夏汤和茯苓杏仁甘草汤加减治疗，诸药同用，相辅相成，使痰浊祛，胸阳宣，痹阻通，则胸中满痛诸症可解。

湿浊痹阻

朱震亨医案

（气郁血少心脾疼，理气清热健脾疼）

一妇春末心脾疼，自言腹胀满，手足寒时膝须绵裹，火烘。胸畏热，喜掀露风凉。脉沉细涩，稍重则绝，轻似弦而短，渴喜热饮，不食。以草豆蔻仁三倍，加黄连、滑石、神曲为丸。白术为君，茯苓为佐，陈皮为使，作汤下百丸，服至二斤而愈。

（《丹溪纂要》）

【诠解】《素问·四气调神大论》篇曰："春三月，此谓发陈，天地俱生，万物以荣……"，肝木应春气当升发，而妇人以肝为先天，以血为用，案中妇人即发心脾疼，且腹胀满，乃肝木当升不升，横逆乘脾土所致。气机郁滞胸中，不得布达四末，故见胸畏热而手足寒；脉沉细涩而不忍重按，乃脾胃为肝木所犯，气虚血弱故也；渴喜热饮及不食，亦为脾胃虚弱之征。故当辨属脾胃虚弱，气机不畅。治宜健脾养胃，调畅气机。丹溪认为草豆蔻"性温，能散滞气，消膈上痰。若明知身受寒邪，日食寒物，胃脘作疼，方可温散，用之如鼓应桴，或湿痰郁结成病者，亦效。"患者虽无"身受寒邪，日食寒物"之故，然确有脾胃虚弱之机，故用之化湿消痞，行气温中，佐以神曲消食开胃，滑石、黄连同用清热利湿，四药为丸，缓补脾胃；复加白术、茯苓、陈皮等健脾理气之品同用，煎汤送前丸，药丸借汤剂直达病所，诸药合用，脾胃得运，气机畅达而愈。

李中梓医案

（痰食交结心大痛，豁痰攻实体渐安）

给谏章鲁斋，暑月自京口归邑，心中大痛，吴门医者令服香薷饮，痛势转增。余曰：寸口弦急，痰食交结也。服香砂二陈汤，二帖，痛虽略减，困苦烦闷，更以胃苓汤加半夏二钱，大黄三钱，下黑屎数枚，痛减三四。仍以前汤用大黄四钱，下胶痰十数碗，始安。

（《医宗必读》）

【诠解】 案中京口地处长江下游，北临大江，为江南运河的北口，过长江与江淮运河相连，暑月天气炎热，蒸腾江中水气，必令白天湿热，至夜转为寒湿。患者暑月自京口归邑，心中大痛，诸医判为阴寒暑湿内蕴所致，投香薷饮以祛暑解表，化湿和中。《太平惠民和剂局方·卷二》载香薷饮"治脏腑冷热不调，饮食不节……因饮食变乱于肠胃之间，便致吐利，心腹剧痛"，细思辨证亦无不妥，然药后痛势反剧，恐病重药轻成激惹之势。《脉因证治》曰："脉弦，腹中急痛为痰"，李师据寸口弦急，亦判为痰食交结，投香砂二陈汤，增强祛寒除湿，化痰理气之功。药后痛减而增烦闷，复投胃苓汤利水止泻，祛湿和胃；佐半夏苦温燥湿化痰，大黄攻下逐实，药后下黑屎而痛减，遂加重大黄用量，下胶痰而渐安。本案李师以脉为据，扼其要而病无遁情也，似得丹溪脉因证治要旨，确属精当，值得深入研究。

路志正医案

（胸阳不展湿痹阻，除湿理气畅三焦）

某患者，男，56岁。

主诉：胸闷痛5年，加重1个月。

现病史：1986年开始胸闷痛，去阜外医院就诊，诊断为冠心病心绞痛，服消心痛、心痛定效果尚可。

现症见：胸部憋闷窒痛，阴雨、闷热天气尤甚，每日发作3～4次，休息后不能减轻，服硝酸甘油可缓解，脘痞胀满，口黏腻感，不渴，头昏沉，肢体沉重，四肢倦怠。舌质暗淡，舌体胖，有齿痕，舌苔白厚腻，脉象濡细。心电图检查结果 ST - T 改变。

西医诊断：冠心病。

中医诊断：胸痹。

辨证：湿浊痹阻，胸阳不展。

治则：醒脾化湿。

方药：桃仁 10g，杏仁 10g，薏苡仁 30g，白蔻仁 6g（后下），藿香梗 10g，荷叶梗 10g，川朴 10g，石菖蒲 12g，半夏 10g，茯苓 15g，枳壳 10g，六一散 15g，炒苍术 10g。每日 1 剂，水煎服。

患者遵医嘱服上方 7 剂后，脘痞胀满、口黏腻感、头昏沉均减轻，它症同前。舌质淡暗，舌体胖，边有齿痕，舌苔白厚腻略减，脉濡细。继以前法再进，加干姜 4g，草果 6g，以增强效力。服药 10 剂后，周身舒畅，胸闷痛、四肢倦怠好转，脘痞胀满、头昏头沉、肢体沉困减轻。舌质淡暗，舌苔薄腻，脉濡细。既见效机，守方不变，随症加减再服 24 剂后，胸痛消失，近 10 日未作，未诉胸脘痞满，口爽，肢体轻捷。后服药 20 余剂，诸症皆无。

[武飒，李平，高荣林，等. 路志正从脾胃论治胸痹经验. 中华中医药杂志，2009，24（3）：340 - 343]

【诠解】"肥人多痰湿"，"人过四十，阴气自半"。湿浊之生主要因为脾不健运，失其升清降浊功能致浊邪停留体内，干及心脉引起冠心病。另外，心血管病痰证患者多伴有血液黏度增高，全血黏度增高和胆固醇增高，均是冠心病瘀证的主要因素。

因湿浊其性重浊黏滞，易阻气机而有胸痹心痛之证。因此，祛湿化浊是治疗本病的重要方法。中州者，脾胃之所居，主运化，为气血之化源，气机之枢纽。若中州失健，运化无力，则湿浊内生。湿浊易郁遏阳气，阻滞经脉，使气血运行不畅，停滞为瘀，出现痰湿致瘀，即所谓"痰瘀同源"。正如《杂病源流犀烛》所说："痰之为物，流动不测，故为之害，上至巅顶下至涌泉，随气升降，周身内外皆列，五脏六腑俱有。"气之所行亦血之所到，痰湿随气升降，故阻碍心血运行，闭阻心脉，而有此病。

本例患者年过 50 岁，胸闷痛 5 年，加重 1 个月。于阴雨、闷热天气加重，脘痞胀满，口黏不渴，头昏沉，肢体沉重，四肢倦怠，参其舌苔薄腻，脉濡细，病机为脾虚湿阻气机所致胸痹。脾运失健，痰浊内生，阻滞气机而有胸闷之象。故治疗时当需健脾运，化湿浊。方中所投藿梗、厚朴、法半夏、茯苓、杏仁、薏苡仁、白蔻仁等，取藿朴夏苓汤、三仁汤之意。藿梗醒脾畅中；茯苓健脾渗湿；半夏燥湿化痰；厚朴，其气主降，可降气宽中。四者皆从脾治，以健脾运，化湿浊，畅中焦，行气血。配合杏仁、薏苡仁、白蔻仁化浊降逆。

痰湿瘀滞

颜正华医案

（痰湿瘀滞肝阳亢，化痰瘀伍平肝阳）

胡某，男，49岁。

初诊时间：2008年4月21日。

主诉：心前区压榨性疼痛间断性发作10余年。

现病史：近因劳累而出现心前区压榨性疼痛，服硝酸甘油后症状不缓解，故去医院就诊，急诊诊断为"急性广泛性前壁高侧壁心肌梗死"，立刻入院治疗，现病情稳定出院，但仍感心前区不适。现头晕，时胸闷、心前区不适。晨起咳嗽，伴白黏痰。晨起时剑突下不适，伴腹胀，大便干，3～4天一行，心悸，眠差，乏力，但无气短，时耳鸣、眩晕。舌质暗，苔黄腻，舌下青紫。既往有高血压、冠心病、高血脂、脂肪肝病史。

辨证：痰湿瘀滞，痹阻心络，肝阳上亢。

治法：通心络，化痰瘀，平肝阳。

处方：全瓜蒌20g，薤白12g，清半夏12g，杏仁10g，大贝母10g，紫菀12g，陈皮10g，丹参20g，赤芍15g，川芎10g，红花10g，天麻10g，石决明（打碎，先煎）30g，生牡蛎（打碎，先煎）30g，决明子（打碎）30g，生山楂12g，降香6g，佛手6g。20剂，水煎服，日1剂。

二诊时间：2008年5月10日。

患者服药期间，胸闷、心痛发作次数较前减少，且发作的间隔时间延长。现头晕症状减轻，晨起仍有咳嗽，伴白黏痰，口干，易犯口疮，眠可，纳佳。舌红，苔薄腻，脉弦细滑。

处方：全瓜蒌20g，薤白12g，清半夏12g，杏仁10g，大贝母10g，紫菀12g，陈皮10g，丹参30g，赤芍15g，川芎10g，红花10g，石决明（打碎，先煎）30g，生牡蛎（打碎，先煎）30g，决明子（打碎）30g，生山楂12g，降香6g，琥珀3g，丹皮10g，黄芩10g。7剂，水煎服，日1剂。

[张冰．颜正华·中国百年百名中医临床家丛书．国医大师卷．北京：中国中医药出版社，2011]

【诠解】 冠心病是由多种因素复合作用所致的缺血性心脏病，多发于肥胖、血脂增高且伴血压、血糖增高的中老年人。

本例患者患病已10余年，既往有高血压、冠心病、高血脂、脂肪肝病史。久病伤及心络，痰瘀互结，痹阻心络而致胸痹心痛时作。痰阻心脉，不通则痛，故而胸痛；心脉痹阻，无以营养心神，故而心悸。痰浊困脾，脾失健运，气机不畅，故纳呆、胃脘胀痛。舌暗、舌下青紫为痰瘀阻络之象。眩晕、耳鸣乃肝阳上亢所致。方以"瓜蒌薤白白酒汤"为基本方加减，选用化浊、通络、平肝之品。

方中瓜蒌善开胸中痰结，导痰下行，利气宽胸；薤白味辛而性滑，辛通胸中之阳，除阴寒之结，通阳散结，行气导滞，两药合用相辅相助，共奏利气通阳，散结消痰之功，合为治胸痹之常用药对。佐以化痰之清半夏，行气之陈皮、佛手，活血通络之丹参、赤芍、川芎、红花、生山楂、降香，平肝潜阳之天麻、石决明、生牡蛎，活血安神之琥珀，杏仁、大贝母、紫菀可止咳化痰，兼畅胸中之气。

寒 凝 心 胃

叶天士医案

医案 1 （寒湿内蕴致胸痹，散寒除湿振胸阳）

某　脉沉，短气咳甚，呕吐饮食，便溏泻。乃寒湿郁痹，胸痹如闷，无非清阳少旋。寒湿郁痹。

小半夏汤加姜汁。

（《临证指南医案》）

【诠解】《金匮要略·胸痹心痛短气病脉证并治》篇曰："平人无寒热，短气不足以息者，实也。"明示疾病未发作时，没有感受外邪，不见恶寒发热，而短气者多为实，主要就是痰饮，或者饮食积滞阻碍气机的升降而致。若饮食积滞所致，必有腹满腹胀而拒按、嗳腐吞酸、纳呆食少、大便不爽、矢气酸腐、脉弦滑等症。案中患者短气无寒热，咳甚且呕吐饮食，便溏泻而脉沉，则当是寒湿挟痰饮内蕴，阳气受损不能运化水液所致，而在《金匮要略·痰饮咳嗽病脉证并治》篇又曰："病痰饮者，当以温药和之。"同篇第28条亦曰："呕家本渴，渴者为欲解，今反不渴，心下有支饮故也，小半夏汤主之。"故叶氏投以小半夏汤，药用半夏祛痰燥湿，降逆止呕；生姜能解半夏毒，又可温肺化饮，开胃止呕；复加生姜汁，《本草拾遗》载其"解毒药，破血调中，去冷除痰，开胃"。诸药合用，共奏散寒化饮，除湿畅气机之功。

医案 2 （脾厥心痛阴寒凝，温阳散寒畅气机）

谭三五　心痛引背，口涌清涎，肢冷，气塞脘中，此为脾厥心痛，病在络脉，例用辛香。脾寒厥。

高良姜、片姜黄、生茅术、公丁香柄、草果仁、厚朴。

（《临证指南医案》）

【诠解】 脾主四肢，在液为涎，脾气健运则津液得摄。患者心痛引背，口涌清涎而肢冷，脘中满闷不舒，当辨属脾阳虚，脾气虚而阴寒凝滞。治宜温振脾阳，健运脾气。用良姜、姜黄、茅术、丁香、草果、厚朴治之，以其脾寒气厥，病在脉络，为之辛香以开通也。

丁泽周医案
（真心痛脘胀肠鸣，温肝暖胃除瘀湿）

袁左　胸痛彻背，背痛彻胸，脘胀肠鸣，甚则泛吐。舌苔薄白，脉象沉迟而涩。此寒客阳位，阴邪充斥，厥气横逆，食滞互阻，脾胃运行无权。急宜温通气机为主，畅中消滞佐之。

熟附子一钱，淡干姜四分，淡吴萸四分，桂心三分，姜半夏二钱，茯苓三钱，陈皮一钱，大砂仁（研）一钱，范志曲二钱，薤白头（酒炒）钱半，厚朴一钱。

二诊：前投温通气机畅中消滞之剂，胸背痛已见轻减，泛吐亦止，而脘闷作胀，不能饮食，脉沉小涩迟。脾不健运，胃不流通，肝气拂郁，寒滞未能尽化也。今原意进取。

桂心四分，炒白芍钱半，瓜蒌皮二钱，薤白头（酒炒）一钱，云茯苓三钱，姜半夏二钱，陈皮一钱，厚朴一钱，广木香五分，大砂仁（研）一钱，范志曲二钱，谷麦芽（炒）（各）三钱。

（丁甘仁著，吴中泰整理．丁甘仁医案续编．上海：上海科学技术出版社，1989）

【诠解】 患者症见胸痛彻背，背痛彻胸，脘胀肠鸣，甚则泛吐，舌苔薄白，脉象沉迟而涩，是沉寒痼冷，非大辛大热不效。诸阳皆受气于胸中，而经气行于背，寒气独盛，攻冲前后，今阳微不运，阴乘阳位，是以沉寒独聚而不通。《丹台玉案》说："真心痛者，手足青至节，或冷末至厥，此病末深，犹有可救，必藉附子理中汤加桂心、良姜，挽回生气可也"。此证虽疼痛剧烈而持久，但"冷未至厥"时，可用附子、桂心、吴萸、干姜，一派大辛大热，逐阴寒之邪，扶衰微之阳，温中以祛寒；砂仁、范志曲、谷麦芽理气和胃；二陈汤化痰降逆和胃。此为心胃同治之方法也。薤白辛开疏滞、苦泄痰浊、温通胸阳以行气散结；半夏辛温以逐饮降逆、化痰散结。诸药同用，相辅相成，使气机温通，畅中消滞，痰浊祛，胸阳宣，痹阻通，则胸中满痛诸症可解。

肝气犯胃

王泰林医案

（腰胁胸背相引痛，祛痰通阳兼益阴）

某　肝胃不和，腰胁胸背相引而痛。舌光无苔，营阴内亏。大便溏薄，脾气亦弱，并无呕吐痰涎酸水等症。宜辛温通阳，酸甘化阴。

陈皮、茯苓、苏梗、吴茱萸、沙苑子、枸杞子、薤白头、白芍、橘饼。

渊按：脾肾虚寒宜甘温，营阴内虚宜柔缓，故不用姜、附刚燥之药。

（《王旭高临证医案》）

【诠解】　患者乃肝胃不和，气机不畅，致腰胁胸背相引而痛；木旺乘土，乃至脾胃运化不及，脾气受损则大便溏薄，反之又伤脾肾阳气；然其舌光无苔，提示阴液大亏。故当健脾止泻，疏肝和胃。药用陈皮、茯苓健脾渗湿止泻，与苏梗同用又可理气止痛；吴茱萸、薤白养肝胃肾三脏之阳，宽胸散结；沙苑子、枸杞子、白芍同用养肝肾阴液，缓急止痛；《随息居饮食谱》载橘饼曰："甘辛而温……和中开膈，温肺散寒。治嗽化痰，醒酒消食"，《食物宜忌》亦曰："下气宽中，消痰运食"，诸药甘温而性柔，温阳而不刚燥，养阴而不滋腻，既可通阳，又可养阴，共奏温阳散寒，滋阴理气之功。

丁泽周医案

（木旺乘土致胸痹，佐金平木调中焦）

吴左　胸痹嗳气，食入作梗，稍有咳嗽，肝气上逆，犯胃克脾，肺失清肃，脉象左弦、右涩。宜平肝理气，宣肺通胃。

代赭石三钱，旋覆花（包）钱半，白蒺藜三钱，大白芍二钱，云茯苓三钱，仙半夏二钱，陈广皮一钱，瓜蒌皮三钱，薤白头（酒炒）钱半，制香附钱半，春砂壳八分，光杏仁三钱，象贝母三钱，佛手八分。

（丁甘仁著，吴中泰整理. 丁甘仁医案续编. 上海：上海科学技术出版社，1989 年 6 月）

【诠解】脾胃居于中央，其升降功能是人体气机活动的枢纽，如肝之升发，肺之肃降，心火之下降，肾水之上升，无不需要脾胃的配合。脾胃又为后天之本，其他脏腑的功能活动，有赖于脾胃化生的水谷精微的营养。因此，脾胃病变可影响其他脏腑而共同导致冠心病的发生。

本案患者胸痹、嗳气、食入作梗、咳嗽，结合脉象，病机为胸阳痹阻，肝气犯胃克脾，投以瓜蒌薤白半夏汤合旋覆代赭汤治疗，切合心胃同治的治疗方法。方中投以代赭石、旋覆花、茯苓、半夏、陈皮，组成旋覆代赭汤方意，化痰降逆平嗳。瓜蒌、薤白、半夏取瓜蒌薤白半夏汤方意，化痰通阳、行气止痛，治疗痰浊痹阻胸阳所致胸痹、心痛之常用药对。白蒺藜、白芍平肝；香附、砂仁、佛手理气；象贝母宣肺化痰。

胃寒肝逆

丁泽周医案

（痰浊痹阻因胃寒，温通气机和肝胃）

瞿左　胸痹脘痛较轻，呕恶亦觉渐止，屡屡嗳气，舌苔薄腻，脉象左弦右细，厥气升腾，浊阴上干阳位，再宜泄肝和胃，温通气机。

肉桂心四分（研末饭丸吞服），大白芍钱半，薤白头（酒炒）钱半，瓜蒌皮二钱，云茯苓三钱，仙半夏三钱，陈广皮一钱，沉香片四分，春砂仁八分，熟附片四分，代赭石（煅）三钱，金沸花（包）钱半，陈香橼皮八分，炒谷麦芽（各）三钱。

二诊：胸痹不舒，食入作梗，半月未更衣，苔薄白，脉沉细，此中阳不运，阴结于内。羌势尚在重途，还虑变迁，再宜温运中阳，而通腑气。

熟附块二钱，瓜蒌皮三钱，薤白头（酒炒）钱半，仙半夏二钱，云茯苓三钱，福泽泻钱半，陈广皮一钱，春砂仁八分，炒谷麦芽（各）三钱，佩兰梗钱半，郁李仁（研）四钱，大麻仁四钱，半硫丸（吞服）钱半。

三诊：腑气已通，纳谷浅少，脉象濡。再宜温运中阳而化湿浊。

熟附子块二钱，淡干姜六分，瓜蒌皮三钱，薤白头（酒炒）钱半，云茯苓三钱，福泽泻钱半，新会皮钱半，仙半夏二钱，春砂仁（研）一钱，炒谷麦芽（各）三钱，生熟苡仁（各）三钱，佩兰梗钱半，佛手八分。

（丁甘仁著，吴中泰整理．丁甘仁医案续编．上海：上海科学技术出版社，1989 年）

【诠解】本案胸痹伴脘痛较轻，嗳气，舌苔薄腻，脉象左弦右细，为痰浊痹阻，胸阳阻闭不通所致，故《金匮》治此急以开痹通阳为法，用瓜蒌薤白半夏汤。本案加附子、肉桂温通气机，两药均为辛热温里药。附子辛热燥烈，走而不守，为通行十二经的纯阳之品，彻内彻外，能升能降，回阳救逆；肉桂味辛甘，性大热，浑厚降着，能走能守，偏暖下焦而温肾阳，更能引火归元以摄无根之火。二药相合，附子善入气分而散寒止痛，肉桂善入血分而温经通脉。动静结合，相须为用。既具强大的温肾助阳作用，又有良好的温经散寒止痛之功。案中以二陈汤燥湿化痰，理气和中；沉香、砂仁、谷麦芽理气和胃；白芍、香橼泄肝。二诊胸痹好转，食入作梗，半月未更衣，此为中阳不运，阴结于内，宜温运中阳，而通腑气，守前法，加入郁李仁、麻仁通便；半硫丸由半夏（姜制）、硫黄组成，有温肾逐寒，通阳泄浊之功，以通虚冷便秘。三诊腑气通，纳呆，脉象濡。再宜温运中阳而化湿浊，加入苡仁、佩兰梗、泽泻以祛湿。

肝郁气滞

朱震亨医案

（酒后气郁胁腹痛，和胃理气养肝痊）

方提领，年五十六，因饮酒后，受怒气，于左胁下与脐平作痛，自此以后渐成小块，或起、或不起，起则痛，痛止则伏，面黄口干，无力食少，吃物便嗳。服行气药，转恶风寒，脉之左大于右，弦涩而长，大率左手重取则全弦。此热散太多，以致胃气大伤，阴血下衰。且与和胃汤，以补胃气，滋养阴血。并下保和丸，助其运化，俟胃稍实，阴血稍充，却用消块和胃。人参三钱，白术钱半，陈皮一钱，白芍、归身各五分，干葛三分，红花豆大，炙草二钱，作一帖，下保和丸二十五，龙荟十五。

（《续名医类案》）

【诠解】《素问·经脉别论》篇曰："食气入胃，散精于肝，淫气于筋。食气入胃，浊气归心，淫精于脉。脉气流经，经气归于肺，肺朝百脉，输精于皮毛。毛脉合精，行气于府。府精神明，留于四脏，气归于权衡。……饮入于胃，游溢精气，上输于脾。脾气散精，上归于肺，通调水道，下输膀胱。水精四布，五经并行……"说明食饮入胃，有赖聚于中焦之气血，以助运化。然案中患者食饮之后，受怒气所困，气血逆于上，木旺克土，水谷亦不及运化，故胁腹作痛。

气机郁滞于内，不得外达，随处攻窜为患，故时而聚集成块则痛，时而消散无形则痛失；木郁日久又化热，土不疏木，失于健运，故面黄口干而食少，食物便嗳。然仅服行气药，久郁之热散太多，反致胃气与阴血皆伤，而转恶风寒、脉弦涩。治宜和胃益气，滋阴养血。俟中土渐运，气血稍和，再行消痞和胃，并佐以健运脾胃。前后诊法大同小异，然前者重在补益和胃，后者重在理气消痞。此病虽受之于肝，然治在脾胃，并佐以行气疏肝，可谓"见肝之病，知肝传脾，当先实脾"之拓展应用。

丁泽周医案

（胸痛喜笑因大怒，疏肝解郁理气机）

孙右　盛怒后忽然心胸大痛，喜笑不休，脉沉伏，肢冷。久郁伤肝，肝病善怒，怒则气上，所以心胸大痛；气郁化火，扰于膻中，所以喜笑不休；气机窒塞，所以肢冷脉伏。种种见证，皆由肝病为患。木郁则达之，宜疏肝解郁，而理气机，若误为寒厥则殆矣。

银花炭三钱，金铃子二钱，制香附一钱五分，川贝母三钱，薄荷叶八分，青陈皮各一钱，上沉香四分，大白芍二钱，广郁金一钱五分，白蒺藜一钱五分，金器（入煎）一具，苏合香丸（去壳研细末化服）一粒。

（武进县医学会．丁甘仁医案．江苏：江苏科学技术出版社，1988 年）

【诠解】　本例因盛怒引发心胸痛。肝主疏泄，怒伤肝，气郁化火，扰于膻中，所以出现喜笑不休；气机窒塞，所以肢冷脉伏。正如《素问·藏气法时论》曰："心痛者，胸中痛，支满，胁下痛，膺背肩胛间痛，两臂内痛"，冠心病心绞痛发作部位多在前胸、两胁、心下、左臂等部位，而这些部位多为少阳经循行之处。所以，冠心病的发作与肝、少阳胆腑关系密切。本案治疗宜采疏肝解郁，清热化痰，通气机之法。方用金铃子、香附、郁金疏肝解郁理气止痛；沉香、陈皮理气；白芍养阴柔肝；白蒺藜平肝解郁；肝失疏泄，肝郁气滞，郁久化火，灼津为痰，痰浊壅塞内阻，故用银花炭、川贝母清热化痰。

施今墨医案

（心胸闷痛气血滞，旋覆代赭四逆散）

此为回忆医案。1960 年 6 月，余在北戴河，康某亦在其地疗养，请余诊治。常感心区发闷而痛，气短心跳，行动即气促而喘，食欲欠佳，大便不畅。曾于三个月前心痛大发作两次。诊脉乍大乍小，并时见间歇。病属气血失调，流行不畅，络脉阻抑，发为绞痛。拟以行气活血镇痛治之。

处方：紫丹参 25g，川桂枝 5g，薤白头 10g，代赭石 15g（旋覆花 6g 同布包），北柴胡 5g，川郁金 10g，娑罗子 10g，杭白芍 10g，苦桔梗 5g，紫苏梗 5g，白檀香 5g，炒枳壳 5g，当归尾 6g，陈香橼 10g，绵黄芪 12g，炙甘草 6g。2 剂。

二诊：服药 2 剂仍觉心区疼痛不适，每于下午二时及夜间即发，似有规律，并有左手指麻木。夜间发作，影响睡眠，服安眠药始能入睡。又服 2 剂后，药效渐显，疼痛有所减轻，心跳气短亦见改善，饮食渐增，精神较前为好。

处方：薤白头 6g，川芎 5g，全瓜蒌 25g，代赭石 15g（旋覆花 10g 同布包），白檀香 5g，紫丹参 25g，香附米 10g，北柴胡 5g，紫苏梗 5g，杭白芍 12g，川桂枝 5g，苦桔梗 5g，青橘叶 10g，西党参 12g，炒枳壳 6g，柏子仁 10g，炙甘草 6g。

三诊：患者服前方，症状逐渐减轻，连服数剂。因客居招待所，服汤剂诸多不便，又以症状既见好转，健康日臻恢复，海滨散步，游览风景而气促心痛并未发作，改立丸方常服。

处方：紫丹参 120g，柏子仁 60g，红人参 30g，云茯神 60g，卧蛋草 60g，干石斛 60g，龙眼肉 60g，仙鹤草 60g，寸麦冬 30g，当归身 30g，五味子 30g，山萸肉 60g，陈阿胶 60g，大生地 60g，熟枣仁 60g，炙甘草 30g，田三七 60g。

共研细末，蜜丸重 6g，每日早、午、晚各服 1 丸，白开水送下。

此方服百日，避暑归京，仍继续服用，直至国庆节时，药始用完。百日间心绞痛从未发作，胸闷、心跳亦渐消失，但诊脉仍有间歇，遂将前方加用炒远志 30g，川芎 30g，杭白芍 60g，鹿角胶 60g 配丸药。又服百日左右，症状全除，体力健旺。1961 年再遇患者，据云已将此方传至家乡，又治愈心绞痛病多人。所用汤剂重在行气活血，丸方偏于强心养阴，使心脏气血流畅，机能恢复，心绞痛遂不发作。此例疗效甚显，兹记之，待进一步研究分析。

（施小墨.施今墨·中国百年百名中医临床家丛书.北京：中国中医药出版社，2001 年）

【诠解】冠心病相当于中医所谓的"胸痹"。《医学入门》云："血随气行，气行则行，气止则止。"心主血脉，全赖心中阳气推动，心气亏盈，鼓动无力，血行滞缓，沉脉瘀阻，而致"不通则痛"。本案常感心区发闷而痛，为气虚、气滞、血瘀所致；气血失调，心失所养，故心跳；心肺气虚，故动则气促而喘，食欲欠佳，大便不畅。本案为冠心病本虚标实之气虚气滞血瘀证。方中以黄芪补气，使气旺而血行；白芍养血敛阴，柔肝和血，缓急止痛，清解虚热；柴胡疏肝开郁，和解退热，升举阳气。丹参饮的丹参苦而微寒，主入血分，功善活血化瘀；檀香辛温，主入气分，功偏行气宽中，散寒止痛。代赭石、旋覆花清泄降逆；生脉散益气养阴；龙眼肉、柏子仁养心安神；四物汤、阿胶补血安神；卧蛋草强心宁心。本案体现了冠心病常涉及心、肝、肾、脾多个脏器，治疗本病"用汤剂重在行气活血，丸方偏于强心养阴"。

路志正医案

（肝气郁结心络阻，疏肝理气兼劝导）

张某某，女，56岁，1990年3月20日就诊。

主诉：胸闷胸痛半年，近日因其爱人病故，悲痛而致胸痛发作，经服速效救心丸好转。刻下症状为胸痛胸闷，食少纳呆，口中乏味，心悸心烦不寐，悲伤欲哭，胸胁胀痛，善太息，头晕，恶心，舌淡红、苔白微腻，脉弦。心电图诊断：ST-T改变。中医诊断为心痹，证属肝气郁结，心络不畅。治以疏肝理气，通络止痛，并加以劝导。

处方：柴胡、旋覆花各12g，赤芍药、白芍药、炒枳壳、郁金、川楝子、延胡、香附各10g，远志6g，珍珠母、生龙骨、生牡蛎各20g。每日1剂，水煎服。

7剂后，自觉胸痛大减，食纳增，睡眠转好，守方连服1个月后，胸痛胸闷消失。

[赵志付．路志正教授从肝论治心痹的经验．新中医，1997（9）：5-6]

【诠解】临床所见并非仅有怒伤肝而致心痹，凡七情过激均可致肝之疏泄气血功能失职而致心痹。本例病人为七情过激而致心痹；心烦不寐，悲伤欲哭，胸胁胀痛，善太息为肝胆疏泄失职，肝郁扰心，心络不和所致，治疗重在疏肝理气，使气机调达，心脉流畅。方中白芍养血敛阴，柔肝和血，缓急止痛，清解虚热；柴胡疏肝开郁，和解退热，升举阳气；旋覆花降逆止呕；枳壳、郁金、川楝子、延胡、香附疏肝理气；远志、珍珠母、生龙骨、生牡蛎安神。

方和谦医案

（肝气滞心气不足，自拟"和肝汤"加减）

患者付某，男，66岁，2005年1月13日初诊。

初诊：患者心前区阵发性疼痛两月余。既往高血压、冠心病史。患者两个月来阵发心前区疼痛，每次持续5～10分钟，伴胸闷气短。纳可，二便调。查血压140/95mmHg。心电图示：ST－T改变。心脏彩超：心主动脉增宽。舌红苔白，脉沉弦。辨证属肝气阻滞，心气不足。治以理气通阳。和肝汤化裁。处方：

当归9g，白芍9g，党参9g，北柴胡9g，茯苓9g，香附9g，炒白术9g，苏梗6g，大枣4个，薄荷（后下）5g，炙甘草6g，大瓜蒌10g，法半夏6g，黄郁金10g，石斛10g，陈皮10g。6剂，水煎服，每日1剂。

二诊：2005年1月20日，患者诉活动过多则心前区疼痛，恶寒。舌脉证同前。方师嘱服前方12剂，水煎服，每日1剂。

三诊：2005年2月3日，患者诉心前区疼痛明显好转，胸闷气短缓解。效不更方，仍继服原方7剂。

[方和谦.方和谦中国百年百名中医临床家丛书.国医大师卷.北京：中国中医药出版社]

【诠解】 心肝两脏在生理上相互联系，在功能上也相互协调。肝主藏血，主情志活动，心主神志，人的精神、意识和思维活动主宰于心。肝主疏泄，通过条达气机，和畅气血，来调节人体的精神情志活动。若情志不遂，肝失条达，气机阻滞，则致气郁、气滞。而心血的运行，赖气的推动。气行不利，血行不畅，故而出现心悸胸痛。和肝汤两和肝脾，方中有党参、茯苓、白术、炙甘草、大枣健脾益气，有香附、柴胡、苏梗、薄荷疏肝解郁，当归养血和肝。加瓜蒌、半夏通阳理气散结，郁金、陈皮加强疏肝理气之力。考虑到长期肝气郁滞易伤肝阴，故加入石斛以养肝柔肝。

周仲瑛医案

（肝气郁久病入络，柴胡疏肝汤加减）

竺某，女，55岁，营业员。

1996年9月16日初诊。

4年来胸际常感阻塞不舒，伴有疼痛，与情志变化相关。平素心情抑郁，多次查心电图均为轻度异常，既往有子宫肌瘤手术史。现症胸闷疼痛牵及左臂，活动欠利，胁肋不适，头昏，易受惊吓，纳谷二便无明显异常，唇舌紫暗，舌下青筋显露，苔薄黄，脉细涩。证乃肝郁气滞，久病入络，心营失畅，血脉不和。治宜舒肝解郁，理气宽胸，化瘀通络。药用：

醋柴胡5g，赤芍药10g，川芎10g，片姜黄10g，红花6g，桃仁10g，炮山甲6g，丹参12g，鸡血藤12g，制香附10g，路路通10g，白蒺藜10g。每日1剂，水煎服。

上方连续服用30剂，胸际闷痛逐渐减轻，终至平复，余症亦失。复查心电图正常，追访半年未发。

[袁园，过伟峰.周仲瑛教授从五脏辨治胸痹的经验.云南中医学院学报，2009，32（3）：47－49]

【诠解】《症因脉治·胸痛论》载："内伤胸痛之因，七情六欲，动其心火，刑及肺金；或怫郁气逆，……。"说明情志因素是导致胸痹的重要病因。

本案胸痹伴胁肋不适，又患者平素心情抑郁，发病与情志变化相关。肝主疏泄，性喜条达而恶抑郁。若情志失和，则肝气郁结，气机不畅，不通则痛，于是胸闷疼痛，牵及左臂；肝气郁结见纳食少，喜太息，脉多弦；肝失疏泄，气机郁滞，气不行血见唇舌紫暗，舌下青筋显露。肝气最易受情志变化的影响，治当疏肝行气，化瘀通络。药用清代王清任创制的著名方剂血府逐瘀汤化裁，投以活血祛瘀，理气止痛，方中醋柴胡、制香附、白蒺藜疏肝行气；赤芍、川芎、片姜黄、红花、桃仁、炮山甲、丹参、鸡血藤行气活血，化瘀止痛；路路通疏通经脉。紧扣病机。

刘志明医案

（肝气郁结肝心痛，疏肝活血兼养心）

余某，女，52 岁，教师，1990 年 2 月 4 日初诊。

主诉：胸痛反复发作 5 年。

病史：近 5 年来胸痛反复发作，并连及两胁，含丹参滴丸疼痛可稍缓解，旋即又作，痛如刀绞，不得太息，嗳气后疼痛可稍缓解，伴头晕，心烦，口渴喜热饮，大便干结。就诊时见：胸痛，头晕，心烦，精神困怠，面色苍白，呻吟频作；舌质苍老，脉弦涩。

西医诊断：冠心病，心绞痛。

中医诊断：肝心痛。

辨证：肝气郁结，脉络壅塞。

治法：疏肝解郁，活血荣心。

处方：柴胡疏肝散合金铃子散加减，川楝子 12g，柴胡 12g，丹参 15g，砂仁 10g，延胡索 10g，降香 6g，三七（打碎）10g，川芎 6g，枳壳 12g，赤芍 15g，香附 10g。7 剂，水煎服，早晚分两次，送服四磨汤。

1990 年 2 月 11 日二诊：服上方两天后，心痛明显缓解，仍感心烦、口渴，改用丹参饮合逍遥散，加酸枣仁、竹茹以疏肝理气，活血荣心。连服 10 天，胸痛未再复发。

（刘如秀. 刘志明医案精解. 北京：人民卫生出版社，2010）

【诠解】 心主血脉，肝主藏血，条达气机。明代《薛氏医案·求脏病》云："肝气通则心气和，肝气滞则心气乏"，强调肝气失调可致心病。如肝气郁结，气机失畅，气滞血凝，心脉亦阻，可致胸痛。本案患者胸痛连及两胁，嗳气后疼痛可缓解，故辨证为肝气郁结、血络壅塞。一诊治宜疏肝解郁，行气活血止痛，用柴胡疏肝散合金铃子散加减；二诊以丹参饮合逍遥散加三七、川芎活血、理气、化瘀；送服四磨汤取其能降逆气，通便而缓解疼痛。

朱震亨医案

（气郁胸背胁作痛，清肝健脾畅气机）

一妇人气晕，两胁、胸、背皆痛，口干。用青皮、半夏各一钱，白术、黄芩、川芎各三钱，木通二钱五分，陈皮、桔梗各二钱，甘草（炙）半钱，以上分六帖煎热服。又胁下有食积一条杠起，加吴茱萸炒黄连。

（《续名医类案》）

【诠解】 经云"怒则气上"，气机疏泄不及故郁滞于上，俱为人体偏上之阳位，背为胸中之府亦属阳，而《灵枢·经脉》篇亦曰："肝，足厥阴之脉……抵小腹，挟胃，属肝络胆，上贯膈，布胁肋，……其支者，复从肝别贯膈，上注肺。……是肝所生病者：胸满，呕逆，飧泄……"。肝脾胃三脏不仅在气血生化上密切联系，经脉均循行于胸胁部位，故头晕而两胁、胸、背作痛。而"暴怒伤阴"，木性上达太过，阳亢于上则致阴阳失衡，阴伤于下，故见口干。案中妇人因情志不遂，暴怒肝气升发太过致病，治当清肝调脾理气。药用青皮破气疏肝，川芎行血养血，黄芩清热理气；陈皮与炙甘草同用畅达脾胃之气，与半夏同用降气化痰，木通活血通脉而清热，亦可畅达气机。药后气畅而热退，唯胁下有一条食积杠起，细思其因，仍为暴怒伤阴，气机郁滞所致，故于前方再佐吴茱萸炒黄连，增强清肝泻火之力。

气机郁滞

朱震亨医案

（痰阻气滞脾心痛，化痰理气调肝脾）

朱丹溪治一妇人脾疼，带胁痛，口微干。问已多年，时尚秋，用二陈汤加川芎、干葛、青皮、木通，下芦荟丸二十粒。

（《续名医类案》）

【诠解】此案记载甚简，寥寥数语，似无源之水，然女子以肝为先天，以血为用，而妇人心思细腻，性情优柔，多有阴血不足，肝气郁滞之机；再思丹溪所施之方药，乃二陈汤祛湿化痰；川芎养血活血，与青皮、木通合用可通血脉之滞，干葛升达阳明经气；《丹溪心法》所载芦荟丸由芦荟半两，使君子（焙）、生三棱、石榴皮（焙）、生草龙胆各五分，苦楝根（焙）少许组成，清热利湿而健脾杀虫。以方测证可知，虽在秋季肺金当令，妇人仍有痰湿内蕴，气机郁滞之象。所以然者，责其肝气久郁，木旺乘土，脾胃失运，津液内停成痰也；且患妇伴胁痛，口微干，此乃痰阻气滞，气不布津之征。此案乃痰阻气滞，肝脾不和之心脾痛，心病调肝脾之典型。

李中梓医案

医案1（气阻停实致脘痞，辛开苦降胸膈舒）

糜氏。中年脘痞，食减不饥，吐沫，渐成胸痹。乃上焦气阻，腑失通降。治者以为噎膈，专用术、附、蔻、朴，燥脾破气劫津，渐致阴伤液涸，大便不通，下焦壅则上焦益加胀满，恐延关格重症矣。宜辛通苦降法。蒌仁、杏仁、郁李仁、贝母、枳壳、苏梗、郁金汁、薤白汁，五七服胸膈舒，大便润而食进。

（《类证治裁》）

【诠解】 案中患者中年脘痞，食减不饥，吐沫，渐成胸痹。乃为上焦气阻，腑失通降。本当辛散畅达胸阳，化痰降浊通腑，而医者疑为噎膈，误用燥脾破气竭津之法，致阴伤液涸，下焦壅遏上焦不通之证，恐成关格重症。故仍用辛通苦降法，药用瓜蒌仁、杏仁、郁李仁降气化痰，润肠通便；苏梗、枳壳理气宽胸而除胀满；郁金汁、薤白汁同用，辛凉质润而养阴，又可理气畅胸膈。诸药合用，胸膈畅达，阴液得养，故便通而上焦得开，饮食乃进。

观此案，亦当明辨噎膈与胸痹。噎膈轻者可见胸骨后烧灼，吞咽自觉梗阻不利，重者可见持续性、进行性吞咽困难，甚则咽下即吐，吐黏液或泡沫痰，伴胸骨及肩胛区钝痛，形体渐消瘦。胸痹则以膻中或心前区憋闷疼痛，可波及左肩背、咽喉、胃脘部、左上臂内侧，呈反复发作性，轻者持续几秒至几十分钟，经服药、休息可缓解，严重者疼痛剧烈而持续不解。二者区别较大，噎膈重在吞咽不利，胸痹重在膻中或心前区憋闷疼痛，为医者不可不察。

医案2（举重伤气致胸痹，辛滑温通病渐愈）

赵。有年，胸痹食阻，由举重伤气所致。脉小弱是阳结欲闭之候，述数月前膈痛，饮糜粥辄阻，自谓嗝噎已成。今作胸痹治，通其脘中欲闭之阳。参《金匮》法，瓜蒌、薤白、桔梗、杏仁、橘白、丁香，用辛滑温通，胸脘俱爽，食入不拒，竟进粥饭，然病初愈，恣意粉团干饭，非高年祝噎所宜。

（《类证治裁》）

【诠解】 此案患者由举重伤气，致胸痹而食阻，其症极似噎膈，故首当鉴别噎膈与胸痹。《类证治裁·噎膈反胃论治》篇曰："阳结阴涸，上下格拒，而噎膈反胃之症成。……则噎者咽下梗塞，水饮不行，食物难入，由痰气之阻于上也。"《类证治裁·胸痹论治》则曰："胸痹，胸中阳微不运，久则阴乘阳位而为痹结也。其症胸满喘息，短气不利，痛引心背，由胸中阳气不舒，浊阴得以上逆，而阻其升降，甚则气结咳唾，胸痛彻背。"由此可见，噎膈因于痰气阻于上焦，症见咽下梗塞，膈下胸中痞满，水饮食物难入。而胸痹因于上焦阳虚，痰浊阻滞，症见胸背彻痛，喘息咳唾，短气不得卧，甚则饮食不入。

患者病起于举重伤气，经曰肺为气之主，又云劳则气耗，上焦阳气耗伤在先，水之上源不畅迁延数月，致水液运行不畅，内停为痰为饮，阴邪上逆居于阳位。脉弱小亦为阳结郁闭之侯，故从胸痹论治，遵《金匮》辛滑温通法，方证相应而胸脘俱爽。然久病初愈，胸脘初爽，脾胃之气渐运而未充，实当注意饮食、起居之调护，怎奈患者恣意粉团干饭，实非高年祝噎所宜。诚如《素问·五常政大论》篇所曰："大毒治病，十去其六；常毒治病，十去其七；小毒治病，十去其八；无毒治病，十去其九。谷肉果菜，食养尽之，无使过之，伤其正也。不尽，行复如法。"瘥后防护须时时注意，切不可大意，久病初愈、年高体弱、失血及幼儿脏腑羸弱者，尤当注意。

李济仁医案

（情志不畅络脉阻，归芎参芪麦味汤）

高某某，女，53 岁。1986 年 9 月 5 日就诊。胸闷胸痛延已月余，心电图示虽基本正常，然二级梯运动试验发现"ST 段压低，T 波平坦及 Q 波低电压"。提示心肌缺血，诊为"冠心病"。近因情志不畅，致病情加重，心胸痞塞不舒，心悸气短，伴嗳气频频，胁肋窜痛，纳谷乏味，更衣不畅，舌质暗红，苔薄白，脉弦。病由气机郁滞，络脉不通所致。治以理气解郁，开胸通络，方用基本方增味。药用：当归、潞党参、紫丹参各 15g，麦门冬、郁金各 12g，川芎、香附、五味子、枳壳、枳实各 10g，黄芪 20g。每日 1 剂，水煎服。

药服 5 剂，胸闷减轻，嗳气好转，唯胃呆神倦，大便尚秘，乃中宫通降之机未和。守方增全瓜蒌 10g，生山楂 12g，以理气宽中。上方服 5 剂后，诸症状均缓和，又连进 10 剂，病已近愈，复查心电图正常。随访 2 年，未见病发。

（李济仁，李梢，李艳. 冠心病诊治经验. 中医杂志，1994：465－466）

【诠解】 肝主藏血，心主神志，所谓"心者，君主之官也，神明出焉。"（《素问·灵兰秘典论》）人的精神、意识和思维活动主宰于心。肝主疏泄，通过条达气机，和畅气血，来调节人体的精神情志活动。若情志不遂，肝失条达，气机阻滞,则致气郁、气滞。而心血的运行,赖气的推动、气的温煦。气行不利,血行不畅,故而出现胸痛。

本案因情志不畅加重病情,胸闷伴胁肋窜痛,嗳气频频,脉弦为肝郁气滞,胃失和降;气短,纳谷乏味为脾气虚。"归芎参芪麦味汤"为李济仁老先生的自拟方,由当归、潞党参、紫丹参各15g,川芎、五味子各10g,黄芪20g,麦门冬12g组成,方中当归补血又行血,与川芎配伍,增活血祛瘀,养血和血之功;党参、黄芪益气补中;丹参治瘀治血;麦冬养阴益肾、润肺清心;五味子以益气生津,以改善血液循环。方中加入全瓜蒌、郁金、枳实以化痰化瘀导滞调治。

气 滞 血 瘀

叶天士医案

（气血郁滞致胸痹，行气活血通胸阳）

某痛久入血络，胸痹引痛。血络痹痛。

炒桃仁、延胡、川楝子、木防己、川桂枝、青葱管。

（《临证指南医案》）

【诠解】 胸痹异于胸痞，满而不痛者曰痞，或暴寒郁结于胸，或火郁于中，或寒热互结，或气实填胸，或气衰而成，或肺胃津液枯涩，因燥而痞者，或上焦湿浊弥漫而痞者。若夫胸痹，但因上焦阳虚不运，阴寒痰凝而痛。《内经》未曾详言，惟仲景细解之，并立九方论治，俱用辛滑温通之品，所云寸口脉沉而迟、关上小紧数，即阳微阴弦，是知但寒无热矣。先生宗之加减而治，亦惟通畅上焦清阳，莫与胸痞、结胸、噎膈、痰食等症混治，斯得之矣。

王锡章医案

（真心痛六脉实牢，血府逐瘀汤加减）

蒲某，女，56岁。

初诊：1956年6月30日。心前区剧痛，痛处固定不移。胸闷心悸，短气喘息，面色青紫，舌有紫黯瘀斑，六脉实牢。此属气血失调，产生瘀血，导致心脉瘀阻而引起真心痛，治宜活血化瘀，方拟血府逐瘀汤化裁。但是前医根据心悸误诊为心脾两虚，拟用补益心脾法之归脾汤加减调治，服药后症见"实实之弊"。病家即令其子转请王老诊治而曰："病属血瘀气滞，心血瘀阻，法当活血化瘀、顺气通滞。"

方用：当归尾15g，川芎12g，赤芍10g，熟地黄10g，红花12g，桃仁12g，枳实12g，丹参30g，降香9g，石菖蒲9g，香附10g，延胡索10g。水煎服。

上方连服10剂，药后中病，真心痛已减，症状好转。此为心血瘀阻渐通，通则不痛，仍用顺气、活血、化瘀之剂继续调治。原方去熟地黄、香附，加三七12g（冲服），五灵脂10g。

进服上方8剂后，真心痛霍然消除，"实实之弊"已解，各症均愈。

方解：归尾、川芎、赤芍、熟地黄、丹参活血；红花、桃仁、香附、延胡索、五灵脂、三七化瘀；石菖蒲通心气，降香、枳实顺气通滞。诸药共达通则不痛之功。

（王清国．王锡章医案．贵阳：贵州科技出版社，2001）

【诠解】 冠心病心绞痛属中医胸痹心痛，其病位虽然在心，与脾、肾有关，但与肝关系甚为密切。心主血脉，肝藏血，气的正常疏泄，共同使血液在脉管中运行，营养脏腑组织。肝疏泄正常与否直接影响冠心病心绞痛的发生、发展。若肝失疏泄，肝气郁结，气血运行不畅，出现胸闷胸痛。其发病心为本病之根，肝为本病之源，气滞血瘀为本病之标，情志失常为本病之诱因，故疏肝理气，活血化瘀是本病常用治法。

本案以心前区剧痛，痛处固定，面色青紫，舌有紫黯瘀斑，六脉实牢为主证，伴胸闷心悸，短气喘息，此为真心痛，瘀血闭阻。治宜活血化瘀、行气止痛之法，切合血府逐瘀汤方义。案中以红花、桃仁、赤芍、丹参、三七、活血化瘀通脉；当归、熟地黄养血活血；川芎血中之气药，行气活血；降香、香附、延胡索、枳实疏郁行气止痛，是取"气为血帅""，"气行则血行"之意；石菖蒲开窍安神。诸药共奏通则不痛之功。

颜正华医案

（气滞血瘀心脉痹，瓜蒌薤白白酒汤）

张某，女，67岁。

初诊时间：2000 年 7 月 10 日。

主诉：胸闷、心悸 7 年余。

现病史：7 年前不明原因出现心悸、胸闷等症，未予重视，后逐渐加重，1997 年某天夜间突发心前区压榨性疼痛、痛及肩背，西医急诊诊断：冠心病心绞痛，后一直服用西药控制病情。近因天气闷热而致病情加重。现心悸、胸闷痛，眩晕、头痛，眠差，纳可，偶胃胀，大便黏滞不爽，日一行。今早自测血压：90/60mmHg。舌红暗，苔薄白，舌下青紫，脉弦细。既往有脑供血不足、胆结石、慢性胃炎、胃溃疡等病史。

辨证：气滞血瘀，心脉痹阻。

治法：行气活血，疏通心络。

处方：全瓜蒌 20g，薤白头 12g，丹参 30g，川芎 10g，红花 10g，陈皮 10g，砂仁（后下）6g，炒枳壳 6g，生黄芪 15g，当归 10g，神曲 12g，佛手 6g。7 剂，水煎服，日 1 剂。

二诊时间：2000 年 7 月 17 日。

药后症状减轻。偶心悸、胸痛，纳可，二便调。舌暗，苔薄白，舌下青紫，脉弦细。

处方：全瓜蒌 15g，薤白头 12g，丹参 30g，川芎 10g，红花 10g，陈皮 10g，砂仁（后下）6g，炒枳壳 6g，生黄芪 18g，当归 10g，神曲 12g，佛手 6g，制首乌 15g。10 剂，水煎服，日 1 剂。

三诊时间：2000 年 7 月 27 日。

药后症状大减。纳可，眠安，二便调。舌暗红少苔，舌下青紫，脉弦细。

处方：全瓜蒌 15g，薤白头 12g，丹参 30g，川芎 10g，红花 10g，陈皮 10g，砂仁（后下）6g，炒枳壳 6g，生黄芪 18g，当归 10g，神曲 12g，佛手 6g，制首乌 15g，炒白芍 15g，甘草 5g。10 剂，水煎服，日 1 剂。

药后胸痛消失，随访半年未见复发。

[张冰．中国百年百名中医临床家丛书·国医大师卷．颜正华．北京：中国中医药出版社，2011]

【诠解】病人年近 70 岁，患心悸、胸闷 7 年，久病入络，胸阳不足，寒凝气滞，痹阻胸阳，而成胸痹。正如《类证治裁》云："胸痹，胸中阳微不运，久则阴乘阳位，而为痹结也。"痰湿阻滞，清阳不升故眩晕、头痛。气血不足，心脉痹阻，气血运行阻滞，心神失养，故心悸、眠差。治疗宜温通胸阳，化痰宣痹为主，佐以补气养血调理脾胃，投"瓜蒌薤白白酒汤"为基本方加减，方中全瓜蒌利气宽胸，薤白头通阳散结，丹参、川芎、红花行气化瘀，陈皮、佛手、枳壳理气宽胸止痛，生黄芪补气，当归养血活血，神曲、砂仁调理脾胃而助药物吸收。

高辉远医案

（气滞血瘀脉失宣，血府逐瘀汤加减）

朱某，男，65 岁，干部。

1991 年 10 月 30 日初诊。心前区憋闷疼痛 3 年余。某医院诊断为：冠心病心绞痛。心电图提示："慢性冠状动脉供血不足"。曾多次住院经中西药治疗好转，但常易反复屡发。近因精神紧张和搬家等过度操劳后，心绞痛又复发，而特求治于高师。症见胸前憋闷，有时刺痛，牵引肩背，舌质暗，苔薄白，脉沉弦。辨证为气滞血瘀，络脉失宣。治拟行气活血，宣通脉络。

药用：丹参 15g，当归 10g，川芎 8g，桃仁 10g，红花 10g，赤芍 10g，柴胡 10g，枳壳 10g，檀香 5g，砂仁 5g，延胡 10g，炙甘草 3g。

服药 7 剂，胸闷心绞痛明显减少，余症好转，宗上方继续治疗 1 个月，心痛消失，惟感气短易乏，活动心慌，时有易汗，舌质暗，苔薄，脉细弦。高师认为，此心气虚象显露，再以前方增入益气之品。

药用：黄芪 15g，太子参 15g，丹参 10g，赤芍 10g，川芎 10g，麦冬 10g，五味子 5g，小麦 10g，延胡 10g，炙甘草 5g，大枣 5 枚。

连进 14 剂，精神好，体力增强，纳寐俱佳，心前区诸症悉除。改投人参归脾丸、愈风宁心片、参七片巩固疗效。

（王发渭，于有山，薛长连，等.高辉远验案精选.北京：学苑出版社，2007）

【诠解】 痛则不通，通则不痛。本案病人出现胸闷如刺，牵引肩背，舌暗等症，是气血不调，血行不畅，心血瘀阻而引起。因精神紧张和过度操劳后，使气机郁滞引发胸痛；病属血瘀气滞，心血瘀阻，法当活血化瘀、顺气通滞，投血府逐瘀汤化裁而效。方中丹参、归、芎、桃、红活血化瘀通脉；柴、枳、檀、砂、延胡疏郁行气止痛，后改投益气活血，养心安神之剂，临床上常能巩固疗效。

张镜人医案

（气滞血瘀心脉痹，血府逐瘀汤加减）

王某，男，52 岁。

初诊：1976 年 1 月 22 日。

主诉：突然胸闷，心前区疼痛。

病史：有高血压病史 5~6 年，服降压药，血压维持稳定，当日中午因与家人争吵，情绪波动，突然胸闷，心前区刺痛，伴有左侧肢体麻木，面色苍白，出冷汗。即送市第一人民医院急诊收住入院。中西医结合治疗。

舌脉：舌质紫暗，边有瘀点，苔白腻，舌下静脉曲张，脉虚弦而迟。

检查：神清，肢体活动可，心率 56 次/分，心音轻稍弱，心律齐，偶有早搏。BP：160/90mmHg，心电图：急性膈面心肌梗死，并发完全性房室传导阻滞。

辨证：气滞血瘀，心脉痹阻。

西医诊断：急性心肌梗死。

中医诊断：真心痛，胸痹。

治法：活血祛瘀，宣通心痹。

方药：（1）低分子右旋糖酐加丹参注射液 8 支，静脉滴注。

（2）冠心苏合丸 1 粒，每日分 2 次温水化服。

（3）汤药：丹参 15g，川芎 5g，炒当归 9g，炒党参 9g，赤芍 15g，桃仁 9g，红花 3g，全瓜蒌 15g，炙远志 5g，淮小麦 30g，制半夏 9g，炒白术 9g，生香附 9g，广郁金 15g，清炙草 5g，砂仁 3g（后下）。3 剂。

二诊：1月24日

心前区闷痛较减，汗出亦止，精神疲乏，大便已行，脉虚弦而缓（66次/分），舌质紫暗，苔薄腻，痰湿夹瘀阻滞心脉，气机不畅，再拟益气养心，活血化瘀，通脉宽胸。

处方：党参9g，丹参15g，川芎5g，炒当归9g，赤芍15g，桃仁9g，红花3g，全瓜蒌15g，炙远志5g，生香附9g，广郁金15g，清炙草5g，淮小麦30g，炒白术9g，砂仁3g（后下）。3剂。

另：冠心苏合丸1粒（分2次化服）。

随访：患者因急性心肌梗死入院，中西医结合治疗后，病情逐渐稳定，半月后胸闷心痛症状明显改善，共治疗39天，出院前心电图示：膈面心肌梗死（完全性房室传导阻滞完全消失），血压稳定，心率72次/分。

（张镜人．中国百年百名中医临床家丛书·张镜人·国医大师卷．北京：中国中医药出版社，2011）

【诠解】《症因脉治·胸痛论》载："内伤胸痛之因，七情六欲，动其心火，刑及肺金；或悱郁气逆，……。"说明情志因素是导致胸痹的重要病因。

本案患者以情志激动为诱因，突发胸闷，心前区刺痛，伴有左侧肢体麻木，舌质紫暗，舌下静脉曲张为情志失和，肝气郁结，气机不畅，不通则痛，气滞血瘀所致；面色苍白，出冷汗为气虚之急症。病人入院病情危急。病机为气滞瘀血夹痰浊交阻，药用清代王清任创制的著名方剂血府逐瘀汤加减，方中丹参、川芎、赤芍活血行瘀止痛；桃仁、红花配合以助破血化瘀之力；香附、郁金理气止痛；瓜蒌、远志、冠心苏合丸化痰浊而宣痹；党参、当归益气养血；淮小麦、炙甘草宁心缓急。

张伯臾医案

（心绞痛气滞血瘀，桃红四物失笑散）

韩某，男，54岁。

有冠心病史5年，1981年因急性心肌梗死住院治疗半年。出院后常因受寒，劳累或情绪变动诱发心绞痛，痛时以左胸为主，甚则牵引左胁左背作痛。心电图示：$V_4 \sim V_5$ T 波倒置、avL T 波双相。诊时痛苦面容，面色晦滞，左胸刺痛，夜间尤甚，心悸气短。舌紫黯，边尖略红，苔薄，脉细涩。证系心脉瘀阻，不通则痛，拟活血化瘀，行气止痛。药用：

桃仁 12g，红花 6g，赤芍、川芎各 9g，当归 12g，炙乳、没各 6g，失笑散 12g（包煎），桂枝 4.5g，枳壳、桔梗各 9g。4 剂。

二诊：药后，胸痛昼日已减少，夜间仍旧发作，心悸胸闷，脉舌如前。再议原法续治，原方去失笑散，改用生蒲黄 12g（包煎），炒枣仁 12g。7 剂。

三诊：投用化瘀通脉，4 日来胸痛未发作，但胸闷心悸，神疲乏力，面仍晦滞，舌黯红，脉细。脉络渐通，虚象显露，再予养心通络法。药用：

桃仁、赤白芍、川芎各 9g，炙生地、当归各 12g，丹参、黄芪各 15g，甘草 6g，桂枝 3g，炒枣仁 12g，桔梗 9g。10 剂。后再按上方增损，又服 10 余剂，心痛基本消失，心电图复查，除前壁陈旧性心肌梗死外，其余无异常。

[张菊生. 张伯臾治疗心痹验案二则. 辽宁中医杂志，1997，24（6）：279]

【诠解】 冠心病心绞痛属中医学"胸痹""心痛"范畴，其基本病机为本虚标实，本虚指气血阴阳之虚，标实指气滞血瘀、痰湿寒凝等导致心脉痹阻，心失所养引发心痛。正如《灵枢·五邪》篇所指"邪在心，则病心痛"。

本案以受寒、劳累或情绪变动诱发心绞痛，病人年过 50 岁，本虚标实为存在；临床所见面色晦滞，左胸刺痛，舌紫黯边尖略红，脉细涩等症，实为气血郁滞，心脉瘀阻之候。心悸气短，为气血不足，心失所养而致，治宜化瘀活血止痛为主。一诊方中川芎、丹参、桃仁、红花、乳香、没药活血化瘀行气止痛；当归、赤芍养血活血通络；桃仁配红花活血而不伤血，善止心腹痛，佐以桂枝温通心脉；枳壳、桔梗理气。三诊时心络渐通，心痛明显缓解时出现邪衰正亏，故稍减攻伐而加用黄芪、甘草补益心气而助血行。

魏雅君医案

（气滞血瘀心脉阻，血府逐瘀汤加味）

陈某，男，32 岁，北京市人。首诊 1994 年 5 月 21 日。

主诉：胸痛、胸闷、气短、全身乏力4年余，加重4天。

现病史：患者于1990年无明显诱因出现胸闷、胸痛伴有头晕，当时未做任何治疗，休息后能够缓解。在1993年4月，由于饮酒，晚上头晕，上厕所途中突然晕倒，服"速效救心丸"后清醒。自感呼吸困难、胸闷，在北京某医院诊为"中枢神经功能紊乱"，给予糜可宝、谷维素治疗，症状好转后出院。又于1993年9月，在开车途中突然感觉头晕、胸闷、心跳加快，继而出现手脚麻木后急救送至安贞医院，查心电图未见异常，2小时后症状缓解出院。近4日来患者感觉胸痛夜间为甚，胸闷、气短、寐差、多梦，小便正常，大便稍干。舌红质黯，舌下络脉瘀滞，苔白腻，脉弦滑，左尺无力。

诊疗经过：患者一直口服西药症状未见好转，又服中成药无明显效果。既往有慢性咽炎、鼻炎。

病机治则：气滞血瘀，心脉痹阻；治宜理气活血，养心安神。

方药：血府逐瘀汤加味。

当归10g，赤芍10g，桃仁10g，红花10g，生地黄30g，枳壳10g，柴胡10g，川芎10g，怀牛膝10g，桔梗10g，夜交藤30g，丹参10g，炒枣仁30g，石菖蒲10g，郁金10g，生甘草6g。

6剂，水煎服，日2次。

二诊：1994年5月27日，患者服上方后，胸闷、胸痛缓解，气短、眠差好转，仍有多梦，舌脉如前。继以原方加减服之。

当归10g，赤芍10g，桃仁10g，红花10g，生地黄30g，枳壳10g，柴胡10g，川芎10g，怀牛膝10g，桔梗10g，柏子仁20g，丹参10g，炒枣仁30g，石菖蒲10g，全瓜蒌15g，生甘草6g。

7剂，水煎服，日2次。

三诊：1994年6月3日，药后症状基本消失，自感精神振作。按原方之意加减，以巩固疗效。

当归10g，赤芍10g，生地黄30g，川芎10g，枳壳10g，丹参8g，柴胡10g，怀牛膝10g，桔梗10g，柏子仁15g，炒枣仁15g，石菖蒲8g，生甘草6g，生黄芪15g。

10 剂，水煎服，日 2 次。

3 个月后打电话询问病情，告知已痊愈。

（魏雅君. 魏雅君医案. 北京：中国中医药出版社，2009）

【诠解】《医学入门》曰："血随气行，气行则行，气止则止，气温则滑，气寒则凝。"气滞则血行不畅形成瘀血，瘀血积于胸中而致心脉痹阻，出现胸痛、胸闷、气短。心主血脉，血不养心故睡眠不佳、多梦。此系气滞血瘀、心脉痹阻之胸痹。治以血府逐瘀汤加味。本方由桃红四物汤合四逆汤加牛膝、桔梗而成，是治疗瘀血阻滞所致心痛的主方。方中以桃仁、红花、当归、赤芍、川芎活血祛瘀而通血脉，更以当归养血和血；柴胡、桔梗与枳壳、牛膝相伍，一升一降，调畅气机，宽胸通阳，行气而助活血；尤其牛膝通利血脉，引血下行，桔梗开提肺气，载药上行，更助瘀化气畅；生地一味，《神农本草经》谓其能"逐血痹"，《本草求真》载其有"凉血消瘀"之功，且又能养阴以滋血燥。诸药配合，活血化瘀而不伤血，行气解郁而不耗气，使血活气行，疼痛自止。由于心主血脉，"不通则痛"，故心痛常与"瘀阻心脉"的病机相关，且寒凝、热结、气滞、痰阻、气虚等心痛的常见病因均可致瘀，所以即使临床上血瘀的证候不明显，辨证时亦应考虑到这一方面，而血府逐瘀汤作为活血通脉的代表方常可据证加减应用。二诊中加全瓜蒌以宽胸理气。三诊祛瘀攻邪已久，故加黄芪以扶正气。

刘志明医案

（胸阳不宣气血瘀，枳实薤白桂枝汤）

周某，男，72 岁，1985 年 4 月 2 日初诊。

主诉：胸闷，伴心慌、短气反复发作 10 余年。

病史：胸闷、心慌、短气反复发作，动则加重，曾在北京某医院诊断为"冠心病，高血压"。就诊时见：胸闷甚，夜间不能平卧，足跗水肿，睡眠欠佳；舌淡，苔薄白，脉沉细、结代。血压 150/80mmHg。心电图示：①窦性心律；②偶发房性期前收缩；③完全性右束支传导阻滞；④慢性冠状动脉供血不足。

西医诊断：冠心病，心绞痛，心律失常，偶发房性期前收缩，完全性右束支传导阻滞；高血压。

中医诊断：胸痹。

辨证：胸阳不宣，气滞血瘀。

治法：通阳活血，理气化瘀。

处方：桂枝9g，瓜蒌12g，薤白9g，当归9g，丹参9g，桃仁12g，红花6g，党参9g，香附12g，郁金9g，茯苓皮12g，陈皮3g，青皮3g。水煎服，日一剂，14剂。另给予安神补心丸1瓶，每次10粒，每天3次。

1985年4月18日二诊：连续服药14剂后，患者觉症状明显好转，心律规则，水肿消退；但仍感精神疲惫，不能多动，极易疲劳；舌淡，苔薄，脉细。故在原方基础上去茯苓皮、青皮，加黄芪12g、白术9g。水煎服，日一剂，10剂。

1985年5月15日三诊：患者共服药40天，诸症明显好转，无明显胸痛、胸闷发作，心律齐。处方：桂枝9g，瓜蒌12g，薤白9g，丹参9g，麦冬9g，红花6g，党参9g，香附12g，郁金9g，黄芪9g，半夏6g。水煎服，日一剂，14剂。另给予安神补心丸1瓶，每次10粒，每天3次。

1985年6月8日来我院复查，患者未感明显不适，测血压125/80mmHg，查心电图：①窦性心律；②完全性右束支传导阻滞。患者已经恢复工作。

（刘如秀.刘志明医案精解.北京：人民卫生出版社，2010年12月）

【诠解】 本例患者胸闷，伴心慌、短气反复发作10余年，长期疾病已出现胸闷、夜间不能平卧、足跗水肿等心功能不全的症状。胸阳不振，痰浊中阻，故胸闷；水气凌心故心悸；年事已高，久病必虚故气短。本案病机为胸阳不宣、气滞血瘀。治疗宜取桂枝辛温，温经通脉止痛；瓜蒌化痰理气，宽胸散结；二药合用，为治胸痛的常用药对。薤白辛温通心阳；桃仁、红花活血；又因气为血帅，活血以理气为先，故用香附、郁金、青陈皮以行气活血；用茯苓皮利水消肿；党参益气培元。后期增入黄芪，以培补脾肺之气。

高体三医案

（气滞血瘀腑不通，和解通腑理气血）

牛某，男，48岁。心前区闷胀时痛2年，加重2个月。

病人既往身体健康，嗜烟酒。于 2 年前每在劳累或情绪激动时出现胸闷而不适，时有短时针刺样疼痛，心电图提示心肌缺血，血压 140/90mmHg，血脂偏高，曾在省人民医院按冠心病给予极化液、硝酸甘油、脉络宁、心痛定、消心痛治疗，发作次数似有减少，并常备速效救心丸。患者于 2 个月前无明显原因上述症状加重，输液无效。现症：左胸憋闷，时有刺痛，气短，乏力，头晕，大便干结 3 日一行，胃脘胀满，嗳气，心悸。舌质淡红，苔黄腻，脉弦细。心电图示心肌缺血；胸片未见异常；血脂 CH6.1mmol/L，TG2.2mmol/L，LDL4.32mmol/L。辨证分析：肝之络脉，布于胸胁，肝气不舒，气滞血瘀，故胸闷刺痛；肝胆相表里，肝胆气郁化热，横逆乘土，腑气不通，纳化失常，故便秘、胃脘胀满等。

中医诊断：胸痹（气滞血瘀，腑气不通）。

西医诊断：冠心病（心肌缺血）。

治宜疏利肝胆，通腑活瘀。大柴胡汤合茯苓杏仁汤加味：柴胡 20g，白芍 20g，大黄 10g，枳实 10g，黄芩 15g，半夏 15g，茯苓 30g，杏仁 10g，陈皮 20g，桃仁 10g，甘草 10g，生姜 3 片，大枣 3 个为引。病人服药 3 剂，胸闷减轻，大便通畅，一日 1 次，不成形，嗳气及胃脘胀满也相应减轻，病人自述上下通利，精神好转。中药照上方减大黄至 5g，加川芎 10g 以增强活血之力。病人复诊时自述，共服中药 9 剂，胸闷症状已基本消失，左胸刺痛两三日 1 次，每次持续 10～15 秒，胃脘部症状也消失，精神好转，心悸消失，大便通畅日行 1 次成形。方药对症，故能奏效，舌质淡红，苔薄白，脉弦细，中药照上方 6 剂水煎服。述共服中药 30 余剂，初诊时症状全部消失，后测血压 135/80mmHg，复查心电图正常。病人为预防再发，要求中成药巩固疗效。小柴胡片，4 片/次，3 次/日；复方丹参片，3 片/次，3 次/日；通便灵，2 片/次，大便秘结时服。

[高天旭，赵玉瑶. 高体三·中国现代百名中医临床家丛书. 北京：中国中医药出版社，2010]

【诠解】 胸胁为肝经所过，其疼痛且因情绪波动诱发。患者素体健康，但嗜烟酒。于 2 年前每在劳累或情绪激动时出现胸闷而不适，时有短时针刺样疼痛，俱为肝郁气滞所致。七情过极，气机逆乱，肝胆疏泄失常，进而影响到心，致心脉不畅，甚则心脉挛急，从而引发心痛。气机不畅，肝气犯胃，故胃脘胀满，嗳气；肝胆气郁化热，横逆乘土，腑气不通，故便秘。治宜疏利肝胆，通腑化瘀。大柴胡汤合茯苓杏仁汤加味。方中柴胡疏肝调气机，升清；枳实破气导脾胃积滞，降浊。二药配对，升降并用，肝脾同调，疏肝助升脾气，导积滞助肝气条达，共奏疏肝导滞，升清降浊之功。大黄通腑泄热；黄芩清肝胆气分之热；半夏、陈皮化痰；茯苓通阳化气行水；桃仁活血祛瘀。

心 血 瘀 阻

姜春华医案

（心血瘀滞心绞痛，瓜蒌薤白白酒汤）

卡某，男，78 岁。

有冠心病史 10 余年，后又发现脑血管硬化，常发心绞痛及早搏。心电图提示：Ⅲ度房室传导阻滞，自搏性交界性心律。主诉心悸、心痛、胸闷、头痛，手抖指红，大便有时秘结，有时日行 2 次，胃纳差。唇紫舌绛，苔白腻，舌边有瘀点，脉弦结（脉率 42 次/分，有不规则间歇）。证属心血瘀滞，寒凝营热互阻，脉行不畅，拟活血化瘀，舒心络而通心脉。

丹参 15g，全瓜蒌 15g，薤白 9g，檀香 6g，川椒 1.5g，赤芍 9g，红花 6g，川芎 6g，当归 9g，桃仁 9g，生地 15g。14 剂。

（张云鹏. 中医临床家姜春华. 北京：中国中医药出版社，2002）

【诠解】《金匮要略》所言之胸痹，多责之胸阳不足，阴寒阻滞。血脉须倚温煦以运行也，若胸阳不足或胸阳被郁，均可导致浊阴上逆，阻遏清阳。喻嘉言曰："胸中如太空，其阳气所过，如离照当空，旷然无处，设地气一上，则窒塞有加。"故可产生气滞、血瘀、痰阻、寒凝的病理变化。"通则不痛"，通者，理气、活血、解郁、散寒、通阳也，故法当"温通"以治。

本例患者冠心病史十余年，后又发现脑血管硬化，常发心绞痛及早搏，"久病入络"。症见心痛、心悸、舌紫、脉迟涩或结代，为血行不畅形成瘀血，瘀血积于胸中而致心脉瘀阻或瘀血搏结脉络的所致。治宜活血化瘀、舒心通脉，常能使心血畅通，心脉得宁，心律恢复正常。本案先取瓜蒌薤白白酒汤以通阳化痰宣痹，血府逐瘀汤合丹参饮以活血祛瘀行气止痛。后用活血化瘀加入益气药调理数月。

赵绍琴医案

（气机郁滞心血瘀，活血通络疏气机）

李某，男，56岁。

初诊：1992年12月2日，自今年8月开始，胸前区憋闷疼痛经常发作。西医以其心电图有改变诊断为心肌梗死。中药、西药，从未中断，闻赵老之名，特来求治。现仍胸闷疼痛不舒，心悸气短，头晕体倦，心烦急躁，梦多失眠，面色无华，舌红少苔，脉濡缓。血压180/120mmHg。证属气机不畅，心血瘀阻。治宜疏调气机，活血通络方法。

藿香10g，佩兰10g，蝉衣6g，僵蚕10g，片姜黄6g，大黄1g，竹茹6g，炒枳壳6g，赤芍10g，丹参10g，川楝子6g。服药7剂，胸闷渐舒，头晕见轻，余症好转，血压120/90mmHg。但见口干而渴，心悸气短。改用益气养阴，活血通络方法。

药用：蝉衣6g，僵蚕10g，片姜黄6g，沙参10g，麦冬10g，五味子10g，炙甘草10g，丹参10g，赤芍10g，杏仁10g，焦三仙各10g，香附10g。服药20余剂，精神转佳，心情舒畅，胸痛未作，血压稳定，心电图复查：大致正常。又以此方加减服药月余，未再复发。

（彭建中，杨连柱．赵绍琴验案精选．北京：学苑出版社，2005）

【诠解】 冠心病之心绞痛或心肌梗死，属于祖国医学"胸痹"、"真心痛"的范畴。其病多因思虑过度，劳伤心脾；饮食不节，痰饮内生；情志不畅，肝郁阴伤等所致。

本例患者胸闷疼痛不舒，心悸气短，头晕体倦，面色无华，为宗气不足以行气道，气郁气滞所致；心烦急躁，梦多失眠，舌红少苔，为气郁化热，心阴不足，心失所养所致；脉濡缓为气机郁滞。病机为气机不畅，心血瘀阻，治宜行气解郁活血为先，后应注意避免行气解郁药过于辛燥伤阴，宜佐以沙参、麦冬、五味子、丹参、赤芍以柔肝和阴活血。

阴虚肝旺

孙一奎医案

（劳倦太过心脾痛，柔肝健脾服之瘥）

吴见南令郎心脾痛。因劳倦而致，每痛必得可口之物压之立止。两腿生疮。右脉滑，左脉弱。以白芍药三钱，甘草一钱五分，白蒺藜、碧胡麻各一钱，当归、黄柏各八分，石菖蒲、白茯苓各六分，四剂而痛止。仍用小建中汤，减去桂枝，加黄柏、苍耳子、白蒺藜、何首乌，炼蜜为丸，服之疮亦寻愈。

（《孙文垣医案》）

【诠解】《素问·举痛论》曰："百病生于气也……劳则气耗，思则气结"，患者劳倦太过而致心脾痛，以可口之物压之痛止，可知为因虚而痛。脾主肌肉，灌养四肢，脾胃健运则机体筋骨、皮肉得养。现两腿生疮，右脉滑为气结痰蕴，左脉弱乃气血不足。故当先缓急止痛，以芍药甘草汤柔肝缓急，白蒺藜、白茯苓平肝健脾，当归、黄柏与碧胡麻同用补虚活血清热，四剂痛止。待势缓再图本，而用小建中汤健运中焦，补益气血，恐桂枝辛温耗散气血，助热不利腿疮故去之；佐白蒺藜、何首乌补益肝肾，黄柏、苍耳子祛风利湿热，畅气机止痛。诸药合用，中焦得助，肝肾得养，而湿热自去，炼蜜为丸而诸症渐愈。

丁泽周医案

（胸痹头眩因肝热，养阴柔肝和胃中）

陆右 营血不足，肝气上逆，犯胃克脾，胸痹不舒，食入作梗，头眩心悸，内热口干。宜养血柔肝，和胃畅中。

生白芍二钱，薤白头（酒炒）一钱，川石斛三钱，瓜蒌皮三钱，朱茯神三钱，青龙齿三钱，珍珠母四钱，川贝母二钱，潼蒺藜钱半，白蒺藜钱半，广橘白一钱，青橘叶一钱，嫩钩藤（后入）三钱。

（丁甘仁著，吴中泰整理．丁甘仁医案续编．上海：上海科学技术出版社，1989 年 6 月）

【诠解】本例病证系由心营不足，脉道空虚，运行不畅，肝气上逆，肝气犯胃克脾而形成。心血内阻，壅塞不通，故见胸闷；心血亏虚，津液不足，则化燥生热，虚热上扰神明而心悸，内热口干心烦；心主血，肝藏血，病人心血不足，肝失所藏，而致肝阴不足。肝阴亏虚，不能潜敛于肝阳，则肝阳上亢，故病人表现为头眩；肝气犯胃，胃失和降，故食入作梗。证属阴虚血滞兼肝阳上亢，故应益阴活血兼以平肝熄风。方中薤白、瓜蒌皮化痰；白芍、石斛养阴柔肝；茯神健脾安神；龙齿、珍珠母镇静安神；川贝清热化痰；潼蒺藜、白蒺藜、嫩钩藤平肝熄风；橘白、橘叶理气和胃。

施今墨医案

医案 1（以酒为浆损心肝，养阴平肝兼通络）

罗某，男，37 岁，1952 年 5 月 2 日。

胸闷、心悸已有两年，自恃体质素强，迄未医治，近月来症状加重，心悸气短，胸闷而痛，头晕目眩，不能劳累，影响工作。舌苔正常，脉象沉弦。体力素强，自以壮健，虽病而未求医，赖饮酒以解乏倦，日久损及心肾。肝肾本同源，头目眩晕，脉象沉弦，乃阴虚肝旺之象。阴血不足，心络闭阻，故胸闷而痛。病在心肾，着重治肝为法。拟养阴平肝，佐以通阳宣痹，活血通络。

处方：米党参 6g，鹿角胶 6g（另烊兑），炒远志 10g，广郁金 10g，全瓜蒌 12g，薤白头 10g，代赭石 10g（旋覆花 6g 同布包），白蒺藜 10g，节菖蒲 6g，东白薇 6g，沙蒺藜 10g，米丹参 15g，炙甘草 30g。4 剂。

二诊：服药 4 剂，诸症均有所减，拟回家乡调治，希予丸方常服。

处方：沙苑子 30g，鹿角胶 30g，夏枯草 30g，双钩藤 30g，广郁金 30g，炒远志 30g，米党参 30g，龙眼肉 30g，酸枣仁 30g，甘枸杞 30g，炙甘草 30g，白蒺藜 60g，苦桔梗 30g，左牡蛎 30g，节菖蒲 30g，石决明 60g，川续断 30g，干薤白 30g，川杜仲 30g，山慈菇 30g，东白薇 30g。

共研细末，蜜丸如小梧桐子大，每日早晚各服 10g。

［施小墨．施今墨·中国百年百名中医临床家丛书．北京：中国中医药出版社，2001］

【诠解】 本例患者平素体质强，虽患胸闷、心悸日久，但未医治，常饮酒以解乏倦。过度饮酒，酒为湿热阳热之品，最易伤肝，日久损及心肾，使胸闷、心悸旧病加重。肝肾本同源，头目眩晕，脉象沉弦，乃阴虚肝旺之象。阴血不足，心络闭阻，故胸闷而痛。病在心肾，着重治肝为法。拟养阴平肝，佐以通阳宣痹，活血通络。方中全瓜蒌、薤白宣气宽胸化痰；沙蒺藜、白蒺藜平肝熄风；沙苑子、鹿角胶补肾；代赭石、旋覆降逆平冲；党参健脾益气；石菖蒲辛温，芳香利窍，善宣气豁痰，开窍醒神；远志辛苦微温，长祛痰开窍，安神益志。石菖蒲偏辛散以宣散痰湿，远志偏苦降以泄上逆之痰湿。二药合用，使气畅而壅自开，气血不复上逆，痰浊消散不蒙清窍，神志自然清明。

医案 2（胸痹多年气血亏，生脉散合四逆散）

符某，女，50 岁。

患心绞痛多年，屡经医治，只能缓解一时，病根难除，两年前曾大痛一次，情况严重，入院治疗数月。近年来经常心绞痛发作，发作时脉缓慢，每分钟不足六十至。血压波动，一度增高至 180/130mmHg，现时 110/70mmHg。症见头晕，气短，胸闷，心烦，不能起床，只能睡卧，食欲、睡眠及二便尚属正常。1 年前断经。舌质绛，脉细弱。

发病多年，气血两亏。心主血脉，阴血不足，肝失所养，故头晕、心烦、疲极多卧。疏泄失司，气机不畅，故胸闷时发心痛。阴虚火旺，舌质红绛。治以养心和肝，调理气血。

处方：紫丹参 20g，干薤白 6g，炒远志 6g，柏子仁 12g，五味子 5g（打），全瓜蒌 15g（打），朱茯神 12g，台党参 10g，寸麦冬 6g，卧蛋草 6g，杭白芍 10g，醋柴胡 3g，炒枳壳 5g，炙甘草 3g。4 剂。

二诊：药服 4 剂，已能起床，且可出门散步 15 分钟，每日散步二三次，心绞痛未发作，胸闷气短较好，仍觉心烦，遵前法加药力。

处方：干薤白 10g，龙眼肉 6g，紫贝齿 12g（紫石英 12g 同布包），柏子仁 10g，苦桔梗 5g，炒远志 6g，熟枣仁 10g，杭白芍 10g，醋柴胡 3g，紫丹参 20g，炒枳壳 5g，炙甘草 3g，台党参 10g，血琥珀、三七各 2g，共研细末，分装胶囊，随药分二次送服。

三诊：前方隔日 1 服，已尽 3 剂，诸症均大减轻，改用丸方图治。

处方：田三七 60g，醋柴胡 30g，春砂仁 15g，紫丹参 60g，全当归 30g，陈广皮 15g，血琥珀 60g，杭白芍 60g，炒远志 30g，朱茯神 60g，柏子仁 60g，五味子 30g，寸麦冬 30g，台党参 60g，卧蛋草 60g，酒川芎 30g，大生地 60g，炙甘草 60g，炒枳壳 15g，苦桔梗 15g。

共研细末，龙眼肉 300g 煎浓汁去渣，和为小丸，每日早晚各服 6g，白开水送。

（施小墨．施今墨·中国百年百名中医临床家丛书．北京：中国中医药出版社，2001）

【诠解】 本例患者发病多年，气血两亏。心主血脉，阴血不足，肝失所养，故头晕、心烦、疲极多卧。疏泄失司，气机不畅，故胸闷时发心痛。阴虚火旺，舌质红绛。本案病机为气阴两虚，气机不畅，血脉郁滞，心失所养，治以养心和肝，调理气血。以四逆散疏肝理气；生脉散养阴益气；薤白、瓜蒌化痰；远志、柏子仁养心安神；丹参、三七、琥珀活血化瘀安神。本案重视气血辨证，对于提高疗效有重要意义。

气　虚　痰　湿

蒲辅周医案

（冠心病气虚痰阻，十味温胆汤加减）

于某某，男，51岁。1964年2月7日初诊。

1960年3月某医院确诊为冠状动脉粥样硬化性心脏病。当时检查心电图有冠状动脉供血不足、陈旧性心肌梗死、左心室劳损。胸片：有主动脉增宽。并有心跳气短，下肢浮肿等，血压偏高己六年，现检查已属高血压第二期。1944年起有风湿性关节炎，至今天气改变即疼痛。自觉症状：胸闷气短，心前区疼痛牵连背部，向左腋下及臂部放射，手臂不能上举，伸举即疼痛加甚，每日发作频繁，不能活动，走路即有心慌心跳，容易出汗，夜间难以平卧，每隔十多天即有一次类似休克样的发病，常有头晕头痛，睡眠不佳，每夜只能睡二小时，心绞痛发作甚时饮食即不好，曾服中药近500多剂，多为瓜蒌薤白半夏汤或炙甘草汤加减，诸症未见改善。血压200/120mmHg；诊其脉右关沉微缓，余脉沉细涩。舌正，微有薄黄腻苔，唇紫，此由营卫不调，心气不足，痰湿阻滞，治宜调营卫，通心气，化痰湿，以十味温胆汤加减。

处方：西洋参一钱，茯神二钱，枣仁三钱，远志一钱，九节菖蒲八分，法半夏二钱，橘红一钱五分，枳实（炒）一钱，竹茹一钱，川芎八分，丹参一钱五分，柏子仁（炒）二钱，大枣（劈）三枚。五剂。慢火煎二次，共取160毫升，分两次温服。

1964年2月27日二诊：服药后头晕减，饮食稍好转，有少量黄而灰的痰咯出，仍耳鸣，睡眠不好，左关微弦细数，余脉同前，原方去丹参加桑寄生三钱，石决明六钱，7剂。

1964年4月9日三诊：上药共服20多剂，诸症悉减，心前区疼痛亦已大减，发作次数已不频繁，每日二至三次，未再发生类似休克样的表现，但自觉最近进步较前一段为慢，胸膺尚发闷，手臂伸举虽无牵制，但尚有放射性酸痛，睡眠略有进步，已能平卧，睡后亦觉舒适，饮食、二便皆正常。脉沉细涩，舌质色正，中心微有薄黄腻苔。近日因气候变化，可能影响疾病的转变，原方去大枣，西洋参改用白人参二钱，加宣木瓜一钱，血琥珀粉三分（分二次冲服）续服。

1964年5月7日四诊：一般情况已很好，心区仅偶然闷痛，但发作疼痛时间已很短，睡眠已好，手臂尚微痛，腰及腿部也微酸痛。脉沉细，舌正常，苔中心白腻。宜原方去竹茹、石决明，加萆薢二钱，怀牛膝二钱，狗脊（炮）二钱，除感冒则停服外可常服。此后病情遂趋稳定。

（高辉远．蒲辅周医案．北京：人民卫生出版社，1972）

【诠解】 本例患者因胸闷痛，伴心慌心跳，前医按心动悸论治，投瓜蒌薤白半夏汤及炙甘草汤五百多剂不效，而请蒲老诊治。胸闷、胸痛为痰湿阻滞，不通则痛；气短、心慌、易出汗为心气不足；脉涩唇紫为瘀血阻滞。本案病机为营卫不调，心气不足，痰湿阻滞，治疗重在通心气以调荣卫，故用十味温胆汤，通其心气，兼化痰湿，加川芎，丹参活血和营，营气和则卫亦利，仅四诊而病情即能稳定，心绞痛亦能控制。

祝谌予医案

（气虚痰湿胃脘胀，香砂六君生脉散）

孙某，男性，55岁，干部。门诊病历。

1992年8月4日初诊。

主诉：反复胸闷、心前区疼痛2年。

患者2年前因患心肌梗死住外院诊治，出院后一直服消心痛、心痛定等扩张冠状动脉西药治疗，但胸闷、心前区疼痛仍反复发作，今年5月又因冠心病心绞痛发作而住院，经西药治疗改善不明显，求治于中医。

现症：胸闷不舒，心前区隐痛不适，纳食不甘，食后腹胀，口干嗳气，乏力气短，痰少不易咳出，大便偏干。舌暗红，苔白，脉细弦。BP142/90mmHg。

辨证立法：脾胃不和，痰湿内阻，心气不足。治宜健脾和胃，燥湿化痰，益心复脉。拟香砂六君子汤合生脉散加减。

处方：木香10g，砂仁6g（后下），党参10g，白术10g，茯苓10g，半夏10g，陈皮10g，麦冬10g，五味子10g，丹参30g，菖蒲10g，郁金10g，羌活10g，菊花10g，黄芩10g，炙甘草6g。每日1剂，水煎服。

治疗经过：二诊（8月18日）：药后胸闷及心前区疼痛明显好转，纳食增加，大便通畅，但仍有进食多则腹胀，多梦易醒，舌暗红，脉细弦。效不更方，守方加厚朴10g，枣仁10g，再服14剂。

三诊（9月22日）：心前区闷痛基本告愈，未再发作心绞痛，精神体力均佳，可从事一般工作。守方配制蜜丸常服，巩固疗效。

（董建华，季元，范爱平，等. 祝谌予验案精选. 北京：学苑出版社，2005）

【诠解】《灵枢·邪客》云："宗气积于胸中，出于喉咙，以贯心脉而行呼吸焉。"说明宗气为胸中之大气，心肺居于胸中，宗气即为心气之源泉，宗气不足则无力推动血液运行而形成本病。

本例患者胸闷、胸隐痛为脾气虚，运化失调，痰浊阻滞心脉，不通则痛；纳食不甘，食后腹胀，嗳气为脾胃不和；口干，乏力气短，痰少不易咳出，大便偏干为气阴两虚。本案病机为脾胃不和，痰湿内阻，心气不足。治宜健脾和胃，燥湿化痰，益心复脉。拟香砂六君子汤合生脉散加减。香砂六君子汤补气健脾化痰；生脉散益气养阴。再加菖蒲、郁金、瓜蒌、薤白等药，随着消化道症状的改善，心绞痛亦随之缓解，充分体现出审证求因的整体观念。

老年冠心病为"本虚标实"，其"本"为元气虚弱，无力推动血运而生瘀血，痰浊等，活血化瘀，祛痰通络等只是治标权宜之计，调补正气方为"治本"之策。应遵循"老衰久病，补益为先""宜延年之药以全其真"之训，以补虚固本为治疗法则。

李振华医案

（脾气虚痰湿阻滞，香砂温中汤加减）

孙某，男，47岁。于2005年7月9日来诊。

主诉：间断性胸闷，气短1年余。

病史：1年前，患者间断性出现胸前憋闷，气短等症状，后因心前区憋闷疼痛难忍，住入郑州大学一附院，诊断为冠心病。因心前区疼痛持续时间及程度反复加重，即行心脏支架手术。同年又因心绞痛复发，住院行第二次心脏支架手术，术后心绞痛等症状好转，血压可控制在120/80mmHg左右。近半年来又出现胸闷，气短，且有加重趋势。现症见：胸闷，气短，活动后加重，咳痰，色白量多，口干不欲多饮，饮食、二便正常。精神一般，形体肥胖，面色萎黄。舌体稍胖大，边有齿痕，舌质淡，苔薄白，脉弦滑。

中医诊断：胸痹（脾气亏虚，痰湿阻滞）。

西医诊断：冠心病。

治法：健脾化湿，通阳宣痹。

处方：香砂温中汤合瓜蒌薤白半夏汤加减

白术10g，茯苓12g，泽泻18g，白蔻仁10g，瓜蒌18g，薤白10g，檀香10g，桂枝5g，荷叶20g，节菖蒲10g，丹参18g，法半夏10g，香附10g，砂仁10g，陈皮10g，西茴10g，木香6g，枳壳10g，厚朴10g，乌药10g，白芍10g，郁金10g，甘草3g。21剂，水煎服。

医嘱：戒烟酒，清淡饮食，忌食生冷、辛辣、油腻，食勿过饱；保持心情舒畅，避免劳累；保持大便通畅。

二诊：2005年8月6日。气短明显减轻，未出现胸前区疼痛，仍觉胸闷、乏力。现气短、乏力，活动量稍增加症状便加重；咳痰，色白量多，咽喉部不适，大便稍干。舌体稍胖大，舌质稍淡，苔稍白腻，左脉沉细，右脉弦滑。上药加川芎10g，以助丹参活血之力；加草决明10g，润肠通便。30剂，水煎服。

三诊：2005年9月24日。服上方后效佳，胸部不适消失。劳累后稍有气短，饮食可，夜尿多，眠可。舌体稍胖大，舌质稍淡，苔稍白腻，脉稍弦。去荷叶、薤白、草决明；加红参 10g，佛手 10g，丝瓜络 12g，以增强益气、行气、通络之效。继服 21 剂以巩固疗效。

患者胸闷、气短、咳嗽等症消失，停药半年后追访，病未再发。

（郭淑云，李郑生．李振华·中国百年百名中医临床家丛书．北京：中国中医药出版社．2011 年）

【诠解】 心与脾为母子关系，心为脾之母，脾为心之子。心藏神，主血脉，赖脾胃运化水谷精微而化生，脾胃为气血生化之源，但需心血濡养，心神主宰。脾胃与心经气相通。《灵枢·经脉》篇曰："脾足太阴之脉，……其支者，别上膈，注心中。""足阳明之经，……属胃，散之脾，上通于心。"冠心病是由多种因素复合作用所致的缺血性心脏病，多发于肥胖、血脂增高且伴血压、血糖增高的中老年人。"肥人多痰湿"，"人过四十，阴气自半"。

本例素体肥胖，加之长期嗜好烟酒，伤及脾胃，脾失健运，聚湿生痰。胸阳不振，痰湿阻滞，闭阻心脉，则致气短，心前区憋闷；痰湿阻滞，体内水液运行不畅，津液不能上承，故口干不欲多饮。舌体胖大，有齿痕，苔白腻，脉弦滑，亦为阳虚痰湿之象。病久心气受伤，脏腑功能失调，病证常于活动后加重。本案病机胸阳不振，痰湿闭阻，治宜健脾化湿，通阳宣痹，投以香砂温中汤合瓜蒌薤白半夏汤加减。方中瓜蒌、薤白通阳宣痹，化痰散结；檀香、香附、西茴、乌药、木香、厚朴、枳壳行气止痛；郁金配白芍可疏肝柔肝，行气缓急而止痛；桂枝温通血脉；白术、茯苓、泽泻、甘草健脾益气祛湿；陈皮、白蔻仁、法半夏化湿化痰；丹参以活血止痛。全方以"健脾化湿，通阳宣痹"为核心治则遣药组方而收良效。

心 气 不 足

李中梓医案

医案 1（过用神思心口痛，益气养血建殊功）

县令章生公，在南都应试时，八月初五，心口痛，甚至不能饮食。余诊之，寸口涩而软，与大剂归脾汤，加人参三钱、官桂一钱。生公云：痛而骤补，实所不敢，得无与场期碍乎？余曰：第能信而服之，可以无碍，恐反投破气之药，其碍也必矣。遂服之，不逾时而痛减，更进 1 剂，连饮独参汤两日而愈，场事获竣。

（《医宗必读》）

【诠解】 案中患者章生公，于南都应试时突发心口痛，而不能饮食。应试之际，多为情志内伤，思虑忧愁所困，而气血大耗；又因正值农历八月，《素问·金匮真言论》云："八风发邪，以为经风，触五脏，邪气发病……南风生于夏，病在心，俞在胸胁"，即言暑日多患心系疾病；而暑热未去，亦有伤津耗气之虞。心者，神明之脏，过于忧愁思虑，久久则成心劳；神者，伸也，乃中气之所生，思虑过甚则脾伤。士材以寸口候心，诊脉如刀刮竹，往来极难见涩象，《濒湖脉学》曰："涩缘血少或伤精，……寸涩心虚痛对胸"，故辨属心脾两虚，气血不足。投以大剂归脾汤健脾养心，重用人参益气生津，官桂辛甘而热，稍佐以温中散寒止痛，芳香辛散又可使补而不滞。药证相应，即药后不逾时而痛减，再进 1 剂后连饮独参汤，以益气生津而固本。

虽《医方宜忌》有云："诸痛不可过用补药。盖痛因不通，通则不痛，补药能滞气也。"前医多遵"通则不痛，痛则不通"，遇痛未敢轻用补法，此案患者亦然，担心骤补延误病情，而错过场期。痛则不通，概指实邪阻滞致痛，然实邪阻滞可致痛，但痛未必均因实邪，岂不知不荣失养亦可致痛也，世医多守痛因不通，而忽略不荣亦可致痛，岂不怪哉？先生以患者不精医，故以"信而服之则可无碍，恐投破气之品反必碍"告之，取得患者配合后，遂药到病除，后随证调理，终于豁然而场事亦获竣。

医案2（应酬繁剧心血耗，养心健脾病霍然）

张侗初善怒善郁，服酬应繁剧，病膈中痛甚；夜不成寐，医用菖蒲、枳、朴、木香、豆蔻。殊不知此症属虚，虚则浊阴不降，神气失守，故痛且寤也。遂以归脾汤倍用人参、当归，不十剂而胸次快然，安寝。

（《续名医类案》）

【诠解】 患者善怒善郁，情志多变而所愿不遂，故气机多而不行；而服酬应繁剧，多进酒食又易伤脾胃，致食饮失运内停，为痰为饮而膈中痛甚，又有"胃不和则卧不安"之说，故医以实邪内阻立法，辨属痰湿内阻，脾胃不和。投以健脾化痰、温通行气之品，然药后不效。

士材以患者善怒善郁，辨属气血不足，心脾两虚。认为气血不足，升降失常，阴邪居于阳位，神不内守故而痛且寤，此为因虚致瘀，或曰真虚假实证。况且《张氏医通·诸痛门·诸痛》篇曰："岐伯历举卒痛一十三条，属热者止一条，余皆属寒。辨之之法，当知按之痛缓者为纯寒，痛甚不可按者为寒伏火邪，以能闭塞阳气最甚也。……后世治痛之法，有曰诸痛属实，痛无补法者……然痛证亦有虚实。治法亦有补泻。辨之不可不详。……泥痛无补法，则杀人矣。"故从滋养气血入手，投归脾汤益气养血，健脾养心而固本；佐以人参益气生津而安神，当归养血活血，又可调达肝气。诸药合用，心神得养，肝脾调畅，气血得充，故不十剂而获安。

蒲辅周医案

（冠心病营卫不调，甘麦大枣汤归脾）

金某，男，52岁。

1963年10月9日初诊。

去年九月发生心绞痛，一度严重，住某医院治疗7个月，诊为冠状动脉粥样硬化性心脏病，迄今未上班。心绞痛发作无规律，近来发作频繁，胸痛彻背，胸闷，心慌，血压偏高已多年，达180/130mmHg，现稳定在130/80mmHg，睡眠很不好，每晚皆服安眠药片。平时不吐痰，饮食、二便尚正常，面色灰暗，脉右沉濡，左沉弦细，舌正无苔。属心气不足，营气不调，治宜调和营卫，补益心气。

处方：茯神二钱，党参一钱，枳实（炒）八分，炙甘草五分，法半夏一钱五分，远志（炒）一钱，九节菖蒲八分，枣仁（炒）三钱，柏子仁一钱五分，浮小麦三钱，大枣（劈）三枚，七剂，隔日1剂。

1963年10月21日二诊：开始服两剂药后心慌及心区疼痛未犯，继服则仍有心前区疼，可能因寒流气候突然转变而又诱发之故，脉舌如前，原方去法半夏加香橼皮一钱，黄芪一钱五分，血琥珀粉（另包冲服）三分，7剂。

1963年12月5日三诊：心慌已很轻微，心绞痛未发，睡眠亦略好转，但不能多看文件，脉见上盛下不足，仍宗原意，易汤为膏缓缓服之。

处方：茯神二两，党参一两，黄芪一两半，炙甘草五钱，远志一两，九节菖蒲八钱，枣仁三两，柏子仁一两半，浮小麦三两，大枣（劈）十五枚，枳实（炒）五钱，香橼皮一两，血琥珀粉（另包）三钱，慢火浓煎，去渣加蜜熬咸膏，和入琥珀粉，早晚各服1小匙。

1964年2月18日四诊：膏剂已服完，春节外出活动较多，尚能适应，唯劳累后胸膺尚觉不舒，心绞痛已很少发，发时亦轻，脉转缓和，舌正无苔，原方加龙骨一两，沉香粉一钱，为膏继服。

1964年4月6日五诊：药效甚著，平时胸膺已舒，工作繁忙或久坐之后，仍有胸闷现象，睡眠尚可，面色较前好转，精神亦较佳，食纳、二便皆正常，有时发风疹。脉弦缓有力，左寸仍不足，舌质正常无苔，原方加龟板（打）四两，胡麻仁（炒）二两，以后诊治，皆以此方略予增减，暑天则改为粗末，每包四五钱，每日煎服1包，由是病情日渐好转和稳定。

（高辉远．蒲辅周医案．北京：人民卫生出版社，1972）

【诠解】本例患者胸痛、胸闷、心慌为营血亏虚，脉道不充，血行涩滞所致；面色灰暗，脉右沉濡，左沉弦细，舌正无苔，属心气不足，营气不调。治宜调和营卫，补益心气。故取甘麦大枣汤之意养心安神，补脾和中；归脾汤之意养血安神，补心益脾。故以枣仁、茯神养心气，菖蒲、远志通心气，甘麦、大枣甘缓悦脾宁心，即经所谓"虚则补之"之意。以枳实之降，法半夏之辛，取补中应有通之意。

颜德馨医案

（气不足营卫不和，补气化瘀组膏方）

患者，女，62岁。

有冠心病史8年。心气不足，胸痛隐隐，营卫不和，动则自汗，心悸怔忡，遇劳则作，胸闷短气，频繁复发。舌质胖紫，脉细而结代。刻值冬藏之时，拟益心化瘀，调和营卫，藉草木之精华，平气血之逆乱，还君健康，以享天年。

药用：吉林参90g（另煎冲），潞党参150g，炙黄芪300g，川桂60g，赤白芍各90g，煅龙牡各300g，粉葛根90g，川芎90g，紫丹参150g，生山楂150g，九节菖蒲90g，决明子300g，降香24g，防风90g，苍白术各90g，茯苓90g，炙甘草45g，广陈皮60g，制半夏90g，炒枳壳90g，玉桔梗60g，生蒲黄150g，醋灵脂90g，延胡索90g，煨金铃90g，全瓜蒌120g，干薤白90g，檀香24g，生麦芽300g，海藻90g，莪术90g，桃仁90g，红花90g，灵芝90g，胎盘60g，大枣120g，浮小麦300g。上味共煎浓汁，文火熬糊，再入鹿角胶90g，阿胶90g，麦芽糖500g，熔化收膏，每晨以沸水冲饮一匙。

[严夏. 颜德馨教授膏方治疗冠心病经验撷拾. 实用中医内科杂志，2004，18（1）：27 - 29]

【诠解】 本例患者冠心病史8年，"久病必虚"。患者心气不足，营卫不和，故胸痛隐隐，神疲乏力，动则自汗。膏方取颜氏益心汤补气化瘀，桂枝加龙骨牡蛎汤、玉屏风散调和营卫、益气固表、收敛止汗。益心汤（药物组成：黄芪15g，党参9g，葛根9g，川芎6g，丹参12g，赤芍药9g，山楂9g，菖蒲6g，决明子30g，降香4.5g）有益气养心、活血化瘀的功用。方中重用党参、黄芪益气养心，以培补中气、宗气；辅以丹参、山楂、赤芍活血通脉；葛根、川芎升发清阳；降香、决明子降浊止痛，升降相因，加入菖蒲一味引药入心经，兼有化痰开窍之力。

魏雅君医案

（心气不足血络阻，益气活血安心神）

杨某，女，62岁，浙江省温州市人，首诊1995年5月8日。

主诉：阵发性胸闷、胸痛伴气短、乏力3年余，加重7天。

现病史：患者于1992年4月因劳累后出现阵发性胸闷、胸痛伴气短、乏力，休息后能够自行缓解。自此劳作之后，上述症状时有发生。近1年来发作频繁，劳累后尤甚。近7日，轻微活动即觉心前区隐隐作痛。现有胸痛，牵及左肩臂，自觉胸闷，憋气，心悸，神倦乏力，多汗，少语懒言，面色㿠白，睡眠欠佳，多梦，纳可，大小便正常。舌暗红，边有齿痕，舌下络脉轻度瘀滞，苔薄白，脉弦细弱。

诊疗经过：曾在当地医院诊治，给予硝酸甘油、消心痛，症状缓解，近7日无明显改善。自服速效救心丸亦不能明显减轻。心电图示ST段下降0.1mV。

病机治则：心气不足，血络阻滞；治宜益气活血，养心安神。

方药：党参15g，炙黄芪30g，丹参15g，当归12g，川芎12g，红花10g，远志12g，全瓜蒌15g，郁金12g，元胡6g，炒枣仁20g，柏子仁20g，夜交藤15g，炙甘草6g，五味子12g，茯苓15g，桔梗8g，砂仁6g（后下）。

7剂，水煎服，日2次。

二诊：1995年5月15日，患者服药后自感胸闷、胸痛发作次数减少，憋气感减轻，大便偏稀，余症无明显改善。因方中瓜蒌、当归、柏子仁、丹参有润肠通便的作用，故按原方稍加变化继服之。

党参15g，炙黄芪30g，丹参10g，川芎12g，郁金12g，元胡6g，远志12g，炒枣仁20g，夜交藤15g，怀山药20g，炙甘草6g，五味子12g，合欢皮10g，煅龙牡各20g（先煎），焦白术20g，桔梗8g，砂仁6g（后下），茯苓15g。

7剂，水煎服，日2次。

三诊：1995年5月22患者服上方后，诸症均减，仍感胸闷、胸痛，微有憋气，睡眠差，梦多。舌质淡，舌下络脉瘀滞减轻，脉细。按原方之意加减服之。

党参 15g，炙黄芪 30g，丹参 10g，川芎 12g，郁金 12g，元胡 6g，远志 12g，炒枣仁 20g，夜交藤 15g，怀山药 20g，炙甘草 6g，五味子 6g，合欢皮 10g，煅龙牡各 20g（先煎），焦白术 20g，茯苓 15g，赤芍 15g，莲子肉 15g，灵磁石 20g（先煎），鸡血藤 15g。

10 剂，水煎服，日 2 次。

四诊：1995 年 6 月 1 日，服药后自感症状基本消失。为巩固疗效，稍作加减服之。

党参 12g，炙黄芪 20g，丹参 10g，川芎 6g，炒枣仁 20g，刺五加 15g，红景天 15g，怀山药 15g，炙甘草 6g，五味子 3g，合欢皮 10g，焦白术 12g，赤芍 8g，莲子肉 15g，砂仁 6g（后下），桔梗 8g，茯苓 15g。

15 剂，水煎服，隔日 2 次。

半年后随访，胸痛、胸闷未复发。

（魏雅君．魏雅君医案．北京：中国中医药出版社，2009 年）

【诠解】 胸痹为"本虚标实"之证。其"本"为心气虚，由于心气虚无力推动血液之运行，而生瘀血痰浊，活血化瘀、祛痰通络只是治标权宜之计，益气养心方为治"本"之策。

此案系心气不足、血络阻滞之胸痹。心主血脉，为五脏六腑之大主。本证因其年老体衰，劳役过度，耗伤正气，以致心气不足，心失所养，则憋气、神倦乏力、倦怠懒言、心悸、多梦。心气不足，运血无力以致血瘀，阻滞脉络，则胸痛、胸闷。气虚血瘀，益气活血为最常用治法。前人唐容川谓："血属阴……其行也，气运之而行也"心主血，血之运行赖气之所统，所谓"气为血之帅"，以益气，辅以活血祛瘀或化痰通络之品，每收显效。益气以人参、黄芪为主。《本草纲目》谓：人参有补气宁神，益智养心作用，尚可通血脉。黄芪，可补诸虚不足，亦为补气之要药。参芪配伍，补气作用尤强。辅以红花、川芎、丹参等活血化瘀之品，气旺血行，其痛可止。郁金、元胡、全瓜蒌理气宽胸止痛；炒枣仁、柏子仁、茯苓、远志补心气，安心神以健脾；加入健脾益气之品焦白术、怀山药；灵磁石重镇安神，莲子肉益气健脾。

元 气 大 虚

何炎燊医案

（元气虚心阳式微，桂枝龙牡参附汤）

徐某某，女，58岁，有30余年头痛病史，时发时止，一月数次。1992年冬，觉心悸怔忡，经某院检查为冠状动脉粥样硬化性心脏病。病者自以为年老如此，不坚持治疗，迁延半载，病情日重。1993年8月2日在家轻劳动，突然怔忡，继而昏厥，即入院救治，诊断为冠心病，Ⅱ度房室传导阻滞，为安装人工心脏起搏器后，险候虽过，病情仍重，请求用中药配合治疗。

病者神气衰惫，面色㿠白，心悸怔忡，胸臆气逆，稍动则喘促汗出，兼眩晕头痛，四肢不温，脉细而代（42次/分），舌胖，色淡红有瘀斑。此元气大虚，心阳式微，血凝为瘀，阻塞脉络，予桂枝龙牡汤合参附丹田生脉散。

桂枝15g，酒炒白芍15g，炙甘草10g，煨姜10g，大枣20g，龙骨30g，牡蛎30g，吉林人参15g，附子20g，麦冬15g，五味子15g，丹参15g、三七6g。

患者服药1剂，即觉悸稍宁，气稍顺。服3剂，能起床慢步而不汗出，脉细代45次/分。服至六剂，脉搏增至52次/分，自觉诸恙均减。惟心烦、口干、少寐、大便干结，此际心阳渐复，改用归脾汤法。

吉林人参15g，黄芪30g，白术15g，茯苓15g，炙甘草10g，当归20g，元肉20g，枣仁20g，远志10g，麦冬15g，五味子10g，丹参15g，三七6g。

半月后，患者脉搏56次/分，间有歇止，诸恙渐平，步行出院，嘱其常服归脾丸及丹田生脉糖浆。

1月后患者再来门诊，据述一切良好，能操持家务，惟数10年之头痛仍时时发作，欲求用药缓解。诊其脉58次/分，偶有歇止，舌瘀斑仍在，予益气聪明汤加减。

吉林人参 15g，黄芪 30g，葛根 20g，升麻 8g，白芍 20g，炙甘草 6g，蔓荆子 12g，川芎 20g，当归 25g，首乌 25g，三七 6g。

此方每周服药一两剂，头痛发作渐疏且轻，3 个月后，竟不再发。

（何炎燊，马凤彬. 何炎燊医著选集. 广州：广东高等教育出版社，2002）

【诠解】 胸痹一证首见于《金匮要略》一书，其发病原因认为"阳微阴弦，即胸痹而痛。所以然者，责其极虚也。"说明了本病发病的关键所在为上焦阳气不足，下焦阴寒盛实，阴乘阳位，痹阻胸阳，而气机受阻所致。因诸阳受气于胸中而转行于背，阳气不运，复受寒邪，阴寒极盛而乘阳位。痹阻气机，故见胸痛彻背。胸阳不振，心气不足，鼓动无力，必致气滞血瘀，则见心悸，舌胖，色淡红有瘀斑；四肢不温属阳虚之象。

本例患者有 30 余年头痛病史，冠心病 2 年，不坚持治疗，迁延致危重病。"久病入络"、"久病伤肾"、"久病血瘀"、"久病必虚"，久病重病年老致患者元气虚，心阳式微，血凝为瘀，阻塞脉络，治宜大补元气，回阳救逆，调阴阳，和营卫，祛瘀止痛，急投以桂枝龙牡汤合参附汤加减。方中附子辛热纯阳，上助心阳以通脉，下温肾阳以扶先天，引人参通行十二经，救厥逆；人参味甘而微苦，性微温，能大补元气，补脾益肺，安神增智，益肾壮阳，可回元气于垂绝，退贼邪于顷刻；又均归心、脾二经，二药相须合用，辛甘之味，可上助心阳，中益脾土，下补肾阳，力专用宏，有大温大补、回阳救逆之功。桂枝入血分，既能温阳通脉，又能振奋脾阳；白芍走阴分，既能益阴护里，缓急止痛，又能善养胃阴。共奏调和脾胃，缓中和里之用。丹参、三七活血祛瘀；煨姜温中散寒；麦冬、五味子养阴安神，制参、附、桂、煨姜等温热；龙骨、牡蛎镇静安神定悸。

等病情稳定，投以益气聪明汤善后。体现心乃脾之母，心阳不足，导致脾气虚弱，治当补脾胃，健中气，清升则浊降，胸痹方愈。

气 虚 欲 脱

张伯臾医案

（心气极虚欲暴脱，急拟养心固脱法）

黄某某，男，48 岁。住院号：74/4789

一诊，1974 年 2 月 20 日。

昨日夜餐后发作左胸疼痛遂来急诊，心电图示：急性前间壁心肌梗死，收入病房。今日复查心电图：前间壁心肌梗死向前壁发展。患者胸闷痛彻背，咳嗽气急，汗出，四肢欠温，血压 100/60mmHg，苔薄，脉沉细。胸痹为患，心气极虚，胸阳不宣，血行失畅，颇有正气暴脱之虞，急拟养心固脱法参以活血之品。

红参 9g（另煎冲），麦冬 9g，五味子 3g，炙甘草 6g，黄精 30g，山萸肉 15g，煅龙骨 30g（先煎），红花 6g，桃仁 9g，当归 9g。1 剂。

二诊，1974 年 2 月 21 日。

药后四肢已温，胸闷痛见减，惟气急未平，自汗盗汗尚多，知饥欲食，血压 120/80mmHg，脉迟细，苔薄腻。心脏亏损，阳虚卫外失固，仍应养心活血，温阳敛汗为法。

党参 60g，炙黄芪 15g，麦冬 9g，五味子 3g，熟附片 6g（先煎），黄精 30g，炙甘草 6g，炒枣仁 9g，桃仁 9g，当归 12g，红花 6g，煅龙牡各 30g（先煎）。

另：红参 9g 隔水蒸服 4 日。稍加减服 8 剂。

三诊，1974 年 3 月 1 日。

胸中绞痛未作，时有左胸隐痛，发时短暂，胸闷，偶有心悸，头晕，口干，微汗，食欲尚佳，脉细，苔薄。凡胸痹为患，本虚而标实，药后正气渐复，当宜标本同治。

党参 15g，炙黄芪 9g，熟附片 6g（先煎），炙甘草 9g，当归 12g，赤芍 9g，红花 9g，桃仁 12g，广郁金 9g，麦冬 9g，炒枣仁 9g，淮小麦 30g。稍加减服15 剂。

四诊，1974 年 3 月 16 日。

胸痛未作，左胸尚有闷胀感，两背部疼痛，头晕胀，脉小滑，舌边淡，苔薄白。心阳不振，浊阴痰湿未化，上蒙则晕，非肝热也，拟前法参合瓜蒌薤白桂枝汤，以养阳逐阴，祛邪安正。

党参 15g，熟附片 4.5g（先煎），桂枝 4.5g，全瓜蒌 12g，薤白头 6g，枳实9g，制半夏 9g，煨天麻 6g，当归 12g，红花 9g，降香 4.5g（后下）。稍加减连续服至出院。

（严世芸，郑平东，何立人．张伯臾医案．上海：上海科学技术出版社，2003）

【诠解】 本例患者突然胸闷痛彻背，伴汗出，四肢欠温，咳嗽气急，为心气极虚，胸阳不宣，血行失畅，颇有正气暴脱之虞，急拟养心固脱法参以活血之品。方中红参配合附块同用，补气温壮肾阳，回阳救逆固脱；桃仁、当归、红花养血活血，祛瘀止痛；配合麦冬同用。麦冬一味，不但用于阴虚者，在阳虚用大队温药时也常加用之，取其强心作用，既有相辅相成的意义，又可起到监制辛温太过的作用；黄精、山萸肉补肾养血；五味子、炒枣仁安神。反复四诊，症状消失。

心 脾 两 虚

颜德馨医案

(心脾两虚痰瘀阻，归脾汤辅化痰瘀)

梁某，男，49岁。

初诊：胸膺隐痛，时或心悸，喜太息，神疲乏力，易自汗，头昏少寐，间或咽痒咳痰，饮食不佳，二便如常，脉细小滑，舌苔薄腻。心脾气血失调，复有痰阻气郁之候，以归脾汤补气益血，辅以化痰。

药用：潞党参9g，白芍药9g，丹参9g，柏子仁12g，枣仁12g，百合9g，半夏9g，陈皮4.5g，煅龙骨、煅牡蛎各15g（先下），莲子10粒，炙甘草3g，参三七粉1g（吞）。每日1剂，水煎服。14剂。

二诊：心悸、自汗、胸痛已减，饮食如常，二便亦调，喜太息，易呵欠，睡眠仍不酣，脉细小滑，舌苔薄黄。阴阳失于平衡，心肾不交，守法再进。

潞党参9g，白芍药9g，丹参、柏子仁各12g，百合9g，煅龙骨、煅牡蛎各15g（先下），半夏9g，橘皮3g，远志3g，麦门冬9g，当归9g，秫米（包）9g。每日1剂，水煎服。14剂。

药后症情次递减轻，用上方加琥珀粉1.0g，继服以巩固。

[魏铁力. 颜德馨教授辨治冠心病的独特经验. 实用中医内科杂志，1996，10（1）：1～3]

【诠解】《素问·平人气象论》指出，胃的大络是由胃腑直接分出的一条大络脉，其循行路线是由胃上行，贯通横膈，连络肺后向外布于左胸乳的下方。由此可见，心与脾、胃的关系非常密切。

本例胸痹心痛由耗伤气血，心脾不调所致。血不养心则心悸；血不充脉则心痛；喜太息，神疲乏力，易自汗为肝郁脾虚；故以归脾为法。归脾汤为临床最常用于治疗心脾两虚之证，正如清·罗美《古今名医方论·卷一》曰："归脾汤治思虑伤脾，或健忘，怔忡，惊悸，盗汗，寝而不寐；或心脾作痛，嗜卧，少食，月经不调。……夫心藏神，其用为思；脾藏智，其出为意，是神智思意，火土合德者也。心以经营之久而伤，脾以意虑之郁而伤，则母病必传诸子，子又能令母虚，所以然也。其症则怔忡、怵惕、烦躁之征见于心；饮食倦怠、不能运思、手足无力，耳目昏聩之征见于脾。"本案加三七粉散剂吞服治心痛，药量少、吸收快、收效显，得效后即去之；二诊加麦冬养阴复脉，有强心之功，最后以原剂加琥珀养心。

魏执真医案

（气虚湿聚心脉阻，自拟"疏化活血汤"）

某女，72 岁，退休干部。

初诊时间：2006 年 6 月 20 日。

冠心病史 20 余年，近半月时感心前区疼痛，每天发作 1~2 次，含硝酸甘油后可缓解。伴乏力、气短、胸闷、头晕头胀，眠欠安，纳可，大便溏，日三行。舌质暗红，苔白厚腻，脉细弦缓。既往高血压病史 10 余年，现血压控制尚可。心电图：窦性心动过缓（心率 55 次/分），肢导低电压。血压 130/70mmHg。

西医诊断：冠心病，不稳定性心绞痛；心律失常，窦性心动过缓。

中医辨证：心脾气虚，湿邪停聚，心脉受阻。

治法：理气化湿，补益心脾，活血升脉。

处方：苏梗 10g，陈皮 10g，半夏 10g，白术 30g，茯苓 15g，香附 10g，乌药 10g，丹参 30g，川芎 15g，太子参 30g，羌活 15g，炒薏米 30g。水煎服，日 1 剂。

服药 1 周，服药期间胸痛发作 3 次。继服药 2 周后，诸症减轻，每周胸痛发作 1 次。心率升至 58~60 次/分。守方服药 1 个月后，诸症消失，胸痛未发作。大便成形，苔转正常。心率升至 64 次/分。

（魏执真，易京红，周燕青．魏执真·中国现代百名中医临床家丛书．中国

中医药出版社，2011）

【诠解】 本例老年女性，年逾七旬，冠心病史20余年，五脏之气已虚。脾气耗伤，心失所养，故见乏力、气短；脾失健运则痰湿内生，阻遏气机，痰气交阻，令心脉不通，故见胸闷、心前区疼痛；湿阻中焦，气机不畅，故见大便溏、苔白厚腻；脉细弦缓是脾虚湿盛，气滞痰阻之征。本案病机心脾不足，湿邪阻脉，心脉受阻。故予理气化湿、补益心脾、活血升脉之剂。方中白术、茯苓、半夏、陈皮健脾祛湿化痰；苏梗、香附、乌药理气宽胸，以助痰湿之邪得化；丹参、川芎活血通脉；太子参补益心脾；羌活祛风以助化湿；炒薏米健脾止泻。

阴 虚 痰 瘀

刘惠民医案

（胸闷痛阴虚痰瘀，瓜蒌薤白半夏汤）

陈某，男，37岁。1961年2月21日初诊。

病史：几年来常感心前区闷痛不适，时轻时重，经医院检查诊断为冠心病、心绞痛。近来发作较频，疼痛较前加剧，时觉心前区隐痛不适，有时左下肢也疼痛。口干而苦。

检查：面色黯红，舌质红，苔白，脉沉细涩。

辨证：脾肾阴虚，心血不足，瘀血痰浊阻闭经络。

治法：养阴和血，豁痰行瘀开窍，通经活络除痹。

处方：炒酸枣仁18g，柏子仁9g，黄精9g，半夏9g，枸杞子9g，豆豉9g，石斛9g，天花粉9g，橘络9g，薤白9g，元胡12g，千年健9g，白芍9g，合欢皮9g，石菖蒲9g，麦门冬15g，全瓜蒌12g，水煎两遍，分两次温服。

西洋参1.8g，琥珀0.6g，共为细粉，分两次冲服。

3月9日二诊：服药6付，口干、胸闷、心前区痛、腿痛等症状均较前减轻，近日口角发炎糜烂。舌尖红，苔白，两口角轻微糜烂，上唇有小水疱一簇，脉同前。原方加山栀12g，水煎服。煎服法同前。

1961年3月27日三诊：服药6付，口角糜烂及口唇疱疹均消，胸前闷痛已除，腿痛已减轻，但走路略多仍感疼痛。舌苔正常，脉沉细。原方去山栀，加鸡血藤12g，当归9g，虎骨胶5g，丹参9g，水煎服。煎服法同前。

另综前法配丸药一料服用。

处方：炒酸枣仁37g，山栀31g，石斛37g，柏子仁62g，黄精37g，枸杞子

42g，麦门冬 31g，天门冬 31g，淡豆豉 37g，红花 24g，橘络 31g，千年健 31g，半夏 24g，薤白 24g，虎骨胶 37g，冬虫夏草 31g，白术 37g，茯神 31g，菟丝子 37g，白豆蔻 24g，西洋参 31g，琥珀 18g，三七粉 31g，炙乳香 31g，炙没药 31g，银耳 37g，十大功劳叶 37g，血竭 31g，冰片 1.2g，细辛 1.5g，上药共研细粉。用豨莶草 62g，鸡血藤 93g，丹参 93g，桑椹 124g，熬水，取浓汁，与药粉共打小丸。每次 6g，每日三次，饭后服。

6 月 24 日四诊：服汤药数十剂及丸药两料后，心前区痛未再发作，腿痛也愈。舌脉已正常。嘱继服丸药，以资巩固。

（戴岐，刘振芝，靖玉仲．刘惠民医案．济南：山东科学技术出版社，1979）

【诠解】 患者进入中年，发病前已患冠心病，时轻时重，故未引起注意，近来发作较频。按中医理论辨析患者的病症，痰浊与瘀血互结痹阻心脉，不通则痛，故疼痛加剧；痰瘀阻络，故下肢疼痛；阴虚化热，故口干而苦。病机为脾肾阴虚，心血不足，瘀血痰浊阻闭经络，治宜养阴和血，豁痰行瘀开窍，通经活络除痹。故初诊瓜蒌、薤白、半夏、橘络、石菖蒲等宽胸涤痰；酸枣仁、柏子仁养心安神；黄精、枸杞子滋肾阴；麦门冬、石斛、天花粉养阴；白芍、合欢皮柔肝；豆豉清热除烦；元胡行气活血化瘀。二诊痰瘀减轻，又出现口角发炎糜烂之心火上炎症状，故原方加山栀，清热泻火。三诊原方去山栀，加鸡血藤、当归养血活血通络；虎骨胶补肾壮阳，益精健骨。后以养阴补肾活血通络安神为法，配制丸药，以资巩固疗效，

气 虚 痰 瘀

刘惠民医案

（气虚痰瘀心胸闷，益气化痰瘀通络）

王某，男，54岁，1973年12月13日初诊。

病史：阵发性胸闷，憋气三四年，劳累、上楼时更加明显。一年前开始，常在阵发性胸闷的同时伴有剧烈疼痛，有时休息后可自行缓解，有时需含服硝酸甘油后才能缓解，一年来曾发作二三次，医院检查诊为冠心病。病后自觉心情烦躁，睡眠不宁，多梦，有时阵发性出汗，饮食一般，消化尚好。

检查：体胖，面色红润，舌苔薄白，脉沉细涩。

辨证：心气虚弱，血瘀痰浊阻闭经络。

治法：益气养心，行瘀豁痰通络。

处方：炒酸枣仁43g，黄芪15g，枸杞子15g，柏子仁12g，薤白12g，瓜蒌15g，远志12g，百合15g，五灵脂15g，元胡12g，豆豉12g，橘络12g，生牡蛎18g，白术15g，砂仁12g，水煎两遍，分2次温服。

三七3g，琥珀1.5g，天竺黄1.5g，冬虫夏草1.5g，共为细粉，分两次冲服。

药酒方：当归15g，川芎15g，人参15g，红花12g，冬虫夏草18g，橘络15g，薤白15g，三七24g，共捣粗末，以好白酒500毫升，浸泡两周（每天振荡数次），过滤后，药酒加冰糖90g，溶化，再加水稀释1倍，放瓶中。每次服5毫升，每日3次，饭后服。

半年后随访：服用上药10余剂后，症状减轻，继之服用药酒，并配合体育锻炼。半年来心前区痛未发作过，现仍在继续服药酒。

（戴岐，刘振芝，靖玉仲．刘惠民医案．济南：山东科学技术出版社，1979年）

【诠解】 冠心病的发生与痰浊的关系十分密切。痰之所生，首先是饮食因素，饮食失常，常常损伤脾胃而生痰。古人认为胸痹多因"聚津生痰""痰浊阻其间"而致。其次是体质因素，长期劳逸失度，血液往往处于"黏、浓、凝、聚"状态而形成痰浊体质。有资料表明，劳动锻炼程度同冠心病的发病呈反比关系。痰浊体质一般均体重超标，而肥胖正是冠心病的危险因子。第三是心理因素，七情过极可致痰浊内生；第四是季节因素，多湿、多雨、多寒季节和地理环境均可致痰湿内生。

本案例患者年过半百，老年脏衰，又加体胖，胖人多气虚，肥人多痰湿。胸闷、憋气症状三至四年，久病必虚，故劳累、上楼时更加明显，为心气不足的表现。心气以行血，心气无以充补而运血，可致心血瘀阻；心气不足，胸阳不振，痰浊痹阻，痰瘀阻滞，故胸闷伴有剧烈疼痛。本案病机为心气虚，血瘀痰浊阻闭经络，治宜益气养心，行瘀豁痰通络。方中用黄芪补气，气行则血行；薤白、瓜蒌通阳宣痹化痰；酸枣仁、柏子仁养心安神；天竺黄、远志化痰安神；冬虫夏草、枸杞子补肾；百合滋阴清热养心；三七、五灵脂化瘀止痛；元胡行气化瘀止痛；豆豉除烦；橘络通络化痰；琥珀、生牡蛎镇静安神；白术、砂仁健脾。

邓铁涛医案

（冠心病气虚痰瘀，益气活血化痰宜）

潘某，男，79岁。

因"反复胸闷10余年，加重1周，于2001年3月17日入院。患者10年前出现反复胸闷，每于劳累后发作，休息数分钟后可以缓解，外院诊为"冠心病，心绞痛"。服用消心痛、鲁南欣康等药物，症状反复，1周来症状加重，每于晨起胸闷，伴胸痛，持续时间数分钟，2001年3月17日因再次发作胸闷痛，伴冷汗出而收入院。症见神情疲乏，胸闷隐隐，动辄气促，纳眠欠佳，小便略频，大便溏。既往高血压病史30余年，最高达220/115mmHg，服用洛汀新、圣通平、开搏通、心痛定等药物，血压控制在170~185/85~95mmHg。

体格检查：唇紫绀，双下肺散在细湿啰音。心界向左下扩大，心尖抬举性搏动，心率 86 次/分，律齐，心尖部 2 级收缩期吹风样杂音，主动脉瓣区第二心音亢进。双下肢轻度浮肿。EKG 示：完全性右束支传导阻滞，左前分支传导阻滞，U 波改变。心肌酶、肌红蛋白、肌钙蛋白正常。舌淡，苔白厚，脉弦。

西医诊断：1. 冠心病，不稳定心绞痛；2. 高血压病 3 级，极高危组；3. 肺部感染。

中医诊断：胸痹（气虚痰瘀）。

入院后，以邓铁涛教授调脾法辨证用方益气活血化痰。

处方：橘红、枳壳各 6g，竹茹、法夏、豨莶草各 10g，云苓 12g，甘草 5g，党参 24g，丹参 12g，黄芪 30g，五爪龙 20g，三七末（冲）3g。5 剂。服药后患者症状显著改善，胸闷痛发作次数减少、程度减轻，精神、纳眠改善。21 日行冠脉造影示冠脉三支弥漫性严重病变，未行介入治疗。家属拒绝冠脉搭桥术。患者得知病情严重，思想焦虑，胸闷痛反复发作，口干苦，纳差，便结，舌红，苔黄白厚，脉细。原方酌加清热化痰之品，但患者情况仍未见好转，心绞痛再次发作，4 月 2 日凌晨突然胸闷痛而醒，气促冷汗出，呼吸 24 次/分，心率 94 次/分，双肺干湿性啰音，考虑急性左心衰，紧急处理后症状有所控制，仍胸闷隐隐。

4 月 12 日邓教授一诊：患者轻度胸闷心悸，短气，精神纳眠欠佳，口干，干咳，小便调，大便干，面色潮红，唇暗，舌嫩红而干，苔少，微黄浊，右脉滑重按无力，尺脉尚有余，左寸脉弱，中取脉弦，证属气虚痰瘀，兼有津伤，治以益气生津，化痰通络。

处方：太子参 30g，茯苓 15g，怀山药 12g，竹茹 10g，枳壳、橘红各 6g，石斛 15g，胆南星 10g，花粉 10g，橘络 10g，千层纸 10g，甘草 5g，红参须（另炖）12g，五爪龙 50g。3 剂。

4 月 16 日见患者劳力时稍有气促胸闷，口干减，精神、纳眠可，面色稍红，舌质暗红，苔白浊，脉细弱，主管医师以益气养阴，活血化痰，红参须换西洋参（另炖）10g，8 剂。

4 月 23 日邓铁涛教授二诊：便溏，1 日数行，胸闷痛症状减轻，口淡，纳差，面黄白无华，舌质黯红，苔少而白，脉弱。EKG 示：心动过缓。证属脾虚湿盛，治以健脾渗湿，参苓白术散加减。

处方：党参15g，茯苓12g，白术10g，山药20g，薏苡仁12g，甘草5g，砂仁（后下）6g，桔梗10g，扁豆12g，陈皮6g，法夏10g，竹茹10g。4剂。

28日腹泻止，活动后心悸，气促，舌质暗红，右侧舌苔浮浊，左侧苔少薄白，脉迟。主管医师疑法夏偏燥，改橘红8g，石斛12g，西洋参10g（另炖）。

5月1日邓教授三诊：大便溏，每日4～5次，疲乏，咳嗽，痰难咯，劳力少许胸闷，无气促，舌嫩红，苔中浊，尺弦滑，寸细弱。此为心肺气阴两虚，痰瘀内阻。

处方：五爪龙50g，太子参30g，茯苓12g，山药15g，竹茹10g，枳壳、橘红各3g，石斛12g，橘络10g，沙参10g，胆南星10g，桔梗10g，甘草5g，红参（另炖）12g。7剂。

5月8日，精神可，偶胸闷亦能较快缓解，胃脘隐痛，大便调，舌嫩红，苔中浊，脉弦滑，守上方，4剂，5天诸症消除，以邓老冠心方加减门诊随诊。

（邱仕君．邓铁涛医案与研究．北京：人民卫生出版社，2004年）

【诠解】 心主血脉而藏神。老年脏衰，心气不足，加之劳累及外界致病因素影响，均可导致痰瘀阻滞心络而发生胸闷、心悸、短气之症；心为五脏六腑之大主，它脏之伤可涉及于心，其中又以与肾、肺关系为密。肺朝百脉，为相傅之官，佐心气以行血，肺气虚，则血行无力，致心脉瘀阻，出现胸闷、心悸、短气；肺气虚故口干、干咳；面色潮红、舌嫩红而干，苔少，微黄浊，为气阴不足之象。本案病机气虚痰瘀，兼有津伤，治以益气生津，化痰通络。方中用药太子参、石斛益气养阴；五爪龙、茯苓、山药健脾；竹茹、枳壳、橘红、橘络、胆南星化痰通络；花粉清热生津止渴；红参须加强补气之功。

郭士魁医案

（气虚气滞兼血瘀，瓜蒌薤白半夏汤）

赵某，男，71岁，工人。病历号：94626

患者1974年开始心前区疼痛伴胸闷，近1年来疼痛加重且频繁，每日发作4～5次，可持续2～3分钟左右，夜间多发，常服用硝酸甘油，宽胸丸等药物。

近 20 天来病情加重，为持续性心前区疼痛，尤以夜间为甚，伴胸闷憋气，不能平卧，出汗，头晕，颈部僵硬不适，服用硝酸甘油效果不明显。高血压病史 20 余年，患脑血栓 2 年。诊断为冠心病心绞痛、高血压病、脑血栓后遗症，于 1979 年 2 月 20 日入院。

患者入院后用中药辨证治疗，疼痛减轻，每日只发作 1~2 次，用宽胸丸或硝酸甘油可缓解。3 月 25 日因外感咳嗽，心绞痛又加重，疼痛频繁伴胸闷憋气，端坐呼吸，曾用中西药治疗无明显效果，患者精神萎靡，面色晦暗，倦怠，思睡，疼痛频发，每因稍变动体位即可引起心绞痛，服中药及硝酸甘油不缓解，几天来曾多次使用罂粟碱、杜冷丁止痛。心电图 ST–T 改变，T I、II、avL、avF、V_4~V_6 倒置加深。

1979 年 4 月 25 日郭老会诊：病人半坐位，自觉胸闷气短咳嗽，每日胸痛十几次，舌暗苔黄腻，脉弦紧。

证属：气虚，气滞血瘀，胸痹心痛。

立法：益气宣痹，活血化痰。

方用：瓜蒌 30g，薤白 20g，半夏 12g，党参 30g，黄芪 20g，黄芩 15g，茯苓 30g，杏仁 10g，紫菀 15g，当归 20g，木香 12g，丹参 30g，丁香 10g，红花 10g。止痛粉（血竭粉 1g，沉香粉 0.5g，冰片粉 0.5g，琥珀粉 0.5g，三七粉 1g，上药粉混匀。）分 5 次，1 日内吞服。

1979 年 4 月 28 日二诊：服上药 1 剂后，心绞痛明显减轻，次数减少，4 月 27 日心绞痛发作 1 次，继续服药治疗未再发生严重心绞痛，可平卧入睡，每日有心前区轻痛 1~3 次，用止痛粉很快止痛。服上方 1 个月，心绞痛每日 0~1 次，程度较轻，仍宗上法加减巩固疗效。

（翁维良，于英奇．中国百年百名中医临床家丛书·郭士魁．北京：中国中医药出版社，2001）

【诠解】 老年冠心病为"本虚标实"，其"本"为元气虚弱，无力推动血运而生瘀血，痰浊等，活血化瘀，祛痰通络等只是治标权宜之计，调补正气方为"治本"之策。应遵循"老衰久病，补益为先""宜延年之药以全其真"之训，以补虚固本为治疗法则。

本例心绞痛，疼痛较重且频繁，胸闷气短，不能平卧，头晕出汗。舌暗苔黄厚，脉弦紧。证属气虚，气滞血瘀，治疗用益气宣痹，活血化痰之剂。方中以党参、黄芪补气；瓜蒌、薤白、木香、丁香宽胸温通理气；茯苓、半夏、杏仁、紫菀止咳化痰；黄芩清肺热；丹参、当归、红花活血；止痛粉芳香温通，活血止痛。

朱良春医案

（气阴虚气机郁结，心肝同治疗效好）

吴某某，女，50岁，干部。

夙有冠心病、乙型肝炎病史。近日胸闷殊甚，神疲乏力，纳谷欠香，舌质暗紫，苔薄腻，脉细。证系久病痰瘀互阻心脉，心气失展，治宜调畅心脉，豁痰化瘀。处方：

太子参、合欢皮各15g，全瓜蒌20g，三七末2g（分两次冲服），薤白、法半夏、川芎各10g，生山楂12g，甘草5g。每日1剂，水煎服。

加减共服15剂，胸膺宽舒，纳谷知香，体力渐复。

[陈建明，周玲凤．朱良春冠心病证治经验．中医研究，2007，20（11）：44－47]

【诠解】 冠心病虽属本虚标实之证，治疗固应注重其本虚，但毕竟以"痛"为苦，以"痛"为急，因此，缓解疼痛，为其当务之急。心痛或因七情所伤而气滞，或脾虚湿盛而痰凝，或心肾功能减退而阳衰，最终皆因影响血液运行，而使心血痹阻，瘀而不通，发为心痛，因此，欲止其痛，必先活血，欲活其血，必先理其气。方以太子参益气养阴；三七末、川芎、山楂活血化瘀；瓜蒌、薤白、法夏理气宣痹化痰止痛；合欢皮性味甘、平，有解郁、和血、宁心之功。甘草味甘平，性和而缓，世人多用作"调和"之品，又是"补气"之佳品，与太子参配合，益气强心，健脾和中。太子参、合欢皮二味，意在益气和阴，舒畅心脉，令心气旷达，木气疏和，则胸痹心痛即可蠲除。

颜正华医案

（气虚痰瘀心痹阻，瓜蒌薤白半夏汤）

花某，男，44 岁，干部。

1992 年 1 月 27 日初诊。

既往体健，1990 年 8 月、9 月间因工作劳累着急，突发胸闷气短，心前区痛。随即住院治疗，诊为冠状动脉狭窄，心肌缺血，心绞痛。经中西医治疗诸症基本消失而出院。近日复发，症见心前区隐痛，向左腋下放射，伴胸闷、气短、乏力、微咳有痰、口干，纳食及二便正常。两肺呼吸音正常，心率 80/分，律整。舌体胖质暗，有瘀斑，苔白腻，脉细滑。无药物过敏史。证属痰瘀互结，痹阻心脉，兼以气虚。治以宽胸涤痰，活血化瘀，通脉止痛，兼以益气。药用全瓜蒌 30g，薤白 12g，法半夏 10g，陈皮 6g，茯苓 15g，郁金 12g，川芎 10g，红花 10g，赤芍 15g，丹参 30g，降香 6g，太子参 15g。共 7 剂，每日 1 剂，水煎服。宜多食青菜，忌食油腻和暴食，戒烟酒，畅情志，慎房事，勿过劳。

二诊，诸症若失，唯见背沉气短，舌苔转薄，原方去陈皮，加醋延胡索 10g（打碎），去太子参加生黄芪 12g，续进 7 剂。

三诊，唯觉乏力，心前区时有不适，将原方生黄芪增至 20g，续进 7 剂。

四诊，唯觉乏力，余症基本消失，原方再增生黄芪至 24g，并去法半夏，加醋五灵脂 12g（包），连进 10 余剂，诸症悉除。

1 个月后因着急又发胸闷气短，但不痛。仍以上方加减，共进 10 余剂，诸症豁然而失。并嘱其谨守宜忌，适当锻炼，口服愈风宁心片，以巩固疗效。随访半年，心前区痛未发。

（张冰，中国百年百名中医临床家丛书·国医大师卷·颜正华. 北京：中国中医药出版社，2011）

【诠解】 心绞痛为本虚标实，标实主要表现心血瘀阻，血脉不通，《内经》谓："心痹者，脉不通"。兼有痰浊阻滞，张仲景对本病的辨证论治颇重痰浊，此从瓜蒌薤白白酒汤、瓜蒌薤白半夏汤等组方中可以看出。痰浊之生，可由瘀血内停，津液涩渗，停而不去所致。随着人们生活水平的改善，多进膏粱厚味，饮食油腻醇酒、咀嚼酢酱，损伤脾胃，运化失健，水液不归正化，变生痰浊。痰浊既生，影响气机，病殃及血，致血行迟滞，瘀血内停，此又由疾而及血。不论痰生于先，影响气机，病殃及血，血行瘀滞，或血瘀于先，变生痰浊，两者终致痰瘀交结，兼挟为患。

本例患者进入中年，体格健，因劳累着急突发心绞痛病，本案以"痛"为苦，以"痛"为急，因此，缓解疼痛，为其当务之急。按中医理论辨析患者的病症，可知痰浊与瘀血互结痹阻心脉是发病的根本原因。故初诊即以全瓜蒌、薤白、半夏、陈皮、茯苓等宽胸涤痰；川芎、红花、丹参、赤芍、郁金、降香等活血化瘀止痛。二诊、四诊因痰浊渐减，血瘀仍在，故又分别将陈皮易醋延胡索、法半夏易醋五灵脂，以增强化瘀止痛之力。方中少加益气之品，以扶正护正祛邪。

周信有医案

医案1（气虚气滞痰瘀阻，心痹一号方加减）

韩某，女，62岁，1989年8月22日初诊。

患者诉1986年初，心前区经常"发闷"、"憋气"、"喜长叹"，去某医院做心电图检查，诊为"冠心病"，以后病情逐渐加重，每遇劳累，情绪激动或饮食不节时均可诱发。发作时，除胸闷加重外，还伴有阵发性心前区疼痛，有时向左腋下放射，出汗，不能活动。发作时间持续数分钟。服用硝酸甘油片可获暂时缓解，但不能根治。近日来发作较为频繁，伴失眠，心悸，疲乏无力，血压时有偏高。

查患者形体较胖，颜面略㿠白，语言低微，手心微汗，脉细弦略滑，苔薄白，质淡略暗。诸症合参，证属气虚，阳虚，寒凝气滞，痰浊内生，血脉瘀阻。治以宣阳通痹，理气活血，以自拟的心痹一号加减：

瓜蒌9g，半夏9g，赤芍15g，川芎9g，丹参20g，红花9g，郁金15g，降香6g，桂枝6g，生山楂20g，泽泻9g，黄芪20g，淫羊藿15g，三七粉3g（冲服），元胡20g，水煎服，连服10剂。

1989 年 9 月 2 日，二诊：服药后，自感胸闷、憋气明显减轻，心前区疼痛的程度和频率都减少，但活动后仍有气短，心悸感觉，自汗，大便干，苔脉如前。

治疗：原方去泽泻，加郁李仁 20g，酒军 6g，继服 1 周。

1989 年 9 月 9 日，三诊：自诉胸闷、憋气已消除，劳累后心前区时有疼痛，但一过即逝，大便已通畅。

治疗：上方去酒军，继服 1 个月。

半年后随访，除劳累后稍感气短外，诸症皆除，心前区疼痛再未发作。为了巩固疗效，患者仍间断服用原方。

（周信有．周信有临床经验辑要．北京：中国医药科技出版社，2000）

【诠解】 本例患者表现心悸，气短，心前区疼痛，动则加重，并伴神疲乏力，易汗，脉沉细等，皆为气虚，阳虚之证。气虚不运则血脉瘀滞，心脉痹阻；心阳不振，脾阳不运则寒凝血瘀，痰浊内生。可见痰浊与瘀血皆为在本虚基础上产生的标实。痰浊和瘀血闭塞心脉，不通则痛，从而产生心前区闷痛不适。心痹一号方（药物组成：瓜蒌 9g，川芎 15g，赤芍 15g，丹参 20g，郁金 15g，延胡索 20g，生山楂 20g，桂枝 9g，细辛 4g，荜茇 9g，黄芪 20g，淫羊藿 20g。水煎服）为周信有先生治疗冠心病的基础方，体现了通补兼施，标本兼顾的综合性治疗原则，适用于冠心病病势缠绵，时轻时重，而表现本虚标实者。方中重用活血化瘀，通络止痛之赤芍、丹参、川芎、红花、郁金、元胡、三七粉等，以冀达到扩张血管，改善微循环，增加冠状动脉血流量，改善心肌供血状态。方中瓜蒌与半夏同用，目的是通调肺气，祛痰化浊。

根据冠心病"本虚标实"、"气虚血瘀"的病理共性，方中以益气健脾补肾之黄芪、淫羊藿，以及通阳温经之桂枝、沉香，以达扶正培本，温经止痛之目的。

医案 2（心气虚痰瘀互结，心痹一号方加减）

张某，男，66 岁，1987 年 9 月 4 日初诊。

患者自诉 2015 年前不明原因心前区疼痛，经某医院检查诊为"冠心病心绞痛"，服用各种药物效果欠满意。去年年初以来，心绞痛发作频繁，甚则有濒死感，每次发作可持续数分钟，服用硝酸甘油可获缓解，但不能根除，故求治于周教授。

当时可见胸部憋闷疼痛，牵及左肩臂，并感心悸、气短、疲乏无力，头晕自汗，面色苍白，舌淡暗苔白腻，脉结代。心电图示：心房颤动，心肌缺血。

证属心气亏虚，痰瘀互结，以心痹一号化裁：

瓜蒌9g，赤芍15g，丹参20g，元胡20g，川芎15g，桂枝9g，细辛4g，荜茇9g，黄芪20g，淫羊藿20g，半夏9g，三七粉3g（冲服）。10剂，水煎服。

9月16日二诊：自诉胸部憋闷疼痛，气短乏力有所缓解，大便稍干，舌脉同前，效不更方，守方继进，原方加麻仁10g，续服20剂。

10月8日三诊：请症若失，房颤也已控制，但活动后仍有气短，胸闷之象，以上方和蜜为丸，每丸9g，每日3次，续服半年，以资巩固。

半年后随访，患者未曾复发，体力恢复，精神颇佳。

[何建成.周信有教授治疗冠心病临证思路和用药特点.光明中医，1995，(3)：9-11]

【诠解】 冠心病心绞痛乃本虚标实之证。本虚即气虚，标实即血瘀，由于气虚而导致血瘀。血瘀是气虚的结果，气虚是血瘀的原因，二者为因果关系。气虚则推动乏力，可导致血行缓慢甚至瘀滞不行，则血瘀之证随之发生。病人胸部憋闷疼痛，牵及左肩臂、脉结代，为心脉瘀阻；心悸为心神失养；气短、疲乏无力、自汗，面色苍白，舌淡暗白腻为气（阳）虚所致。本病可用"不足"与"不通"概括之，不足即为本虚，即以气虚为主导的内环境稳定性受到破坏；不通即在气虚的基础上引起的气血运行障碍而造成的血瘀。治疗要掌握好不足与不通，一虚一实之间的辨证关系，妥善施治。心痹一号（瓜蒌9g，川芎15g，赤芍15g，丹参20g，郁金15g，延胡索20g，生山楂20g，桂枝9g，细辛4g，荜茇9g，黄芪20g，淫羊藿20g。水煎服。）中的川芎、赤芍、丹参、郁金、延胡索等，有化瘀、活血、通络、止痛功效；瓜蒌通调肺气，祛痰化浊；桂枝、荜茇、细辛等以通阳温经、散寒止痛，山楂善入血分，有活血散瘀止痛之功。根据冠心病主要表现是本虚标实，气虚血瘀的病理共性，本方以益气补肾之黄芪、淫羊藿，达到扶正培本，增加机体抗邪能力的目的。黄芪益气运血，有利于恢复心肌细胞活力，淫羊藿更是治疗冠心病和其他心病的有效佳品，可温补肾阳，上煦心阳，与黄芪相配，共奏统运气血，温通心脉瘀阻之功效。不但可以缓解心绞痛、胸闷等症，也可明显改善其他症状如心悸、气短、失眠等。

张镜人医案

医案1（心气不足痰浊阻，益气健脾化痰浊）

何某，男，62 岁。近月来，胸闷、心悸、气短，日渐加重。某医院拟诊"高血压、冠心病"。总胆固醇 7.22mmol/L，甘油三酯 2.6 mmol /L。心电图提示：心肌供血不足，房颤。近日心前区闷痛加剧，伴见头晕，纳呆，口腻，喉间有痰，唇紫，舌质暗红，苔白腻，脉弦滑。此心气不足，痰浊内阻，心脉壅塞之证。治宜益气和营，健脾化浊。

药用：孩儿参 12g，丹参 15g，苦参片 9g，全瓜蒌 15g，制半夏 9g，炒白术 9g，炒枳壳 9g，炙远志 3g，生香附 9g，王不留行子 9g，地龙 9g，赤芍药 12g，炙甘草 3g，紫石英 30g（先煎），广郁金 9g，陈皮 6g，香谷芽 12g。每日 1 剂，水煎服。

上药服 7 剂，胸前区闷痛已止。纳食增进，痰浊渐化，唇紫已改善，心悸明显减轻。再宗上方续服。2 个月后复查：总胆固醇 5.88mmol/L，甘油三酯 1.7mmol/L，心电图已有明显改善。

[程络新. 张镜人教师重视脾胃的经验. 河南中医药学刊，1995，10（2）：20 – 21]

【诠解】 心乃脾之母。心阳不足，导致脾气虚弱。脾主运化，为水谷精微生化之本。一旦脾胃虚衰，运化失职，无以滋养心阳，是为"子病累母"。即《脾胃论·脾胃盛衰论》所说："脾胃不足之源，乃阳气不足，阴气有余"。肺乃脾之子，脾胃虚弱，则水谷精微不能上输，发为肺气失养而郁滞之病机。心肺同主血气之运行，二脏阳气虚弱，则气血运行不畅而发胸痹。

本例患者心前区闷痛加剧为心气不足，痰浊内阻，心脉壅塞所致；头晕、纳呆、口腻、喉间有痰、苔白腻，脉弦滑为脾失健运，痰浊内阻；唇紫、舌质暗红为瘀血阻滞。本案病机心气不足，痰浊内阻，心脉壅塞。治宜益气和营，健脾化浊。方中孩儿参补益脾胃之气。《饮片新参》谓孩儿参有"补脾肺之气，止汗生津，定虚悸"之功效。对冠心病之心气不足者，用孩儿参既可健脾益气，且能止汗生津护及心阴，似较党参及生晒参更为适宜。全瓜蒌、制半夏化痰；丹参、王不留行子、赤芍药祛瘀；香附、郁金行气止痛；地龙通络；白术健脾；陈皮理气；谷芽消积，收效非同寻常。

医案2（气虚夹湿痰瘀阻，补气祛痰瘀组膏方）

张某，男，62岁。

1985年11月21日就诊。

患者素有心肌梗死病史，常感胸闷隐痛，心慌，动则气急，嗳气时作，大便不实。舌质暗红、微胖，边有齿痕，苔薄腻，脉细滑。刻值冬藏之时，治拟养心益气，祛痰化瘀。

处方：生晒参30g，丹参90g，炙黄芪30g，桃仁60g，赤白芍药各60g，炙甘草30g，制苍术30g，制黄精60g，生香附60g，广郁金60g，全瓜蒌60g，薤白头30g，制半夏60g，炒陈皮60g，大地龙60g，砂仁20g（后下），佛手片30g，炙远志20g，淮小麦60g，菖蒲30g，旋覆花60g（包煎），代赭石60g，香谷芽60g，炒六曲60g，炒川续断60g，炒酸枣仁60g，香扁豆60g，建莲肉60g，泽泻60g，炙延胡60g，川石斛30g，炒川芎30g。上药浸1宿，武火煎取3汁，沉淀沥清；文火收膏时，加入清阿胶240g（陈酒烊化），白冰糖500g，最后冲入参汤，熬至滴水成珠为度。每服1汤匙，温开水调送，清晨最宜。

如遇感冒、食滞需暂停数天。

[朱凌云，秦嫣. 中州之土，生化之源—张镜人教授重视脾胃思想在膏方中的体现. 上海中医药杂志，2006，40（11）：10-11]

【诠解】 冠心病属中医"胸痹"范畴，其病机为本虚标实，即《金匮要略》所谓之"阳微而阴弦"。阳微者，指阳气不足，心气虚衰；阴弦者，指痰浊瘀阻，心脉不通。此二者均与脾胃功能失调有关。脾胃乃气血生化之源，水谷精微所化生的元气具有注心灌脉之作用。为此，调和脾胃既可以补充心之气血，又可以使痰浊瘀阻得以消散，故冠心病的治疗在使用温阳通痹法之时，亦应重视脾胃功能的调和。本例膏方既有补阳还五汤益气活血通络之意，又有瓜蒌薤白半夏汤温中通阳，祛痰宽胸之旨。然综观全方，乃参苓白术散贯穿其中，以健脾胃、化痰浊。方中体现宣痹（通阳）、理气（开窍）、活血、化瘀、益气、养阴、宁心安神、化痰、降血脂、降血压等治疗方法。瓜蒌宽胸散结，"瓜蒌能使人心气内洞"（内洞即舒畅之意），薤白滑利通阳，但其性温味辛苦，会刺激胃黏膜，溃疡病患者慎用。香附开郁散气，"生则上行胸膈"，治冠心病须以生香附为宜。玄胡索行血中气滞，气中血滞，其镇痛功效显著。佛手片治"心下气痛"而不燥，气行则血亦行，以助活血化瘀之力，配合化痰之品，每能提高宣痹理气的疗效。活血药物川芎、丹参、桃仁、赤芍药等能促进血行；泽泻降血脂，祛湿滞；生晒参、黄芪、甘草补气健脾；扁豆、莲肉补脾渗湿；砂仁醒脾；苍术燥湿；川续断补肝肾；酸枣仁养心安神。诸药合用，共奏祛痰化瘀，健脾益气，养心安神，和胃渗湿之功。

戴裕光医案

（脾肾阳虚痰浊阻，生脉散二陈汤二仙汤）

杨某某，男，65 岁，军干。

初诊（1986 年 4 月 8 日）：数年前因工作劳累常感胸部憋闷，有时心慌未注意，经查体诊为冠心病，1 年后多次住院心血管科，每以消心痛加输液等缓解出院。近两三年来入院后多次在输液中加入丹参注射液、川芎嗪注射液，胸闷痛加剧时给予硝酸甘油等而缓解，此次入院后发现血压 156/100mmHg，血脂胆固醇 296～420mg/dl。胸片示"主动脉屈曲延长，左心缘向左下延伸，略有扩大"。心电图正常，但二阶梯双倍运动试验阳性，入院后先给上述两药及中药（丹参、川芎注射液静滴）无效。

西医诊断：冠心病，心绞痛，高脂血症。

中医会诊：患者胸闷、掣痛，时有心悸、头昏、气促，舌苔厚腻，脉象弦滑，证属体丰湿盛，痰浊阻气，此本虚标实，前多用西药加中药以活血化瘀为主治疗，今投益气养心宽胸化痰为治。

药用：党参24g，麦冬15g，五味子9g，胆南星12g，陈皮9g，制半夏9g，茯苓15g，炙甘草6g，丹参15g，生山楂30g，仙灵脾15g，仙茅15g，益母草15g，桃仁10g，红花9g。7剂，水煎服，每日1剂，分3次服。

二诊（1986年4月15日）：服药后胸闷明显减轻，每天只有短时间感到胸闷1~2次，前方加怀牛膝12g，杜仲12g，续服7剂。

三诊（1986年4月23日）：胸闷心慌未出现，近日大便较干，间日一次，前方去半夏加瓜蒌30g，草决明15g，续服7剂。

四诊（1986年5月4日）：已出院3天，胸部已无不良感觉，嘱患者加强运动（如散步等）。前方每隔日1剂，7剂。后其妻间断又照方开药数次，述患者体健，也未服降压药，血压在140~146/90~92mmHg之间。

（戴裕光．戴裕光医案医话集．北京：学苑出版社，2006）

【诠解】 肾为五脏之本、阴阳之根。心主血脉的功能，需肾之资助。而冠心病的发生，又多见于中老年人，因此，本病其位在心，其本在肾。《素问·脏气法时论》中早就有"肾病者……虚则胸中痛"的记载。故补肾培本为治疗本病的重要法则。本例患者体丰湿盛，舌苔厚腻，加之原有高脂血症，在脾肾阳虚、心气不足、心阳亦虚的情况下痰浊郁滞不化，清气不升，浊气不降，上阻心脉，中阻脾胃，故用药以生脉散补心气，益心阴。太子参味甘微苦，性平，功能补气生津，为补气药中的清补之品，补而不燥。麦冬味甘微苦，性微寒，滋补肺胃之阴，兼养心阴，补而不腻。五味子味酸性温，可生津止渴，养心敛汗。三味药共用，又寓"生脉散"之意，既可补气，又能养阴，不燥不腻，对于心之气阴亏虚所致诸症，尤为适宜。另一方面，气属阳，补气也可扶助阳气。二陈汤化痰浊佐以通心脉之品，仙茅、仙灵脾温肾阳而取效。

魏执真医案

（心脾不足痰气阻，疏化活血汤加味）

某男，44岁，干部。

初诊时间：2000 年 9 月 10 日。

阵发压迫样心前区闷痛 3 年，加重 1 个月。患者阵发心前区闷痛，于安静时出现，伴出大汗，含硝酸甘油方能缓解。平素感乏力，纳差，时有腹胀吞酸，大便黏而不爽。近 1 个月病情加重，每天发作 1 ~ 2 次，需含硝酸甘油 2 片后才可缓解。舌暗红，舌边齿痕，苔白厚腻，脉弦细。查：血压 130/80mmHg，心率 76次/分。2000 年 2 月 1 日胸痛发作时心电图：Ⅱ、Ⅲ、avF 导联 ST 段抬高 0.2mV，V_2 ~ V_4ST 段压低 0.2mV，V_2T 波倒置，V_3T 波呈负正双向。平日胸痛无发作时心电图：窦性心律，大致正常。2000 年初行冠状动脉造影示：前降支肌桥，对角支 40% 狭窄。

西医诊断：冠心病，前降支肌桥，变异型心绞痛。

中医诊断：胸痹。

中医辨证：心脾不足，痰气阻脉。

治法：疏气化痰，益气通脉。

处方：苏梗 10g，陈皮 10g，半夏 10g，白术 10g，茯苓 15g，香附 10g，乌药10g，川朴 10g，太子参 15g，丹参 30g，川芎 15g，木香 10g，黄连 10g，吴茱萸6g。水煎服，日 1 剂。

服药 1 周，胸痛发作减少，2 ~ 3 天发作 1 次，含硝酸甘油 1 片后缓解。仍有吞酸，舌脉如前。上方加瓦楞子 15g。7 剂药后，胸痛继减，7 天来只发作 1 次，吞酸已除，乏力、纳差亦有好转，舌苔转薄。继续随症加减服药 1 个月，胸痛未作。此后守方服药 2 个月，患者未发作胸痛，纳可，大便调。心电图：窦性心律，大致正常。半年后随访，患者未发作心绞痛。

（魏执真，易京红，周燕青．魏执真·中国现代百名中医临床家丛书．中国中医药出版社，2011）

【诠解】 本例中年男性，年届四旬，发现冠心病 3 年余，脾失健运则痰湿内生，阻遏气机，痰气交阻，令心脉不通，故见阵发心前区闷痛；脾气耗伤，故见平素感乏力，纳差；湿阻中焦，气机不畅，故见腹胀吞酸，大便黏而不爽；舌边齿痕，苔白厚腻，为脾虚湿盛、气滞痰阻之征。本案中医辨证心脾不足，痰气阻脉，治以疏气化痰，益气通脉，投魏教授自拟疏化活血汤（由苏梗 10g，香附

10g，乌药 10g，川朴 10g，陈皮 10g，半夏 10g，太子参 30g，白术 10g，茯苓 15g，川芎 15g，丹参 30g 组成）。方中用药苏梗、川朴、香附、乌药疏理调畅气机；白术、茯苓、半夏、陈皮健脾化痰燥湿；太子参补益心脾；川芎、丹参活血通脉；黄连、吴茱萸制酸和胃，且黄连与木香配伍可理气厚肠。诸药共用，使心脾气充足，痰湿得化，气机调畅，血脉流通，药后胸痛发作减少。

郭子光医案

（气虚血瘀痰郁热，益气活血通络方）

肖某某，女，53 岁。

2003 年 9 月 11 日诊。冠心病胸闷隐痛两年，面白乏华，形体略胖，劳累加重，心电图显示心肌缺血。舌质略淡，苔薄腻微黄，脉沉滑。辨为本虚标实，气虚血瘀，痰郁化热。治以益气化瘀，行气化痰，兼清利湿热。拟方：

黄芪 50g，丹参 30g，川芎 20g，葛根 30g，制何首乌 20g，薤白 20g，法夏 15g，郁金 15g，延胡索 20g，全瓜蒌 15g，降香 15g，茵陈 20g。每日 1 剂，水煎服。

复方丹参滴丸携带备用。

嘱可坚持散步，保持情绪平静，清淡饮食、不过饱过饥、忌肥甘厚味辛辣等。服药 4 剂胸闷痛大减，本法调治月余，诸症悉平。

[刘杨. 郭子光辨治心血管疾病的临证思想与经验. 四川中医，2006，24 (6)：1-3]

【诠解】 胸痹之本虽为虚，但胸痹决非纯虚之证。宗气内虚，则气机不利，血行不畅。气机不利则滞，血行不畅则瘀。因此，气滞血瘀是胸痹一证之最为常见的病理变化之一。其次，由于肺气不能宣布津液，脾虚不能健运饮食水谷，致使痰浊内生。痰浊阻于肺，则阻碍气机之升降出入；痰浊滞于血脉，则阻碍营血之流布通行。故气滞、血瘀、痰浊是胸痹证的主要病邪。故"虚"是胸痹病之本，气滞、血瘀、痰浊是胸痹病之标，胸痹病是本虚标实之证。

本例患者年过 50 岁，形体略胖，面白乏华，劳累加重，为气虚之象；胸闷隐痛为气虚运血无力，血行瘀滞，心脉痹阻；舌质略淡苔薄腻微黄为痰郁化热，脉沉滑为气虚痰湿之征。辨为本虚标实，气虚血瘀，痰郁化热，治以益气化瘀，行气化痰，兼清利湿热。益气活血通络方（药物组成：黄芪、制首乌、川芎、丹参、葛根）为郭老自拟方，主治气虚运血无力，血行瘀滞，心脉痹阻不通而发的心绞痛。本案方中用药，黄芪益气，"血为气母"故用制首乌养血，旨在益气；以川芎、丹参行血活血；妙在葛根的升散、性动，用之以减弱经络中阴血凝聚属静的性质，达到通经活血的目的。薤白、法夏、瓜蒌通阳宣痹化痰；降香、郁金、延胡索行气活血止痛；茵陈清热祛湿。

气 滞 痰 瘀

叶天士医案

医案 1（因怒气逆致胸痹，化痰散结通阳痉）

徐六一　胸痹因怒而致，痰气凝结。

土瓜蒌、半夏、薤白、桂枝、茯苓、生姜。

（《临证指南医案》）

【诠解】 案中患者因怒而致胸痹，怒则气上，气上则引动伏痰，胶结胸中阻碍气机，发为胸痹。故施以化痰散结，平冲降逆之法。投以瓜蒌薤白半夏汤，通阳化痰散结导滞；桂枝、茯苓与生姜同用，温阳健脾以祛湿，畅达气机。

医案 2（气机乖戾胸脘痛，畅达气机通胸阳）

某六五　脉弦，胸脘痹痛，欲呕便结。此清阳失旷，气机不降，久延怕成噎嗝。

薤白三钱，杏仁三钱，半夏三钱，姜汁七分，厚朴一钱，枳实五分。

（《临证指南医案》）

【诠解】 案中患者胸脘痹痛，欲呕便结，此乃清阳郁闭，升降乖戾。气机郁闭不通，故脘痛；清阳不升则浊阴不降，故上逆而呕；气机不降则大肠传导失常，故便结。遂施以升清阳，降浊阴，畅达气机之法。枳实、薤白畅达上焦阳气，宽胸散结；厚朴、半夏与杏仁同用，降气化痰，通便导滞。与生姜汁同用又健脾运湿，和胃止呕。

赵绍琴医案

（气郁结痰湿阻滞，三子养亲汤加味）

谭某，女，51 岁。

初诊：1991 年 7 月 12 日，患者 1 年来自觉心悸气短，胸闷乏力，胸脘胀满，纳食不香，西医检查血脂较高，心电图异常，诊断为可疑冠心病，服用愈风宁心片、丹参片等疗效不佳。望其形，体胖丰腴；观其舌，舌胖苔滑腻；查其脉，脉象濡滑。全是痰湿阻滞，气机不畅之征。治以宣郁闭，化痰湿之法。

药用：苏子叶各 10g，莱菔子 10g，白芥子 6g，杏仁 10g，枇杷叶 10g，猪牙皂 6g，菖蒲 10g，郁金 10g，瓜蒌 10g，枳壳 6g，焦三仙各 10g。嘱其加强体育锻炼，忌食肥甘厚味，宜清淡饮食。服药 20 余剂后自觉症状减轻。又以此方服药 30 余剂，症状基本消失，纳食转佳，心电图正常，血脂下降至正常范围。

（彭建中，杨连柱. 赵绍琴验案精选. 北京：学苑出版社，2005）

【诠解】 此患者平日好逸少劳，素体痰湿较盛，时至 51 岁，经查血脂较高。因宗气不足以行气道，气机必滞，故心悸气短，胸闷乏力，胸脘胀满，纳食不香。脉象濡滑是痰湿阻滞之象。本案中医辨证痰湿阻滞，气机不畅，治以宣郁闭，化痰湿之法。方中用药：苏子叶、莱菔子、白芥子降气消食、温化痰饮；杏仁、枇杷叶宣肺化痰；菖蒲化痰开窍安神；郁金行气化瘀；瓜蒌清热化痰；枳壳理气；焦三仙消食导滞。

颜德馨医案

医案 1 （胸阳不振痰痹阻，瓜蒌薤白汤加味）

孙某，男，56 岁。

患者数年来经常心前区隐痛，有阵发性心动过速及心房颤动史，西医诊断为冠心病，曾用中西药治疗，效果不佳。

初诊：胸骨后刺痛，时作时休，已用过硝酸甘油，心悸，胆固醇偏高，舌质淡紫，脉细涩结代。胸阳不振，气血痹阻，不通则痛。治拟通阳宽胸，活血化瘀。瓜蒌薤白汤出入。

药用：全瓜蒌 15g，薤白 9g，制香附 9g，广郁金 9g，丹参 9g，桃仁 9g，元胡 9g，降香 3g，炙甘草 4.5g。每日 1 剂，水煎服。

二诊：胸痛心悸已除，精神振作，舌胖有齿痕，脉细结代，原方加益气之品。

同上方加黄芪 15g，川桂枝 4.5g。

患者坚持服药，随访 3 年，病情稳定。

［魏铁力．颜德馨教授辨治冠心病的独特经验．实用中医内科杂志，1996，10（1）：1～3］

【诠解】 本例患者因胸阳不振，宗气不足以贯心脉行气血，而致血行不利，瘀血内阻，故胸骨后刺痛，时作时休，舌质淡紫，脉细涩结代。本案中医辨证胸阳不振，气血痹阻，治宜通阳宽胸，活血化瘀，方用薤白、瓜蒌通阳宣痹化痰；丹参、桃仁活血化瘀；香附、郁金、元胡、降香理气活血止痛。二诊加入桂枝温通血脉，以阳通阳；黄芪补气以行血。《内经》云"血凝而不流"，"脉涩则心痛"，故活血化瘀方法在冠心病、心绞痛是常用之法，疗效确切。但此法的运用必须与辨证论治紧密结合。颜德馨教授的经验是，心营两虚，瘀阻脉络，若纯用参、芪，可致气愈滞，血愈壅，纯用活血化瘀则气愈耗，血愈亏。针对"气虚血瘀"病机，以通为补，通补兼施，可获良效，实为经验之谈。

医案 2 （心阳不振痰瘀滞，温阳运脾化痰瘀）

患者，男，75 岁。

有冠心病 15 年。胸痛有年，心阳不振，气滞血瘀，痰浊困阻，脉道不畅，不通则痛，心痛频作，夜分少寐，脉沉细结代，舌淡苔薄，唇紫。经温寒解凝，症已小可，近将远涉重洋，以膏代煎，探元之本，索其受病之基，固本清源，以冀却病延年。

药用：野山参 30g（另煎冲），淡附片 150g，川桂枝 150g，柴胡 90g，赤白芍药各 90g，当归 90g，川芎 90g，炒枳壳 90g，玉桔梗 60g，怀牛膝 60g，红花 90g，大生地 300g，桃仁 90g，生甘草 90g，生蒲黄 150g，醋灵脂 90g，炙乳没各

45g，延胡索90g，煨金铃90g，苏木90g，降香24g，九香虫24g，黄芪300g，紫丹参150g，血竭30g（研冲收膏），制香附90g，天台乌药90g，法半夏90g，小青皮60g，茯苓90g，广郁金90g，百合90g，炙远志90g，酸枣仁150g，灵磁石300g，全瓜蒌120g，干薤白90g，木香45g，苍白术各90g。上味共煎浓汁，文火熬糊，再入鹿角胶150g，麦芽糖500g，熔化收膏。每晨以沸水冲饮一匙。

[严夏.颜德馨教授膏方治疗冠心病经验撷拾.实用中医内科杂志，2004，18（1）：27－29]

【诠解】 患者年过70岁，冠心病15年。根据"久病必虚"，"久病入络"理论，患者素禀阳气不足，阴寒内盛，致心阳不振，心气不足，血脉鼓动无力，加之气虚失煦，内寒由生，以致心血凝滞，痰浊内阻。心血痰湿内阻，脉络不畅，故见心痛频作，脉沉细结代，唇紫。本案为阳虚阴寒内盛，痰瘀阻滞，虚实错杂，故应益气回阳，宽胸宣痹化痰，活血化瘀为法，用血府逐瘀汤、失笑散、丹参饮、乳没、金铃子散活血祛瘀止痛；温阳益气法重用附子、桂枝、野山参、鹿角胶；二陈理气祛痰；薤白、瓜蒌通阳宣痹化痰浊；苍术、白术以运脾杜绝生痰之源头。

值得注意的是：附子反瓜蒌；人参畏五灵脂，临床中加以注意。

张伯臾医案

（胸闷痛气滞痰瘀，瓜蒌半夏薤白汤）

陈某某，男，61岁。住院号：74/4681

一诊，1974年2月7日。

胸骨后刀割样疼痛频发四日，心电图提示急性前壁心肌梗死，收入病房。刻下胸痛引臂彻背，胸闷气促，得饮则作恶欲吐，大便三日未解，苔白腻，脉小滑。阴乘阳位，清阳失旷，气滞血瘀，不通则痛，《金匮》曰："胸痹不得卧，心痛彻背者，瓜蒌薤白半夏汤主之。"治从其意。

瓜蒌实9g，薤白头6g，桃仁9g，红花6g，丹参15g，广郁金9g，制香附9g，制半夏9g，云茯苓12g，橘红6g，全当归9g，生山楂12g。六剂。

二诊，1974 年 2 月 13 日。

胸痛五日未发，胸闷亦瘥，面部仍有灰滞之色，大便四日未通，苔薄腻微黄中剥，脉小滑。痰瘀渐化，心阳亦见宣豁之机，还宜通中寓补，以其本虚标实故也。前方去香附、郁金、山楂，加炒枣仁 9g，生川军 3g（后入，后改用制川军）。九剂。

三诊，1974 年 2 月 21 日。

胸闷胸痛已罢，便艰，苔腻已化，舌红，脉弦小，心电图提示：急性前壁心肌梗死恢复期，病后心阴耗伤，拟补中寓通，以图根本。

太子参 15g，麦冬 9g，五味子 3g，炒枣仁 9g，淮小麦 30g，炙甘草 6g，丹参 15g，当归 9g，桃仁 6g，红花 6g，大麻仁 12g（打）。10 剂。

（严世芸，郑平东，何立人. 张伯臾医案. 上海：上海科学技术出版社，2003）

【诠解】《金匮要略心典》云："胸痹不得卧，是肺气上而不下也。心痛彻背，是心气寒而不和也，其痹为尤甚矣。所以然者，有痰饮以为之援也。故于胸痹药中加半夏以逐痰饮。"

本例属真心痛之急者，乃痰瘀交阻，气滞血瘀所致，先用瓜蒌薤白汤加味，方中瓜蒌实宽胸散结通便；薤白温经通阳；半夏祛痰除湿；香附、陈皮理气畅中；痰积久滞，必有瘀阻，痰瘀交结，以致痹而不畅，故再增丹参、桃仁、红花、当归调营化瘀，则痰浊化而瘀壅遂开。后加入生脉散（太子参、麦冬、五味子）益气养阴调治。

李济仁医案

（气滞痰瘀血脉阻，归芎参芪麦味汤）

丁某某，男，55 岁。1987 年 9 月 12 日就诊。

冠心病经年未愈。平素长服乳酸心可定及中药等，仍未好转，心电图示："陈旧性前壁心肌梗死，T 波倒置，ST 段下降超过 0.05mV 以上"。血脂分析：胆固醇 250mg/dl、脂蛋白 600mg/dl。就诊时心前区及胸骨后有压迫感，甚或刺痛、绞痛，发作时短至瞬间，长至半小时以上，并觉心悸怔忡，胸闷气短，夜寐不宁，舌暗苔薄，脉沉涩。证由气滞日久，血流不畅阻络所致。治当活血通络，祛瘀止痛，以基本方合失笑散加味。

药用：当归、潞党参、紫丹参各15g，川芎、五味子各10g，生蒲黄、五灵脂、甘松各9g，黄芪20g，麦门冬12g，红花6g。每日1剂，水煎服。

药进5剂，心胸宽畅而痛轻，仍有气短，夜寐欠酣。上方加生晒参10g，以增益气扶正之力。服7剂后，精神大振，气短已失，夜寐亦安，加以复方丹参片善后，后复查心电图正常。

（李济仁，李梢，李艳. 冠心病诊治经验. 中医杂志，1994：465－466）

【诠解】 宗气不行，血脉瘀阻，胸中阳气痹阻，故见心前区及胸骨后有压迫感，甚或刺痛、绞痛，脉沉涩；气虚见气短；心血不足，心失所养见夜寐不宁。本案病机为气血虚，气滞血瘀，治宜益气补中，行血养血，活血祛瘀，通络止痛，投以"归芎参芪麦味汤"（药物组成：当归、潞党参、紫丹参各15g，川芎、五味子各10g，黄芪20g，麦门冬12g）和失笑散治疗。方中当归专擅补血，又能行血，养血中实寓活血之力，与川芎配伍，益增活血祛瘀、养血和血之功，故推主药。党参、黄芪益气补中、实为治本求源之施，辅主药共同扶正。丹参长于治瘀治血，麦冬养阴益肾、润肺清心，于冠心病确有佳效。又取五味子以益气生津，以改善血液循环。失笑散活血祛瘀。

刘志明医案

（胸阳不振痰瘀滞，通阳化痰瘀理气）

张某，女，56岁。

1988年11月1日初诊。

主诉：胸痛反复发作5年，加重3天。

病史：患者近5年来常因受寒或情绪激动而引发心前区痛，疼痛呈压榨样，部位主要在胸骨后或左前胸，有时向左前胸放射，发作时每含硝酸甘油可以缓解。此次因受寒而胸痛发作已3天，自感形寒肢冷；舌质淡，脉沉细，舌苔薄白微腻。

西医诊断：冠心病，心绞痛。

中医诊断：胸痹。

辨证：胸阳不振，痰瘀闭阻，兼见气滞。

治法：温经散寒，通阳活血，祛瘀理气。

处方：全瓜蒌12g，薤白6g，细辛3g，川芎9g，生蒲黄15g，姜黄6g。水煎服，日1剂，5剂。

1988年11月7日二诊：服前方5剂，胸痛明显缓解，但仍自觉胸中有发凉感，提示胸阳不振，原方加高良姜3g。水煎服，日1剂，10剂。

1988年11月17日三诊：又服药10剂，诸症缓解，病势平稳。但胃脘部发凉，喜热敷，纳食较差，此乃胃阳未复。在前方的基础上加用山楂12g，大枣5枚，再服药5剂，胸痛全消。其后在受凉时，病情有所反复，但症状较为轻微，嘱其按前方服用5剂后，未再复发。

（刘如秀．刘志明医案精解．北京：人民卫生出版社，2010）

【诠解】 患者近5年来常因受寒或情绪激动而引发心前区压榨痛，此次因受寒引发，自感形寒肢冷，故为胸阳不振，痰瘀痹阻所致，因情绪激动引发有气滞的病机，兼见气滞。舌质淡，脉沉细，舌苔薄白微腻为阳虚痰浊之象。本案辨证为胸阳不振，痰瘀闭阻，兼见气滞，治疗以温经散寒、活血止痛为原则。方用瓜蒌、薤白以通阳宣痹化痰；细辛、川芎疏风散寒，走窜通络；蒲黄、姜黄行气滞，活血脉，二药共奏止痛之效。

气 郁 湿 瘀

叶天士医案

医案 1（痰饮凝冱阳气郁，化痰通阳畅气机）

某二十　脉弦，色鲜明，吞酸胸痹，大便不爽。此痰饮凝冱，清阳失旷，气机不利。法当温通阳气为主。

薤白、杏仁、茯苓、半夏、厚朴、姜汁。

（《临证指南医案》）

【诠解】《诊家枢要·脉阴阳类成》篇曰："弦，按之不移……为阳中伏阴。……为寒凝气结。为冷痹。……为饮。"脉弦，当为寒凝气结，饮邪内停致病；中焦阳气受痰饮郁遏，气机不利，遂上逆泛酸而胸痹。治以温通阳气，化饮降逆。薤白通阳散结，为胸痹要药；茯苓、半夏健脾化痰；杏仁、厚朴降气化痰；姜汁去冷除痰，破血调中。诸药合用，痰饮去，阳气通而气畅痛止。

医案 2（痰气阻滞致胸痹，理气化痰通胸阳）

某三八　气阻胸痛。

鲜枇杷叶、半夏、杏仁、桔梗、橘红、姜汁。

（医案录自《临证指南医案》）

【诠解】患者因胸中气机不畅，阻遏胸阳，而致胸痛。《类证治裁·卷六·胸痹论治》曰："胸痹，胸中阳微不运，久则阴乘阳位而为痹结也。其症胸满喘息，短气不利，痛引心背，由胸中阳气不舒，浊阴得以上逆，而阻其升降，甚则气结咳唾，胸痛彻背。夫诸阳受气于胸中，必胸次空旷，而后清气转运，布息展舒。胸痹之脉，阳微阴弦，阳微知在上焦，阴弦则为心痛，此《金匮》、《千金》

均以通阳主治也。"故以化痰理气通阳为治。药用辛散温燥之半夏，主入脾胃兼入肺，能行水湿，降逆气，而善祛脾胃湿痰，为燥湿化痰、降逆气、消痞散结之良药；《药品化义》载橘红："辛能横行散结，苦能直行下降，为利气要药。盖治痰须理气，气利痰自愈，故用入肺脾，主一切痰病，功居诸痰药之上。"鲜枇杷叶与杏仁同用，降肺气化痰；姜汁活血温中，散寒通滞，再配以桔梗，引药上达病所。

李中梓医案

（病后肝郁痰气阻，理气化痰调情志）

马。病后脉弦胸痛，金不制木，当节劳戒怒。瓜蒌、橘白、白芍、茯神、杏仁、炙草、煨姜，二服愈。

（《类证治裁》）

【诠解】 患者疾病愈后，见脉弦胸痛，乃防护失当，劳心郁怒所致。肝木升发太过，疏泄不及，反侮于肺金，乘于脾土。故治宜柔肝健脾，化痰宽胸。药选白芍、煨姜养肝阴，畅肝气；茯神、炙草健脾安神；瓜蒌、橘白化痰宽胸，通阳散结。诸药合用，理气而不辛散，养肝脾而不滋腻，方证相应，而效如桴鼓。

尤当注意的是，疾病初愈，正气渐复而未盛，当细心调护，才能痊愈。《内经》要求既要"食饮有节，起居有常，不妄作劳"，又要"恬淡虚无，真气从之，精神内守……心安而不惧，形劳而不倦，气从以顺，各从其欲"，方能"皆得所愿"。此充分体现《内经》治未病理念。

赵绍琴医案

（湿浊不化气机滞，瓜蒌薤白半夏汤）

蒋某，男，48岁。

初诊：1989年10月8日。

自1987年8月患心肌梗死，经医院抢救后病情缓解。仍遗留下胸痛时作，中脘满闷，不思饮食，乏力头晕等症。观其舌质红，苔黄腻厚，脉濡缓，时有结

107

代，血压偏高。证属湿浊不化，气机阻滞，升降失常。治宜宣郁化湿疏调升降，佐以活血通络方法。

药用：荆芥 6g，防风 6g，蝉衣 6g，片姜黄 6g，旋覆花 10g，代赭石 10g，半夏 10g，薤白 10g，瓜蒌 30g，佩兰 10g，杏仁 10g，焦三仙各 10g。嘱其改变一直以卧床休息为主的习惯，每日早晚走路锻炼各 1～2 小时；饮食宜清淡，服药 7剂，心情舒畅，胸痛未作，头晕乏力见轻，胸脘胀满见舒，食欲好转，舌红苔白，脉滑数，湿郁渐化，仍以前法进退。

药用：荆芥 6g，防风 6g，蝉衣 6g，僵蚕 10g，片姜黄 6g，赤芍 10g，丹参 10g，大腹皮 10g，槟榔 10g，香附 10g，焦三仙各 10g，水红花子 10g。服上方 2周，饮食二便正常，精神振作，未见其他不适。改为益气养阴方法。

药用：荆芥 6g，防风 6g，沙参 10g，麦冬 10g，炙甘草 10g，丹参 10g，赤芍 10g，香附 10g，郁金 10g，焦三仙各 10g，炒槐花 10g，水红花子 10g。1 月后，去医院复查：心电图大致正常，血压正常，并能参加一些体育活动。

（彭建中，杨连柱．赵绍琴验案精选．北京：学苑出版社，2005 年 1 月）

【诠解】 本案患者症见胸痛时作，中脘满闷，不思饮食，乏力头晕等症，因脾失健运，湿浊不化，气机阻滞，升降失常所致；舌质红苔黄腻厚，脉濡缓为湿浊不化之象。脉时结代，为痰瘀内阻。本案病机为湿浊不化，气机阻滞，治宜宣郁化湿疏调升降，佐以活血通络，方投旋覆花代赭石汤以降胃气，化痰浊；薤白、瓜蒌通阳宣痹化痰；佩兰、焦三仙消滞化湿；荆芥、防风辛温化湿；姜黄化瘀。三诊加入沙参、麦冬柔肝和阴，以防辛燥伤阴。

心 脉 瘀 阻

朱良春医案

医案 1（冠心病现真心痛，化瘀理气通阳剂）

患者，男，45岁，干部。近两年来，经常心区窒闷不畅，甚则刺痛，出汗，稍有活动则心悸气短。血脂偏高，心电图：ST段下垂，双侧心室肥大，传导阻滞。诊断为冠心病。经常服用调脂及扩张心血管药，刺痛时服硝酸甘油片可缓解。舌苔微腻，边有瘀斑，唇黯，脉细，间见结代。此为心脉瘀阻，经脉痹闭，心阳失展，不通则痛之"真心痛"，治宜活血化瘀，理气通阳。

处方：太子参、紫丹参、制黄精各15g，水蛭1g（研粉，分2次吞），全瓜蒌、薤白各12g，广郁金9g，檀香、川芎各4.5g，生山楂30g，炙甘草4.5g。水煎，每日1剂。

连服15剂，症情稳定，舌唇之瘀黯渐消，改用下列丸剂巩固：

太子参、丹参、制黄精、制何首乌、生山楂、广郁金、泽泻各90g，檀香30g，延胡索60g，共研细末，水泛为丸如绿豆大，每日早晚各服4.5g。

1个月后心电图复查已正常。1年后随访，未见发作。

[陈建明，周玲凤. 朱良春冠心病证治经验. 中医研究，2007，20（11）：44 −47]

【诠解】 本病应属本虚标实的病证，气滞血瘀，痰浊内阻，经络闭塞故见胸闷，甚则刺痛；心脾气虚，心失所养，故见出汗，稍有活动则心悸气短；血脂偏高，为痰浊内阻所致；舌苔微腻，边有瘀斑，唇黯，脉细，间见结代为气血不足，痰瘀阻滞之象。本案病机气虚气滞血瘀，痰浊内阻，治宜活血化瘀，理气通阳为法。方中太子参益气；黄精补肾培元；丹参、山楂活血化瘀；水蛭化瘀解凝；瓜蒌、薤白温中通阳，理气宽胸；郁金、檀香、川芎活血化瘀通络。按朱老的经验，水蛭宜研粉吞服，不宜煎煮，因新鲜水蛭唾液腺中含水蛭素，过热或酸性环境下易变质。

医案2（气虚血瘀胸痹痛，失笑加味兼补气）

患者，男，58岁，干部。患冠心病心绞痛已5年，经常发作，辛劳、怫逆均易引发。舌苔薄质紫，脉细弦。心电图：ST段异常，显示供血不足。此气虚血瘀，心脉痹阻之胸痹心痛也，可予失笑散加味。

处方：五灵脂、生蒲黄、川芎、桃仁、红花、郁金、赤芍药各9g，生黄芪、太子参各15g。每日1剂，连服1个月。

经心电图复查，已趋正常，心绞痛未剧作，基本稳定。乃间日服1剂，连服2个月，而获临床痊愈。

[陈建明，周玲凤. 朱良春冠心病证治经验. 中医研究，2007，20（11）：44-47]

【诠解】 本例患者冠心病心绞痛已5年，经常发作，每遇辛劳、怫逆均易引发。患者因宗气不足以贯心脉行气血，而致血行不利，甚而瘀血内阻，故见气虚血瘀之胸部疼痛；"久病必虚"并劳累和情绪激动引发，有气虚的病因；舌苔薄质紫，脉细弦为气虚血瘀之象。治宜补心气活血化瘀通络，方用失笑散活血化瘀止痛；川芎、桃仁、红花、赤芍活血化瘀；郁金行气活血；黄芪、太子参补气推动血脉运行。

据古籍记载"人参畏五灵脂"。案中人参和五灵脂同用，临证中应注意。

医案3（阳虚欲脱心绞痛，六神丸合独参汤）

某男，59岁，干部。近几年来，心区经常憋闷而痛，劳累、怫逆或天气阴沉时，易致诱发，经医院检查，确诊为冠心病心绞痛。顷以情绪激动，突然剧烈心绞痛，四肢厥冷。舌苔白质紫暗，脉微欲绝。此心阳式微，心脉闭阻，阳虚欲脱，为"急性冠脉综合征"之象，急服六神丸15粒，并予独参汤缓缓饮服，服后疼痛即有所缓解，10分钟后续服10粒，心绞痛即定。继以温阳益气、活血通脉汤剂善后之。

［陈建明，周玲凤. 朱良春冠心病证治经验. 中医研究，2007，20（11）：44 −47］

【诠解】 诸阳受气于胸中，心阳不振，复受寒邪，以致阴寒盛于心胸，寒凝心脉，营血运行失畅，发为本证。心脉不通故心绞痛；寒为阴邪，本为心阳不振之体，感寒则阴寒益盛，而心痛易发；心阳衰竭，不能内煦于脏，则心作剧痛；不能温四肢，则四肢厥冷；不能鼓动血行，则脉微欲绝。对本证的治疗，应以强心、扶阳救厥为急务。朱老从六神丸的配方（牛黄、麝香、蟾酥、雄黄、冰片、珍珠）中悟出，此方对冠心病心绞痛当有不俗之作用。盖麝香、牛黄、蟾酥，皆具芳香走窜之功；发现六神丸具有强心、调节冠状动脉、升高血压、兴奋呼吸中枢及抑制血管通透性等多种复合作用。朱老用此于临床胸痹（心痛）治疗，果然屡获良效，且取效甚捷。此例为心阳虚脱证，以独参汤温补心阳，回阳固脱。

气 虚 血 瘀

郭士魁医案

医案 1（气虚气滞兼血瘀，温阳活血理气痛）

董某，男，46岁，干部。

患者 1974 年患急性前壁及高侧壁心肌梗死。此后偶有胸骨后疼痛，用硝酸甘油可缓解，同时经常服潘生丁、烟酸肌醇酯、冠心苏合丸等药物治疗。近一个月来因生气后心绞痛发作频繁，每日发作 7～8 次，每次持续数分钟至半小时左右，并向肩背及左上肢放射，伴有出汗头晕、乏力。于 1978 年 8 月 3 日住院治疗。

1978 年 8 月 26 日郭老会诊：患者每日心绞痛 3～5 次，持续 5～20 分钟，伴胸闷气短、头晕乏力，重则出汗，畏冷，睡眠欠佳。舌质淡有瘀斑，边有齿痕，苔薄白，脉细缓。心律齐，心率 72 次/分，血压 100/70mmHg。

证属：气虚，气滞血瘀，胸痹心痛。

立法：益气温阳，活血化瘀，理气止痛。

方用：党参 20g，桂枝 12g，丹参 18g，川芎 15g，赤芍 18g，荜茇 12g，细辛 3g，良姜 10g，香附 15g，红花 3g。

1978 年 9 月 1 日二诊：进上方 4 剂，心绞痛发作减少、减轻，每日 0～1 次，持续 0.5～1 分钟，精神好转，睡眠进步，但血压偏低 90～100/58～70mmHg，心律整，心率 70～80 次/分，舌暗有齿痕，脉沉细，上方继服 4 剂。

1978 年 9 月 6 日三诊：3 天来未发心绞痛。后来因活动量增大，劳累后心绞痛又有发生，每日发作 1～3 次，程度较轻，不需用药可自行缓解，睡眠仍差，9 月 11 日原方加首乌藤 30g，继服。

1978年9月22日四诊：病人近四天来只发作过一次胸骨后疼痛，约4～5秒钟自行缓解。仍易出汗，睡眠欠佳，舌暗有齿痕，苔薄白，脉沉细。血压100/70mmHg。仍宗上方去陈皮，加生黄芪15g，郁金15g，继服。

1978年10月9日五诊：病人半月来未发作心绞痛，头晕消失，出汗减少，精神明显好转，睡眠进步，舌暗边有齿痕，苔薄白，脉细。心律整，心率80次/分，血压104/70mmHg，带药出院休养。

（翁维良，于英奇.中国百年百名中医临床家丛书·郭士魁.北京：中国中医药出版社，2001）

【诠解】 胸痹病的原因较多，无论寒湿、痰浊、气虚、气滞，都可致病。但其病机多是血瘀，这种见解已为多数学者所接受。然血瘀的先导到底为何？气虚抑或气滞？本病为本虚标实之证。本虚即气虚，标实即血瘀，由于气虚而导致血瘀。血瘀是气虚的结果，气虚是血瘀的原因。气虚则推动乏力，可导致血行缓慢甚至瘀滞不行，则血瘀之证随之发生。气虚又可引起气滞，以补气法治疗，则气滞随之可解。

本例患者因生气后引发心绞痛发作，痛处基本固定，并伴气短、头晕乏力，此为气虚气滞血瘀所致；舌质淡有瘀斑，边有齿痕为气虚血瘀之象；苔薄白，脉细缓，属气虚血行不畅之象。本案证属阳虚气虚，气滞血瘀，以益气温阳，活血化瘀治之。方中以党参、黄芪、桂枝益气温阳；丹参、川芎、赤芍、红花活血化瘀；荜茇、细辛、良姜温中散寒；陈皮、香附、郁金理气止痛。

医案2（心气虚脾胃积滞，补气阴和胃化滞）

杨某，女，78岁。病历号20937

1979年2月12日初诊，因急性心肌梗死，在外院治疗5日后，请郭士魁大夫会诊治疗。现证，精神萎弱、气短、胸闷、出汗、肢冷。检查：舌质暗红，苔黄腻，脉细数。

辨证：真心痛（心阳虚，心脉阻滞夹有脾胃积滞）。

立法：益气活血，佐以和胃化滞。

方用：党参15g，生黄芪12g，白术10g，当归15g，川芎10g，玉竹12g，广郁金 15g，五味子 10g，柏子仁 10g，莱菔子 10g，神曲 12g，炙甘草 10g。

1979 年 2 月 19 日二诊：进上方一般情况好转，已下地活动，仍有胸闷发憋，活动时感气短、心悸。舌质暗尖红，苔薄白，脉弦细，左寸脉弱。予以益气活血，理气复脉之剂。

党参 15g，生黄芪 15g，丹参 15g，当归 12g，红花 10g，玉竹 15g，五味子 10g，菖蒲 12g，木香 6g。

1979 年 2 月 26 日三诊：服药后精神好转，能在室内活动。畏寒，活动后气短、心慌均减轻，食欲有进步，睡眠好。舌质暗，苔薄白，脉弦细。上方加淫羊藿 10g、巴戟天 10g。

上方服用 7 剂，无明显胸闷、气短，活动较前增加，二便调，睡眠可，准备带药出院。

（翁维良，于英奇．中国百年百名中医临床家丛书·郭士魁．北京：中国中医药出版社，2001）

【诠解】《景岳全书》云："凡人之气血，犹源泉也，盛则流畅，少则瘀滞，故气血不虚则不滞，虚则无有不滞。"从本案观之，高龄真心痛，素体肾亏，心气不足。气为血帅，心气不足，血运不畅，血脉瘀阻，不通则痛而发为真心痛。自觉胸闷、气短、精神萎弱、畏冷、乏力，属阳（气）虚，心气不足。舌质暗为血瘀之证。舌苔黄腻为脾胃积滞，运化失司之象。本案辨证为心阳虚，心脉阻滞夹有脾胃积滞，予以益气活血，佐和胃化滞之剂。方中黄芪以补元气，气行则血行；当归活血补血；再配丹参、川芎活血祛瘀之品。玉竹、柏子仁、五味子养心阴；白术、木香、莱菔子、神曲和胃化滞；郁金理气；淫羊藿、巴戟天补肾；炙甘草补中调和诸药。

颜德馨医案

（古稀气虚血瘀阻，自拟益心汤加减）

周某，男，68 岁。

主诉：胸闷、胸痛反复发作多年，加重两周余。

病史：冠心病心绞痛史多年，本次因心肌梗死多次发作而入院。

初诊：入夜胸痛频发，发则胸闷胸痛，痛彻背部，心悸气短，舌质紫，苔薄白，脉沉细。此乃年逾古稀，气虚阴凝，血瘀脉阻。治拟剿抚兼施。

处方：党参15g，黄芪15g，葛根9g，川芎9g，丹参15g，赤芍9g，山楂30g，决明子30g，石菖蒲4.5g，降香3g。

服药后胸痛日趋减轻，其他症状相继消失，1月后停药。随访五年，除因过度劳累而偶发心绞痛外，病情稳定。

（屠执中，艾静．颜德馨临证实录．北京：中国中医药出版社，2010）

【诠解】 本例患者年高体衰以致气失鼓动之力，血失流行之常，形成气滞血瘀，症见入夜胸痛频发，发则胸闷胸痛，痛彻背部；气血不足，心失所养，故见心悸气短；舌质紫为血瘀之征；脉沉细为气血不足。"益心汤"是颜德馨教授在临床上治疗冠心病得心应手的一张处方，以党参、黄芪益气养心为君，辅以葛根、川芎、丹参、赤芍、山楂、降香活血通脉为臣，君臣相配，旨在益气活血，脾气足则助血行，血行则血瘀得除；少佐微寒之决明子，既可防君臣之药辛燥太过，又取其性滑，疏通上下气机，以增活血之力；使以石菖蒲引诸药入心，开窍通络。"益心汤"适用于冠心病心绞痛，症见胸闷心痛，怔忡气短，劳则易发，神疲懒言，动则汗出，形寒喜暖，舌淡而胖，有瘀斑或瘀点，苔薄白，脉细弱，或迟，或见结脉、代脉等气虚血瘀者。

肾虚痰瘀

朱震亨医案

（肾气上冲胸胁痛，健脾温中畅气机）

朱丹溪治杨淳三哥，旧有肾疾，上引乳边及右胁痛，多痰，有时膈上痞塞，大便必秘，平时少汗，脉弦甚。与保和、温中各二十丸，研桃仁、郁李仁吞之，而愈。

（《续名医类案》）

【诠解】 案中杨氏患者，素有肾疾，肾为邪气久困，定有肾气不足，水之下源蒸腾不足之隐患。《灵枢·经脉》篇曰："肾，足少阴之脉，起于小指之下……其直者，从肾上贯肝膈，入肺中……其支者，从肺出络心，注胸中。……是主肾所生病者：口热舌干，咽肿上气，嗌干及痛，烦心，心痛……"，心肺、胸膈、胁肋俱为足少阴肾脉循行之处，若肾之本藏久为邪袭，行气血而营阴阳之肾经所过之处，亦必受牵连也，即如《素问·脏气法时论》篇所言："肾病者……虚则胸中痛，大腹小腹痛"。肾之功用受限，必致水液代谢，津液凝聚成痰，而痰随气动，随处为患，上至膈上则痞塞满闷；肾为邪困，气化失常，母（肾水）病及子（肺金），可致肺气不畅，而肺主皮毛，与大肠相表里，故而见少汗且便秘；脉弦甚则提示实邪内阻，气血不畅之故。

此案胸胁痛源于肾气上冲，系《丹溪心法》之"有肾气上攻以致心痛"是也，然其治则舍水而取土，取培土制水之意。理明则惑解，亦晓投保和、温中并佐桃仁、郁李仁之用，故病愈。

叶天士医案

（积劳损阳瘀血滞，扶阳通络以和营）

宋　脉左涩伏，心下痛甚，舌白，不能食谷，下咽阻膈，痛极昏厥，此皆积劳损阳。前者曾下瘀血，延绵经月不止，此为难治。劳伤血滞。

生鹿角、当归须、姜汁、官桂、桃仁、炒半夏。

（《临证指南医案》）

【诠解】《脉理求真·新着脉法心要》曰："涩为气血俱虚之候……伏为阻隔闭塞之候。或火闭而伏，寒闭而伏，气闭而伏。其症或见痛极疝瘕，……新则止属暴闭，可以疏通；久则恐其延绵，防其渐脱。"脉涩伏者，以方测证，当为寒闭而气血俱虚也。《望诊遵经·诊舌气色条目》曰："察舌色之变，可知病症之殊也。舌有赤白青黑之色，可分脏腑寒热。……舌淡白者虚也"；不能食谷，下咽阻膈，痛极昏厥，联系舌脉，当为气血俱虚，阳气郁闭之故也。积劳损阳而血滞者，用当归、鹿角、姜汁、官桂、桃仁、半夏治之，以其劳伤血痹，无徒破气，为之扶阳通络以和营也。

刘惠民医案

（心肾虚痰瘀阻络，补心肾化痰瘀通络）

雷某，男，53 岁。

1972 年 6 月 22 日初诊。

病史：患高血压病三年多，血压一般持续在 160/90mmHg 左右。于两个月前的某日中午，突然胸闷，头晕，目眩，面色苍白，冷汗淋漓，继之失去知觉，急送医院，经心电图检查诊断为急性后壁心肌梗死，入院治疗月余，好转出院。现仍时感心慌，胸闷，活动略多则下肢浮肿，近日复查心电图，诊断为亚急性后壁心肌梗死。

检查：面色红润，体胖，舌苔薄白，脉沉弱细涩。

辨证：心肾两虚，血瘀痰浊阻闭经络。

治法：补肾养心，行瘀豁痰通络。

处方：生地 15g，丹皮 12g，山茱萸 12g，桑寄生 18g，川牛膝 15g，夏枯草 15g，珍珠母 31g，远志 12g，瓜蒌 15g，薤白 12g，陈皮 12g，山药 24g，丹参 15g，当归 12g，鲜玉米须 31g，水煎两遍，分两次温服。

9 月 6 日二诊：服药 20 余剂，活动量较前增加，胸闷、心慌减轻，下肢浮肿也有好转，饮食、睡眠如常。目前除略感轻微头晕外，无明显不适。舌苔脉象如前。原方去山茱萸，加枸杞子 12g，海藻 15g，菊花 15g，水煎服。煎服法同前。

12 月 25 日三诊：又服药 30 剂，胸闷疼痛已消失，血压较前下降，饮食、睡眠均好，近日复查心电图为陈旧性后壁心肌梗死。血压为 150/80mmHg。舌苔薄白，脉沉弦细。仍守原法略行加减，配丸药一料，以资巩固。

处方：当归 77g，远志 77g，柏子仁 77g，五灵脂 62g，山药 93g，丹皮 74g，生熟地各 46g，枸杞子 62g，何首乌 93g，元胡 62g，海藻 77g，麦门冬 93g，红花 62g，鸡血藤 62g，陈皮 77g，薤白 93g，瓜蒌 124g，白术（土炒）93g，砂仁 62g，白芍 77g，女贞子 77g，菊花 74g，桂圆肉 77g，炒酸枣仁 93g，莱菔子（炒）74g，炙甘草 62g，上药共为细粉，用玉米须 93g，桑寄生 248g，夏枯草 248g，水煎两遍，过滤取浓汁与上药粉共打小丸。每次 9g，每日 3 次，温开水送服。

（戴岐，刘振芝，靖玉仲 . 刘惠民医案 . 济南：山东科学技术出版社，1979 年）

【诠解】 肾为五脏之本、阴阳之根。心主血脉的功能，需肾之资助。而冠心病的发生，又多见于中老年人，因此，本病其位在心，其本在肾。《素问·脏气法时论》中早就有"肾病者……虚则胸中痛"的记载。故补肾培本为治疗本病的重要法则。

此患者年过 50，肾之精气不足致阴阳失衡，气血失调，故出现心慌，胸闷症状。治疗时，本着"欲养心阴，必滋肾阴；欲温心阳，必助肾阳"的原则，首诊以"六味地黄汤"滋肾阴；桑寄生、川牛膝补肝肾；夏枯草清肝；珍珠母镇潜肝阳；瓜蒌、薤白化痰浊；远志安神；陈皮理气；丹参、当归养血活血；鲜玉米须利尿祛湿。

阴 虚 血 瘀

刘惠民医案

（心肾阴虚胸闷痛，七宝美髯丹加味）

王某，男，53岁。

1974年1月3日初诊。

病史：1960年发现血压偏高，一般持续在140/90mmHg左右。1962年查体发现动脉硬化。1963年心电图检查诊断为慢性冠状动脉供血不足。1964年4月曾因突然胸闷，憋气，心前区痛，诊断为心绞痛，住院治疗3个月，此后病情稳定。1973年12月初及12月底，曾因劳累后发作两次。每次发作均较突然，胸闷，憋气，心窝疼痛难忍，经吸氧或服用硝酸甘油后，逐渐缓解。目前仍有胸闷、气短、心窝部不适、心跳较快、饭后脘腹闷胀不适、烦躁、失眠等症。

检查：舌质红、苔薄白，脉沉涩略数。

辨证：心肾阴虚，气血瘀滞。

治法：补肾养心，活血通络，佐以行气健脾。处方：

（1）何首乌15g，山药24g，杜仲12g，桑寄生12g，当归12g，白芍12g，生熟地各9g，薤白12g，瓜蒌15g，远志12g，橘络9g，大腹皮12g，麦门冬9g，白术15g，煨草果12g，炒酸枣仁30g，水煎两遍，分两次温服。

三七粉2.4g，川贝3g，朱砂0.6g，琥珀2.4g，共研细粉，分两次冲服。

（2）三七粉31g，冬虫夏草24g，红花31g，川芎18g，当归18g，薤白18g，橘络15g，上药共捣粗末，用白酒2斤，浸泡两周，过滤，药酒加冰糖90g，溶化，再加水半斤稀释即成。每次服5毫升，每日两次。

1月11日二诊：服药六付，胸闷、憋气大减，心前区痛未发，心跳较前减慢。入晚仍觉腹胀，睡眠不宁，血压较前有波动，为 160/100mmHg。舌苔白，脉沉细，数象已减。原汤药方加枸杞子15g，夏枯草15g，厚朴12g，水煎服。煎服法同前。

11 月 19 日三诊：药后心率已恢复正常，腹胀已轻，入晚仍偶觉胸闷，心口处阵发性灼热，血压 150/100mmHg，舌苔白，脉沉细。原方去何首乌、厚朴，加山栀15g，珍珠母37g，黄精12g，菟丝子31g，水煎服。煎服法同前。

1975 年 2 月 20 日随访：诊后服汤药十余剂，配服药酒，胸闷、心前区痛、憋气等症状大有减轻，精神、睡眠均好。目前仍在继续服药中。

（戴岐，刘振芝，靖玉仲. 刘惠民医案. 济南：山东科学技术出版社，1979）

【诠解】 心绞痛属本虚标实之证。气滞血瘀，痰浊寒凝而致心血痹阻，发为心痛为其标实。心、脾、胃三脏亏虚，气血阴阳失调，为其发病的根本原因，故谓其本虚。三脏之虚又本于肾虚，肾为水火之宅，内藏真阴，"五脏之阴，非此不能滋"，心血靠肾精化生而补充；又内寄元阳，为一身阳气之源，生命活力的根本，故前贤云"五脏之阳，非此不能发"。肾阳隆盛，则心阳振奋，鼓动有力，血可畅行，脾得温煦，水谷之精微可化为气血，布散周身。

本例患者10 多年高血压病史，伤及肝肾，致肝肾阴虚。肝肾阴不足者，故见舌质红，脉沉涩略数；心跳较快、烦躁、失眠为心阴不足；饭后脘腹闷胀不适为脾失健运。本案病机为心肾阴虚，气血瘀滞。治宜补肾养心，活血通络，佐以行气健脾。方中何首乌、生熟地、杜仲、桑寄生补肾填精；当归、白芍补肝养血；麦门冬养心阴；远志、酸枣仁养心安神；薤白、瓜蒌通阳化痰；橘络、大腹皮行气通络；山药、白术健脾；草果理气。方二中的三七粉、川芎、红花、当归、冬虫夏草、薤白、橘络泡酒，有补肾补血，化痰活血之功。

心肾虚痰瘀

刘惠民医案

（心肾虚痰瘀阻络，养心补肾化痰瘀）

毕某，女，42岁。

1953年4月21日初诊。

病史：3年前发现血压高，一般持续在140/90mmHg以上。一年前，因突然心前区痛、心慌、气短赴医院检查，诊为高血压病、动脉硬化病、冠状动脉供血不足，经治疗后好转，但经常于体力活动、情绪激动时发作胸痛，气短，呼吸困难，甚至需吸氧后上述症状才能逐渐缓解。近日来发作频繁。平时时感头晕，乏力，烦躁，失眠，大便稍干。

检查：面色黯黄，体形肥胖，舌苔薄黄，后部微厚，脉沉细弱。

辨证：心肾不足，痰浊瘀血阻闭经络。

治法：养心补肾，健脾豁痰，行血活络。

处方：炒酸枣仁24g，茯神9g，天门冬9g，莲子9g，远志9g，薤白12g，当归9g，红花15g，石斛12g，橘络9g，白术9g，鸡内金9g，生杜仲12g，海藻9g，水煎两遍，分两次温服。

银耳2.1g，西洋参1.2g，琥珀0.6g，共研细粉，分两次冲服。

4月30日二诊：服药6付，心前区痛明显减轻，仍略胸闷。舌脉同前。原方加瓜蒌12g，半夏9g，水煎服。煎服法同前。

5月27日三诊：上药服用20余剂，症状明显减轻，已有十余天未发病。平时略感胸闷，睡眠仍欠佳，舌苔正常，脉沉细。原方加山栀皮6g，白豆蔻6g，水煎服。煎服法同前。

（戴岐，刘振芝，靖玉仲．刘惠民医案．济南：山东科学技术出版社，1979 年）

【诠解】 本例患者体形肥胖，"肥人多痰"，患者舌苔薄黄，舌苔根部微厚，结合辨证，当为痰浊内阻。患者出现烦躁、失眠、大便稍干为心肾阴不足之象；头晕、乏力为本虚的表现。本案病机为心肾不足，痰浊瘀血阻闭经络。治宜养心补肾，健脾豁痰，行血活络。方中酸枣仁、茯神、远志养心安神；天门冬、石斛养阴；莲子、白术健脾；薤白通阳；当归、红花养血活血；杜仲补肾；橘络理气；鸡内金消食导滞。银耳、西洋参加强养阴之功；琥珀镇静安神。

胸阳痹阻

叶天士医案

医案1（劳伤阳气致胸痹，温通胸阳散痰滞）

华四六 因劳胸痹阳伤，清气不运。仲景每以辛滑微通其阳。

薤白、瓜蒌皮、茯苓、桂枝、生姜。

（《临证指南医案》）

【诠解】《素问·举痛论》篇曰："劳则喘息汗出，外内皆越，故气耗矣"，仲景以"阳微阴弦"论胸痹，而案中患者因劳致胸痹，劳则气耗不能温养，清气失运则浊阴上逆，故而仲景以辛滑微通其阳。叶氏遵之，投以瓜蒌皮理气化痰，薤白通阳散结而导滞，生姜与茯苓同用健脾运湿，与桂枝同用散寒导滞，降浊阴。

医案2（胸痛彻背势迅急，辛滑通阳散浊阴）

王 胸前附骨板痛，甚至呼吸不通，必捶背稍缓，病来迅速，莫晓其因。议从仲景胸痹症乃清阳失展，主以辛滑。

薤白、川桂枝尖、半夏、生姜。

加白酒一杯同煎。

（《临证指南医案》）

【诠解】 案中患者突发胸骨柄疼痛，甚则呼吸不通，病势迅疾而原因不明，但捶背稍缓，遂忆起《金匮要略·五脏风寒积聚病脉证并治》篇所言："肝着，其人常欲蹈其胸上，先未苦时，但欲饮热，旋覆花汤主之。"二者虽症状有异，前者喜捶背，后者欲蹈胸或饮热，但细思之无论是捶背，还是蹈胸或饮热，均可促进气血运行，解一时之苦。此案虽痛致呼吸不畅，但仍可捶背稍缓，急则治标，故遵仲景宣通胸阳之法，主以辛滑。投薤白半夏白酒汤，药用薤白通阳散结，乃胸痹要药；桂枝尖辛温，可引阳出阴，通达内外而止痛；生姜、半夏温饮化痰，与白酒同用温通导滞。

医案 3（气上冲胸脘作痛，通阳散结导滞功）

谢　冲气至脘则痛，散漫高突，气聚如瘕，由乎过劳伤阳。

薤白、桂枝、茯苓、甘草。

临服冲入白酒一小杯。

（《临证指南医案》）

【诠解】　人体水液的正常代谢，依赖于下焦肾阳的温煦与气化，中焦脾阳的制约与运化，上焦心肺之阳的温煦与镇摄，此三脏任何一脏的阳气不足，均可导致水液代谢失调而出现水气病。案中患者冲气至脘则痛，则为下焦水液运化失常，中焦制约与运化无权，水气上冲而痛，且散漫高突而气聚如瘕，实为阳气受损所致。而中焦为交通上下之枢纽，亦对人体气血、水火、阴阳转输具有斡旋作用，故对此伤阳不重者，只需健运中阳即可。药用胸痹要药之薤白，与白酒同用，通阳散结而止痛；茯苓、桂枝温阳健脾，平冲降逆；甘草健脾不重，又可与桂枝温通心阳而畅达呼吸。

黄文东医案

医案 1（心阳虚胸阳痹阻，桂枝汤伍理气化瘀）

吴某某，女，52 岁，干部。

初诊：1974 年 12 月 6 日。

胸闷心悸及早搏已 2 年，近 1 年来早搏频繁。目前胸闷心悸，睡眠时好时差，四肢麻木，尤以下肢为甚，目干羞明。脉细带数（88 次/分），兼有结代，舌质胖，苔薄腻。

北京某医院诊断"冠心病"。1974 年 11 月 5 日在上海某医院检查，心电图：心率 94 次/分，频发性室性早搏；胸透：主动脉伸展迂曲，左室稍丰满。

胸阳痹阻，气失宣通，络脉瘀塞，血流不畅。治拟温通心阳，理气化瘀。

桂枝二钱，瓜蒌皮三钱，旋覆梗三钱，郁金三钱，赤白芍各三钱，枸杞子三钱，降香二钱，炙甘草二钱，茶树根一两，青陈皮各二钱。6剂。

二诊：12月13日。

服上方后，感觉口干，各症如前。

原方去桂枝、降香，加佛手片三钱。6剂。

三诊：12月20日。

自觉心悸、胸闷、下肢麻木等症均减轻，心率82次/分，早搏10次/分左右。再守原意。

瓜蒌皮三钱，旋覆梗三钱，郁金三钱，赤白芍各三钱，炙甘草二钱，枸杞子三钱，佛手片二钱，茶树根一两。4剂。

四诊：1975年1月7日。

上方加减，共服18剂。胸闷已除，心悸基本消失。脉细带数（88次/分），无结代。

本院心电图复查提示：窦性心动过速（103次/分），早搏消失。患者从楼下步行到二楼，故心率较切脉时增快。

（上海中医学院附属龙华医院．黄文东医案．上海：上海人民出版社，1977）

【诠解】 本例患者因心阳不振，胸阳痹阻，故见胸闷、心悸；络脉瘀塞，血流不畅，故见四肢麻木，尤以下肢为甚；肝阴虚，见目干羞明。病由胸阳痹阻，气失宣通，络脉瘀塞，血流不畅所致。首用桂枝薤白瓜蒌汤合旋覆代赭汤加减，以温通心阳为主。方中旋覆梗消痰顺气，郁金理气解郁，降香降气宽胸，瓜蒌滑润散结，此四味有不同程度的"扩冠"或降血脂作用。茶树根对控制早搏有一定的疗效。二诊时患者口干，故去桂枝、降香之辛温。以后续予原方加减。

医案2（气血虚胸阳痹阻，瓜蒌薤白白酒汤）

高某，女，43岁，工人。

初诊：1975年5月3日。

近一个月来时常心悸胸闷胸痛，痛时牵及左肩背，两下肢发冷，甚则疼痛。有子宫肌瘤，每次月经量多，大便干结。经某医院心电图提示心肌损害，做运动试验阳性，诊断为"冠心病"。舌苔薄，脉细弦。胸阳不振，血液循环不畅，脉络痹阻，兼有气血亏耗之象。治拟宣痹通阳为主，用瓜蒌薤白白酒汤加减。

全瓜蒌五钱（打），薤白头一钱半，郁金三钱，当归三钱，赤芍四钱，丹参三钱，党参三钱，陈皮三钱，木香三钱。6剂。

二诊：5月10日。

服药后胸闷胸痛减轻，本次月经量略少，胃纳佳，大便转润，再予前法。

原方加续断三钱。6剂。

三诊：5月17日。

胸闷不舒，太息，易心悸，下肢冷如浸水中。苔薄腻，脉细。再守原意，增强通阳活血之力。

全瓜蒌五钱（打），薤白头一钱半，丹参三钱，郁金三钱，降香二钱，党参三钱，当归三钱，桂枝一钱半，赤芍五钱。六剂。

四诊：5月24日。

胸闷心悸已减，肢冷亦明显减轻，嗳气较多。再守原意。

前方加旋覆梗三钱。6剂。

五诊：5月31日。

胸闷心悸续见减轻，近来背部酸痛转向下肢，不能安眠。再予前法出入。

党参三钱，当归三钱，赤芍四钱，郁金三钱，桂枝一钱半，全瓜蒌四钱（打），薤白头一钱半，降香一钱半，梗通二钱，威灵仙四钱。6剂。

六诊：6月7日。

胸闷心悸、下肢阴冷酸痛均已减轻，夜寐安。舌质偏红。再予前法。

原方6剂。

（上海中医学院附属龙华医院.黄文东医案.上海：上海人民出版社，1977）

【诠解】 本例患者由于心阳不振，胸阳痹阻，见胸闷胸痛；阳气不能温运于四末，故两下肢发冷，甚则疼痛。子宫肌瘤，月经量多，致气血虚，故大便干结；心血不足则心悸不宁。一诊以瓜蒌薤白白酒汤加减，方中瓜蒌、薤白宣通阳气化痰；当归、赤芍、丹参养血活血；党参补中气；陈皮、木香理气；郁金行气化瘀。三诊加桂枝温通经脉散阴寒，治下肢冷如浸水中之症。

心 肾 阳 虚

章次公医案

（冠心病胸闷浮肿，四逆汤伍益气利水）

柴　女

心脏病患者，时苦心中闷，每多与胃病混淆，用健胃剂不能缓其所苦，就寝胸脘窒塞，必欲起立乃舒。两日来更见周身浮肿。

炮附块 4.5g，上安桂 1.2g（分二次冲服），炮姜炭 2g，五味子 4.5g，黄芪皮 9g，补骨脂 9g，带皮苓 15g，仙鹤草 12g。

（朱良春．章次公医案．江苏：江苏科学技术出版社．1980 年 3 月）

【诠解】　冠心病之胸脘窒闷，或伴见干呕不舒，常被误认为胃病。章次公先生指出："每多与胃病混淆，用健胃剂不能缓其所苦"，并提出其与胃病的鉴别点在"就寝胸脘窒闷，必欲起立乃舒"，且有"下肢浮肿"。

本例患者症状由心气不足而导致心阳虚，加之饮邪踞胸，阻遏胸阳，以致气不宣畅所致，故以附子、安桂、补骨脂、炮姜等温阳；茯苓、白术、姜夏、山药以健脾化痰。

路志正医案

医案 1（肾心痛心肾阳虚，拟肾心痛方加减）

张某某，男，62 岁。

1993 年 4 月 7 日初诊。

患者 3 年来常感心悸，乏力，咽中阵发性紧缩感，曾到多家医院检查，确诊为冠心病，经用药疗效不显。现主要症候：咽喉部反复出现发紧发憋感，同时胸闷隐痛亦加重，伴见心悸怔忡，腰酸痛，精神不振，乏力倦怠，阳痿，肢冷。舌质淡红，苔白，脉沉涩、或结代。心电图示：左束支传导阻滞，频发早搏，心肌供血不足。

西医诊断：冠心病心绞痛。

中医辨证：肾心痛。

治则：温肾助阳，益精填髓，佐以行气和血。

药用：熟地黄12g，山药10g，鹿角胶6g（烊化），菟丝子10g，枸杞子10g，制附片6g，仙灵脾12g，当归10g，丹参15g，玉蝴蝶12g。6剂，每日1剂，水煎服。

服上方后，精神好转，嗓子发憋感次数减少，但仍有心悸、乏力、脉搏间歇频作。上方加细辛3g，太子参12g以益气通阳。在此基础上，先后加减用生龙牡、肉苁蓉、桂枝尖、炒桑枝、绿萼梅等。共治疗4个月，服药百余剂。临床症状消失，心电图改善。嘱其慎起居，避风寒，节饮食，继以金匮肾气丸善后。

[路志正. 肾心痛证治精要. 中医药刊，2002，20（3）：266–268]

【诠解】 肾阳对人体各脏腑起着温煦生化作用，是推动各脏腑生理活动的原动力，正如《难经》所云："命门者，诸神精舍之所舍，原气之所系也。"若肾阳亏虚，不能温煦心阳，致心阳不振，形成心肾阳虚。阳虚则生内寒，胸阳失于温煦鼓动，寒凝心脉，瘀阻不通，不通则痛，故见咽喉部反复出现发紧发憋感，胸闷隐痛加重；阳虚不能化气行水，水湿内聚，致水气凌心，故见心悸怔忡；肾阳亏虚，故见腰酸痛、精神不振、乏力倦怠、阳痿、肢冷。此症多见于老年体衰病人，心痛虽不明显，但病情险恶，常危及生命，应严密观察，先为防治。治宜温肾助阳，益精填髓，佐以行气和血。方中熟地黄、山药、菟丝子、枸杞子填补肾精；鹿角胶、制附片、仙灵脾温肾壮阳；当归、丹参养血活血；玉蝴蝶利咽。

医案2（肾心痛脾肾阳虚，真武合四君子汤）

任某某，女，53岁。

1992 年 4 月 15 日初诊。

胸闷，阵发性胸痛，浮肿 3 年余，加重 5 个月。患者于 1988 年春节期间，因突受寒冷刺激，出现胸部憋闷，伴左侧胸痛，并放射至左臂内侧，剧痛难忍，伴窒息感，数分钟后疼痛自行缓解，但周身瘫软，大汗出，因上述现象连续发作而去医院诊治，确诊为：冠心病心绞痛。给予"消心痛"、"心痛定"，静脉滴注丹参注射液，治疗 1 月余，症状缓解。此后胸痛连及后背等症状间断性发作，伴有面部及下肢浮肿，便溏，恶寒肢冷等症状。今年春节再度胸痛大发作而住院治疗，经中西医诊治疼痛缓解，病人要求出院来本院门诊求治。现主要症候：神疲乏力，精神萎靡，面部虚浮，语言低微，心悸短气，阵发胸部憋闷，疼痛连及胸痛及左臂腰膝酸软，下肢凹陷性浮肿，四末欠温，大便溏，小便频，尿少。舌淡红，质胖，有齿痕，苔白滑，脉沉细或小数。心电图示：下壁心肌梗死，伴心房纤颤。

西医诊断：为冠心病心肌梗死，心房纤颤，心绞痛。

中医诊断：肾阳虚心痛。

治则：温肾壮阳，益气健脾。

方药：真武汤合四君子汤加减。

制附子 6g，干姜 15g，白芍药 10g，白术 10g，太子参 12g，丹参 15g，川芎 9g，巴戟天 15g，桑寄生 15g，上油桂粉 4g（冲服），檀香 6g（后下）。7 剂，每日 1 剂，水煎服。

患者服上方后，胸痛发作次数明显减少，怯冷减轻，浮肿消退大半。法契病机，守法不更，继服上方。后在上方基础上加减进退，用西洋参、黄芪、当归、泽兰、杜仲、狗脊等药。共服 70 余剂，诸症明显减轻，心绞痛未再发作，心电图示：陈旧性心肌梗死。嘱慎防风寒，勿劳累，常服金匮肾气丸或济生肾气丸，以善其后。

[路志正. 肾心痛证治精要. 中医药刊，2002，20（3）：266-268]

【诠解】 此案为肾脾阳虚肾心痛证。肾心痛可由肾虚及心，或心病及肾，心肾同病。五脏损伤，终必及肾，其病位在心，病本在肾，本虚标实，虚实夹杂。其疼痛多表现在手足少阴二经循行路线部位，并应参考这二经所主病候，并肾阳虚的兼证。其治以壮肾阳为主，辅以和血化瘀或温化痰饮。抓住肾虚的本，兼顾心痛的标，心痛急性发作时治标，缓则补肾，或心肾并调。要特别警惕有部分年老体虚、命门火衰的病人，其心病症状表现不明显，而病情却十分凶险。

周信有医案

（脾肾阳虚脉痹阻，心痹三号方加减）

刘某，女，37 岁。

1997 年 3 月初诊。

患者自 1996 年 9 月诊查为病毒性心肌炎，曾住院治疗，仍迁延不愈。来诊时心电图示：窦性心律；频发室性早搏；ST 波改变。伴有心前区疼痛，心悸，气短，胸闷，疲乏等症，舌紫暗，脉结代。中医辨证为脾肾阳虚，心阳不振，寒凝络阻，心脉痹阻。治宜培补脾肾，通阳宣痹，活血祛瘀，温经通脉。

处方：党参 20g，炒白术 9g，黄芪 20g，淫羊藿 20g，丹参 20g，五味子 20g，赤芍 20g，川芎 20g，广地龙 20g，桂枝 9g，荜茇 9g，瓜蒌 9g，炙甘草 9g。水煎服。每日一剂。并辅以心痹舒胶囊，每服 5 粒，日 3 次。连续服药 10 天，自感症状减轻。后药方随证加减，心痹舒胶囊继续服用，连续服药一月有余，患者胸部室闷疼痛消失，早搏消失，诸症大减。嘱其坚持服药三四个月，以巩固治疗。

1997 年 10 月再次来诊，心电图未见异常，诸症消失，患者已正常上班工作，直到现在，身体健康无恙。

（周信有. 周信有临床经验辑要. 北京：中国医药科技出版社，2000）

【诠解】 周信有教授认为气虚血瘀，痰浊阻滞是各种类型冠心病的共性，本虚标实是其基本病机。治疗需采取通补兼施、标本兼顾的原则，体现在芳香开窍、活血化瘀、宣阳通痹、益气补肾四个方面。

本例患者胸痛、心悸、气短、胸闷、疲乏，舌紫暗，脉结代，系因虚而致瘀。气虚不运，胸阳不振，而致寒凝血涩，心脉痹阻。本案病机为脾肾阳虚，心阳不振，寒凝络阻，心脉痹阻所致，治宜培补脾肾，通阳宣痹，活血祛瘀，温经通脉。投以周教授"心痹三号"（药物组成：黄芪 20g，党参 20g，黄精 20g，淫羊藿 20g，桂枝 9g，降香 6g，赤芍 15g，丹参 20g，郁金 15g，当归 15g，延胡索 20g）加减治疗。方中重用党参、黄芪、淫羊藿等，以扶正培本，益气升阳，恢复心脏细胞活力；重用活血祛瘀之品赤芍、丹参、川芎以扩张血管，增加冠状动脉血流量，改善心肌供血状态；桂枝温通心阳，统运血脉；荜茇温经散寒止痛；瓜蒌、白术化痰；地龙通络；五味子敛汗安神，治阳虚气脱。

祝谌予医案

（心肾阳虚水上泛，真武汤合生脉散）

罗某，女性，62 岁，干部。门诊病历。

1987 年 12 月 5 日初诊。

主诉：胸闷伴心前区不适 3 年，心悸、下肢水肿半月。

患者 3 年前经常胸闷、憋气，心前区不适，在阜外医院心电图检查确诊为冠心病，一直服用扩张血管西药治疗。半月前胸闷憋气加重，左胸疼痛，心悸气短，双下肢出现水肿，某医院考虑冠心病伴心功能不全，求治于祝师。

现症：胸闷憋气，活动后气短，左胸时痛，心悸阵作，手足发凉不温、麻木，双下肢可凹性水肿，尿少。舌质淡，有齿痕，脉沉弱数。心率 124 次/分，血压 19.9/10.6kPa。

辨证立法：心肾阳虚，水饮上泛。治宜温阳补肾，利水消肿，方用真武汤合生脉散加减。

处方：制附片 10g，云茯苓 30g，白术 15g，白芍 10g，干姜 5g，西洋参 10g（浓煎兑入），麦冬 10g，五味子 10g，丹参 30g，山萸肉 10g。每日 1 剂，水煎服。

治疗经过：二诊（12 月 17 日）：服药 10 剂，入睡较好，尿量增加，舌质较前变红，脉沉滑数。守方加枣仁 10g，葛根 15g，再服 14 剂。

三诊（1988 年 1 月 17 日）：药后心悸气短均明显好转，四肢转温，下肢水肿消失，舌淡红，脉沉弦滑。心率 84 次/分，血压 18.6/10.6kPa。守方加大熟地 15g，灵磁石 30g（先下），太子参 30g，羌活 10g。再服 14 剂。

四诊（1月30日）：水肿基本消失，略有畏寒，尿量保持1400ml/日左右，余证均不明显。嘱原方加制首乌15g，再服15剂。数月后随诊，病情稳定。

（董建华，季元，范爱平，祝镕．祝谌予验案精选．北京：学苑出版社，2005年）

【诠解】 冠心病多发生在40岁以后，以50～60岁为高峰期，此时处在人之肾气渐虚之时。肾阳为脏腑功能活动的根本，肾阳不但可助心阳，又可助脾阳对水谷之精微和津液的运化，心阳失去肾阳之温煦，则致心阳不足，血流失宣，脾阳失肾阳之温煦，久而形成脾阳虚，脾阳虚则运化失司，痰浊内生，阻塞心脉，即发生冠心病。

人体的水液代谢虽与多个脏腑的功能正常与否有关，但其中尤其与脾、肾的关系最为密切。水之所制在脾，所主在肾。肾阳是人身阳气之根，能温煦生化各脏腑组织器官。脾阳根于肾阳，现肾阳虚衰，则脾阳亦不足。脾主运化水湿，脾阳虚不能运化，则水液停聚而为诸患，水湿溢于肌肤，故见肢体水肿而沉重；水气上凌于心，则见心悸。四肢为诸阳之本，阳虚不能外达，失却温煦则手足厥冷。治以真武汤温补肾阳，利水消肿，方中用附子温肾阳；白术益气健脾燥湿；茯苓长于健脾利水渗湿，使水湿从小便而去；干姜既能助附子以化气，又可助茯苓、白术以温中健脾；芍药用于本方一药而具三用：一者芍药可利小便而行水气，故可助茯苓、白术以祛除水湿；二者本品能益阴柔肝，缓急止痛，以治水饮下注肠间所致之腹痛；三者可敛阴舒筋，并司防附子燥热以伤阴。生脉散益气补心，养阴复脉；加熟地、磁石以镇潜虚阳上越。

姜春华医案

医案1（心肾阳衰痰痹阻，枳实薤白桂枝汤）

史某，女，44岁。

冠心病心绞痛发作频繁，胸痛彻背，痛自肩臂内侧循至指端，右胸有蚁走感，常感胸闷、心悸，痰多、气短、纳差、形寒、肢冷、畏寒重、苔白、舌胖湿润、脉弦滑，以附片加枳实薤白桂枝汤与苓桂术甘汤加减。

附片9g，桂枝6g，枳实、厚朴各9g，全瓜蒌15g，薤白、茯苓各9g，白术

6g，丹参、桑枝各 30g，甘草 6g。7 剂。

药后胸闷，心痛及痰饮均减少，但仍畏寒。上方加干姜 5g，党参、黄芪各 12g。续服 2 个月，心绞痛未发作，复查心电图未见异常。

（张云鹏. 中医临床家姜春华. 北京：中国中医药出版社，2002 年）

【诠解】 本案患者心绞痛发作频繁，胸痛彻背，古称为"真心痛"，由心肾阳衰，寒痰停滞，胸阳痹阻，经脉不通而致；心阳不足，水饮上逆，故心悸；寒痰停滞故痰多，苔白、舌胖湿润、脉弦滑；心肾阳虚，不能温煦四肢、脏腑组织器官，故形寒、肢冷、畏寒重。中医辨证为心肾阳衰，寒痰停滞，胸阳痹阻，经脉不通。方中药用附、桂、参、芪温阳益气，合枳实、瓜蒌、薤白通胸阳，合苓桂术甘汤温通心阳，化气行水，则离照当空阴霾自散。丹参化瘀通心脉，桑枝通痹活络，附子与干姜甘草相配，为四逆汤，回阳救逆。

医案 2（心肾阳衰痰瘀阻，枳实薤白桂枝汤）

王某，男，62 岁。

患冠心病已 5 年。经某医院心电图检查：诊断"冠心病心绞痛，左前支部分阻塞，后壁供血不良。"现症胸闷，心悸，心痛，痰多气短，纳呆食少，形寒肢冷，酸痛，畏寒重，虽近火盖被亦无减轻，苔薄白，舌胖，脉弦滑。辨证属心肾阳衰，寒痰停滞，心脉瘀阻，痹阻经络。治拟温肾强阳，蠲除寒痰，宣畅心脉，通痹活络。以附片枳实薤白桂枝汤与二陈汤加减。

附片 9g，桂枝 6g，厚朴 9g，枳实 9g，瓜蒌实 15g，薤白 9g，半夏 9g，陈皮 6g，茯苓 9g，丹参 30g，桑枝 30g，甘草 6g。14 剂。

药后，胸闷、心悸、心痛及痰饮均减轻，肢冷畏寒略减。

守上方加干姜 5g，党参、黄芪各 12g，续服 2 个月。复查心电图未见异常，已正式上班。

（张云鹏. 中医临床家姜春华. 北京：中国中医药出版社，2002）

【诠解】《素问·生气通天论》谓："阳气者，若天与日，失其所者折寿而不彰。"故阳气为一身之主宰。"心主血脉""脉者，血之府"。血液运行除了"营气"作用外，还要依靠心脏的功能，这种功能称为"心气与心阳"。心气的鼓动全赖于心阳的温运，二者密切配合，维持人体正常血液运行。方中瓜蒌宽胸散结；薤白性温、味辛苦，滑利通阳；桂枝辛从甘化，温补心阳。本例药用附、桂温肾壮阳以治心肾阳衰，合二陈汤及枳实薤白桂枝汤，温化痰饮，宣畅心脉，则离照当空，阴霾自散，加桑枝通痹活络。后加干姜，与附子、甘草相配为四逆汤，回阳救逆，再与益气药同用，温阳益气，终获良效。

方中的薤白滑利通阳，但其性温味辛苦，会刺激胃黏膜，溃疡病患者慎用。桂枝辛从甘化，温补心阳，遇痰热偏重或血压偏高患者应审慎。

郭士魁医案

（心肾虚手麻畏冷，益气活血补肾宜）

成某，男，68岁，干部。

1979年2月15日初诊：自述胸闷痛史近10年，近月来胸闷憋气加重，心绞痛1~2次/日，每次持续1分钟左右，含服硝酸甘油可缓解。平时头晕、睡眠差，左手三指麻木，畏冷腿软。检查：血压130/80mmHg，舌胖暗苔白，脉沉弦尺弱。郭老诊后：

辨证：胸痹（心肾虚）。

立法：益气活血，补肾安神。

方用：党参25g，丹参30g，北沙参25g，当归15g，红花10g，赤芍15g，荜茇12g，高良姜6g，细辛3g（后下），首乌藤30g，炒枣仁15g，合欢皮12g，炙甘草10g，淫羊藿15g，生晒参10g（另煎兑服），三七末3g（冲服）。

1979年3月1日二诊，进上方胸闷减少，两周来只有胸闷痛2次，未用硝酸甘油可自行缓解。上方继用6剂。

1979年3月10日三诊：胸闷痛完全缓解，睡眠改善，无其他不适，心电图检查ST段改变有好转。

（翁维良，于英奇．中国百年百名中医临床家丛书·郭士魁．北京：中国中医药出版社，2001年）

【诠解】 本例患者年过60，胸闷痛史近10年，肾气已虚。肾阳不但可助心阳，又可助脾阳对水谷之精微和津液的运化，心阳失去肾阳之温煦，则致心阳不足，血流失宣，形成血瘀；脾阳失肾阳之温煦，久而形成脾阳虚，脾阳虚则运化失司，痰浊内生，阻塞心脉，即发生心绞痛。胸闷憋气、心绞痛、腿软、畏冷、肢体麻木、睡眠差，舌胖暗苔白，脉沉弦尺弱，为心肾虚兼血瘀。予以益气活血，补肾安神之剂。方中用药党参、人参补元气；淫羊藿补肾温阳；川芎、红花、丹参、赤芍、三七活血化瘀；荜茇、良姜、细辛芳香温通止痛；枣仁、首乌藤、合欢皮养心安神；甘草补气养心，调和诸药。

李济仁医案

（气血虚胸阳不振，归芍参芪麦味汤）

张某某，男，50岁。

1988年6月2日初诊。

冠心病史5年余。1985年12月3日检查情况为：心电图示"冠状动脉供血不足，陈旧性心肌梗死，左心室劳损"。胸片示"主动脉增宽"。曾经中、西医治疗，效果均不显。刻下症见心痛彻背兼胸闷气短，伴有心慌，汗出，背寒肢冷，面色不华，夜卧不安，舌质淡，苔薄白，脉沉细。诊为胸阳不宣，乃投补气益阳，温经通络之品以冀其安，方守基本方加味。

药用：当归、潞党参、紫丹参各15g，川芎、五味子、附子、枳壳、枳实各10g，黄芪30g，麦门冬12g，肉桂6g。每日1剂，水煎服。

药进5剂，心痛、胸闷略减，然活动后仍觉心慌，纳少。知其久病体亏，胃气亦见衰弱。守方再增补气之力，潞党参易为红参10g（炖服），又加炒白术10g，以健脾益胃服药5剂。心慌已止，胃气苏，纳增，再进10剂以善其后。旬后随访，病情控制，复查心电图较前明显好转。

（李济仁，李梢，李艳．冠心病诊治经验．中医杂志，1994：465－466）

【诠解】本例患者心阳虚，心脉瘀阻，脾阳虚，痰浊阻塞心脉，故见心痛彻背，兼胸闷、气短、心慌；阳虚明显，阳虚欲脱，故见汗出，背寒肢冷，面色不华；舌质淡，苔薄白，脉沉细为阳虚之象。本案病机为气血两虚胸阳不振，治以补气益阳，温经通络之法，投李济仁先生自拟的"归芎参芪麦味汤"（药物组成：当归、潞党参、紫丹参各15g，川芎、五味子各10g，黄芪20g，麦门冬12g）加味。方中用药当归专擅补血，又能行血，养血中实寓活血之力，与川芎配伍，益增活血祛瘀、养血和血之功；党参、黄芪益气补中；麦冬养阴益肾、润肺清心；丹参长于治瘀治血；五味子益气生津，以改善血液循环；枳壳、枳实行气调气；附子、肉桂温肾回阳固脱。

李可医案

（高年肾亏真心痛，急投"破格救心汤"）

曾治灵石农牧局局长查富保，60岁，1982年正月初六急诊，经县医院心电图确诊为冠心病月余。14时心绞痛发作，含化硝酸甘油片，可缓解半小时，不以为意。18时许，绞痛再发，含剂及亚硝酸异戊酯吸入无效。内科会诊拟诊急性心肌梗死，建议急送省级医院抢救。因时间紧迫，寻车不易，乃邀余诊视。见患者面青惨，唇、甲青紫，大汗而喘，肢冷，神情恐怖，脉大无根120次/分，舌边尖瘀斑成条成片，舌苔灰腻厚。急予上法针药并施，约10分钟痛止。患者高年，肾阳久亏于下，春节劳倦内伤，又过食肥甘，致痰浊瘀血阻塞胸膈，属真心痛重症。且亡阳厥脱诸症毕见，遂投破格救心汤大剂变方。

附子150g，高丽参（另炖浓汁对入）15g，瓜蒌30g，薤白（酒泡）15g，丹参45g，檀香、降香、砂仁各10g，山萸肉90g，生龙骨、生牡蛎、活磁石、郁金、桂枝尖、桃仁、灵脂、细辛各15g，莱菔子（生炒各半）各30g，炙草60g，麝香0.5g，三七粉10g（分冲），2剂。

上方以参附龙牡、磁石、山萸肉救阳敛阴固脱。红参、灵脂同用，益气化瘀，溶解血凝。瓜蒌薤白白酒汤合莱菔子，开胸涤痰，消食降胃；丹参饮合郁金、桃仁、三七、麝香，辟秽开窍，化瘀通络；细辛散寒定痛；桂枝引诸药直达心包。加冷水2000毫升，文火煮取600毫升，3次分服，2小时1次，昼夜连服。余守护病榻，20时10分，服第一次药后1刻钟汗敛喘定，四肢回温，安然入睡。至正月初七上午6时，10小时内共服药2剂，用附子300g，诸症均退，舌上瘀斑退净。为疏培元固本散一料治本（三七、琥珀、高丽参、胎盘、藏红花、黄毛茸等），追访18年未犯。余以上法加减进退，治心绞痛百余例，心梗及后遗症12例，均愈。其中1例心肌下壁梗死患者，服培元固本散1料（约百日）后经多次CT复查，无异常发现，说明培元固本散有活血化瘀、推陈致新、修复重要脏器创伤的殊效。

（李可．李可老中医急危重症疑难病经验专辑．太原：山西科学技术出版社；2002）

【诠解】 破格救心汤的药物组成：附子30～200g，干姜60g，炙甘草60g，高丽参10～30g（另煎浓汁兑服），山萸净肉60～120g，生龙牡粉、活磁石粉各30g，麝香0.5g（分次冲服）。煎服方法：病势缓者，加冷水2000毫升，文火煮取1000毫升，5次分服，2小时1次，日夜连服1～2剂，病势危急者，开水武火急煎，随煎随喂，或鼻饲给药，24小时内，不分昼夜频频喂服1～3剂。本方由李可先生创制，方中破格重用附子、山萸肉。四逆汤为中医学强心主剂，四逆加人参汤中，武火急煎，随煎随喂，1小时后终于起死回生。甘草既能解附子的剧毒，蜜炙之后，又具扶正作用。萸肉救脱之功，较参、术、芪更胜。盖萸肉之性，不独补肝也，凡人身阴阳气血将散者皆能敛之。故李可先生认为："山萸肉为救脱第一要药"。于破格人参四逆汤中重加山萸肉、生龙牡，更加活磁石、麝香，遂成破格救心汤方。活磁石吸纳上下，维系阴阳；麝香，急救醒神要药，开中有补，对一切脑危象（痰厥昏迷）有辟秽开窍之功。

刘志明医案

医案1（心肾阳虚阴寒凝，当归四逆参附汤）

王某，女，56岁。

1978年2月18日初诊。

主诉：胸闷，伴心悸、气短1年。

病史：一年来，患者常感胸闷，伴心悸、气短，严重时感胸痛；平时常觉形寒畏冷、手足不温，双下肢冷痛难耐，纳少，小便清长，大便溏薄；疾病发作时常冷汗淋漓，痛苦万分；舌苔淡白，脉沉细无力，双寸脉若有若无。24小时动态心电图示：频发室性期前收缩，二联律。

中医诊断：胸痹。

西医诊断：冠心病，心绞痛，心律失常，频发室性期前收缩。

辨证：心肾阳虚，阴寒凝滞。

治法：温通心肾，散寒通脉。

处方：当归四逆汤合参附龙牡汤加减，红参10g（另煎），制附子10g（先煎），炙甘草10g，桂枝10g，当归10g，细辛3g，丹参30g，炙黄芪30g，生姜10片，大枣6枚。水煎服，日1剂，5剂。

1978年2月22日二诊：患者服上方3剂后，畏寒症状明显减轻，手足转暖，胸痛减轻，但仍时有心悸、胸闷，故在原方基础上加生龙牡各18g（先煎）以镇敛固摄。水煎服，日1剂，6剂。

患者服用上方6剂后症状消失，以益气、活血、通瘀之品善其后。

（刘如秀. 刘志明医案精解. 北京：人民卫生出版社，2010）

【诠解】 素体阳气不足，或心气不足发展为心阳亏虚，或寒湿饮邪损伤心阳，均可产生心肾阳虚。阳虚则生内寒，寒凝心脉，不通则痛，故见胸闷、心悸、胸痛，遇冷加剧；气短，动则更甚，乃阳气亏虚之象；阳气不达四肢，平时常觉形寒畏冷、手足不温，双下肢冷痛难耐；疾病发作时常冷汗淋漓，舌苔淡白，脉沉细无力，属阳虚欲脱之征。本案病机心肾阳虚，阴寒凝滞，治宜温通心肾，散寒通脉，方选当归四逆汤合参附龙牡汤以温通心肾、散寒通脉；加黄芪合当归补血；丹参祛瘀；加龙、牡顾护心肾之阳。

医案2（心肾阳虚水不化，枳实薤白桂枝汤）

周某，女，56岁。

1991年7月20日初诊。

主诉：胸痛反复发作4年，加重1月伴双下肢肿胀。

病史：患者近4年来，每因劳累或情绪改变则发心前区疼痛，每次历时3～5分钟，并感觉疼痛放射至背部及左前臂部，休息及含服硝酸甘油可缓解。曾多次在某医院查心电图，提示缺血性ST－T改变，并诊断为"冠心病，心绞痛"。近

1月来上述症状频频发作，每日心绞痛至少发作3~4次，同时伴有头晕、气短、疲乏无力、腰酸肢肿、心中痞满欲死等症，经多方医治，不能缓解，故求治于中医。就诊时见：重病容，面色略显苍白，四肢欠温，双下肢中度凹陷性水肿；舌质淡，边有齿痕，苔薄白，脉沉迟。血压125/85mmHg。

中医诊断：胸痹。

西医诊断：冠心病，心绞痛，重度心衰，心功能Ⅲ级。

辨证：心肾阳虚，水不化气。

治法：温阳化气，通阳宣痹。

处方：枳实薤白桂枝汤合瓜蒌薤白半夏汤加减，瓜蒌15g，薤白12g，半夏12g，枳壳9g，党参15g，生姜5g，橘皮12g，桂枝9g，厚朴9g，茯苓15g，当归12g，赤芍12g，菟丝子30g，补骨脂15g。水煎服，日1剂，7剂。

1991年8月18日二诊：服药1个月后，心绞痛发作次数明显减少，余症亦明显减轻；舌苔薄白，脉弦细。再投原方30剂。

1991年9月20日三诊：心绞痛基本消失，痞满欲死之症明显减轻，头晕、气短完全消失，精神及食欲明显好转，四肢转温，腿肿消失。为巩固疗效，原方再进15剂。之后复查心电图：ST-T基本恢复正常，病未再发。

（刘如秀. 刘志明医案精解. 北京：人民卫生出版社，2010）

【诠解】 本例患者每因劳累或情绪激动引胸痛，患病4年，有本虚的病因和现象。心肾阳虚，心气大亏，心阳衰微，气血运行无力而停滞，心脉失养、闭阻不通，故见胸痛、头晕、气短、疲乏无力、心中痞满欲死等症；阳虚失于温暖四肢脏腑，故见重病容，面色略显苍白，四肢欠温；肾阳虚致脾阳虚，不能运化水湿，水液停聚为患，故腰酸肢肿、双下肢中度凹陷性水肿；舌质淡，边有齿痕，苔薄白，脉沉迟为心肾阳虚之象。此例为胸痹心痛重症，可发展为"阴阳离决、精气乃绝"的危险阶段。治宜益气温阳化气，通阳宣痹，方投枳实薤白桂枝汤合瓜蒌薤白半夏汤加减，方中用药以瓜蒌、薤白、半夏通阳宣痹；桂枝温通心阳，配合生姜逐寒化饮；佐以菟丝子、补骨脂培补肾中元气。枳壳、橘皮、厚朴理气消胀；茯苓健脾渗湿；当归、赤芍养血活血；党参补益中气。此外，刘老在临床中对于阳虚甚者常加附子、肉桂大补肾阳之品；对于腿肿甚者常以车前子、白茅根配合使用，以期利水而不伤阴也。

心 脾 阳 虚

叶天士医案

（中阳虚弱发胸痹，温脾健胃除痰饮）

王三三　始于胸痹，六七年来发必呕吐甜水黄浊，七八日后渐安。自述病发秋月，意谓新凉天降，郁折生阳，甘味色黄，都因中焦脾胃主病。仿《内经》辛以胜甘论。脾胃阳虚。

半夏、淡干姜、杏仁、茯苓、厚朴、草蔻。

姜汁法丸。

（《临证指南医案》）

【诠解】案中患者病始发秋月，阴升阳降而胸痹，发则呕吐甜水黄浊。经曰辛入肺，甘入脾，色黄亦为脾之本色，抓住呕吐一症，故病在中焦脾胃阳气。治当温脾健胃，以化痰饮。药用半夏苦温燥湿，杏仁降肺胃之气化痰，与厚朴同用降逆止呕；茯苓健脾化湿；草蔻温运中焦，散寒理气；姜汁止冷除痰，破血调中。法丸则缓攻寒邪，温运中阳。

张伯臾医案

（心脾肾虚痰瘀阻，温补心脾化痰瘀）

关某某，男，60岁。门诊号：74/99060

一诊，1974年12月9日。

冠心病，左胸闷痛入夜痛甚，妨碍睡眠，畏寒口干，大便不实，脉虚弦迟，舌淡红，面色萎黄，头晕乏力气短。劳伤心气，浊阴上占清阳之位，气血流行失畅，治以强心利气活血。

熟附片 6g（先煎），太子参 12g，炒当归 18g，薤白头 6g，炒瓜蒌皮 9g，桂枝 3g，炙甘草 6g，红花 6g，沉香末 1.8g（分吞），朱茯苓 12g，煅牡蛎 30g（先煎）。七剂。

二诊，1974 年 12 月 16 日。

左胸闷痛较减，恶寒艰寐便软亦稍好转，气促稍平，脉弦小，舌淡红润，口干。仍守前法出入。

熟附片 9g（先煎），太子参 12g，炒当归 18g，莲子心 1.2g，桂枝 4.5g，薤白头 6g，炒瓜蒌皮 12g，炙甘草 6g，沉香末 1.8g（分吞），补骨脂 12g，煅牡蛎 30g（先煎）。十剂。

三诊，1974 年 12 月 26 日。

胸闷痛渐减，便软，日 3 次，动则气急，脉虚缓，舌苔薄白。拟温补心脾佐以理气。

熟附片 9g（先煎），党参 18g，炒白术 12g，炙甘草 6g，薤白头 6g，香附 9g，炒当归 12g，紫河车 6g，补骨脂 12g，杜红花 6g，制半夏 9g，砂仁 2.4g（后下）。十剂。

四诊，1975 年 1 月 23 日。

上方连服 2 次，左胸闷痛大为减轻，便软转干，每日 2 次，心电图检查恢复正常，脉迟缓，无结代，舌淡红，苔薄腻。心脏损伤渐复，气血流行得畅，脾运亦见好转，继以原法调理善后。

熟附片 9g（先煎），党参 18g，炒白术 12g，炙甘草 6g，薤白头 6g，麦冬 9g，炒当归 12g，紫河车 6g，仙鹤草 30g，炒枣仁 9g，砂仁 2.4g（后下）。十四剂。

（严世芸，郑平东，何立人．张伯臾医案．上海：上海科学技术出版社，2003）

【诠解】 现代医学之冠心病心绞痛属中医胸痹之范畴，其病位主在心。《灵枢·五邪》指出："邪在心，则病心痛。"

本例案为老年男性患者，阳虚阴寒内盛，痰瘀阴浊阻滞心脉，故以"胸闷痛，入夜痛甚，畏寒"为主诉来诊。胸阳不振，脾阳亦虚，故见面色萎黄，头晕乏力气短，大便不实；脉虚弦迟为肾气虚。证属心脾肾阳虚，痰瘀阻滞，心脉瘀阻，气机不畅，肾气不足。其病本在心脾肾，故治疗过程中通脉活血化痰基础上不忘补心脾肾以固本。方中用附子温肾散寒；太子参、当归补气养血；薤白、瓜蒌通阳宣痹化浊；桂枝、炙甘草温通心脉；红花、沉香行气活血；紫河车、补骨脂温肾补肾；党参、香附补气行气，取"气行血亦行"之意。本案以温补心脾肾的药物，贯串于治疗的始终，获得良效。

高辉远医案

（心脾阳虚心脉阻，理中桂枝甘草汤）

沈某，男，69 岁，干部。

1991 年 12 月 22 日初诊。旧有冠心病心绞痛 11 年而经常住院。本次因心绞痛频发 5 小时入院，每遇寒冷加重，时值隆冬季节屡发为甚，每次持续 1~8 分钟，痛时向左侧臂内放散，伴胸闷气短，心悸心慌，倦怠乏力，畏寒肢冷，面部及下肢轻度水肿，大便偏溏。舌胖淡紫，边齿痕，苔白润，脉缓偶结代。心电图提示：窦性心动过缓，心肌供血不足，ST 段下移 >0.1mm。高师辨析为心脾阳虚，血脉瘀阻之证，治拟温阳益气，养心健脾之法。

药用：党参 15g，黄芪 15g，白术 10g，连皮茯苓 15g，桂枝 10g，干姜 6g，菖蒲 10g，远志 10g，丹参 10g，陈皮 8g，炙甘草 5g。

服上方 12 剂后，胸闷心痛，心悸气短诸症略有减轻，再以原方增损，调治月余，胸闷心痛皆除，心悸乏力，畏寒肢冷不明显，大便正常，终以人参归脾丸巩固疗效。

（王发渭，于有山，薛长连，等. 高辉远验案精选. 北京：学苑出版社，2007）

【诠解】 本例患者罹病 11 年，人届七旬。脾阳不振，痰浊滋生，心阳不足，鼓动无力而血流不畅，心失所养，发为心绞痛。心脾阳虚，阳虚生内寒，故遇寒冷加重，此次隆冬季节屡发为甚。理中汤温中散寒，补气健脾，为温补脾胃，治疗脾胃虚寒之要方。方中用药干姜配党参，温补并行而以温为主；干姜配白术，温中燥湿为脾之所喜；党参配白术，补气燥湿，以助脾之运化；炙甘草益气补中。桂枝辛温，走而不守，能温通血脉，通阳化气，合甘草，又名桂枝甘草汤，能益心气，强心通阳；菖蒲、远志通心窍、安心神；丹参入血化瘀，古有"一味丹参，功同四物"之说；少佐陈皮理气行滞，使之补而勿壅。

周仲瑛医案

（心脾阳虚心脉瘀，理中合失笑散）

余某，男，62岁，干部。

1992年12月26日初诊。

冠心病胸痛1年余，加重3个月。3个月以来心胸疼痛阵作，日发数十次，发作时疼痛难支，伴有汗出，多于活动后发生，痛止后神疲乏力，平时胸闷不舒，胸膺隐痛，脘痞噫气，纳谷欠馨，大便溏薄，日行1～2次，面色偏黯，舌淡映紫，苔淡黄浊腻，脉细滑。证属心脾同病，中阳不足，胸阳不振，血行瘀滞。治宜标本兼顾，温理中焦，通阳宣痹，理气化瘀。

药用：党参10g，干姜5g，焦白术10g，炙甘草3g，桂枝6g，失笑散10g（包煎），红花10g，丹参15g，三棱10g，莪术10g，炒延胡索10g，九香虫10g，甘松10g。每日1剂，水煎服。连服7剂。

二诊（1993年1月4日）：药后胸痛大减，仅快步行走时小有发作，无汗出，脘痞噫气基本消除，纳谷有增，便溏改善而仍欠实。守方继进。上方改党参15g，干姜6g，桂枝10g，以增强温理中焦之功效。再服7剂后，病情日渐好转。原方稍事出入，服用近2个月后胸痛诸症消失，食纳复常，大便成形。

[袁园，过伟峰．周仲瑛教授从五脏辨治胸痹的经验．云南中医学院学报，2009，32（3）：47－49]

【诠解】 胸痹病常常影响及胃（包括脾），此谓心胃同病。由胸阳衰弱引起脾胃气的不足所致。而脾失运化，不能化生精微，以致内生痰浊，瘀阻血脉；且营卫、宗气亦无由生成，乃致宗气不足，宗气不足则使胸中阳气式微，不能贯注心脉，影响心脉之血液循环，进而血脉凝泣不通。脉不通则心虚，心虚则胸中冷，胸中冷则膈气虚，膈气虚则胃阳微，胃阳微致脾胃虚弱无能。

本例患者有冠心病病史，以心胸疼痛阵作、伴有汗出为主症，痛后神疲乏力，此为心阳不足，心脉气滞血瘀的胸痹病证；脘痞噫气，纳谷欠馨，大便溏薄，为脾阳虚弱，运化失权，胃气郁滞所致；面色偏黯，舌淡映紫，舌苔淡黄浊腻，提示痰瘀痹阻。本案病机为心脾同病，心病者心阳不振，心脉瘀滞；脾病者中阳不足，脾胃虚弱。方选理中汤为主配以失笑散加减。方中干姜配党参，温补并行而以温为主；干姜配白术，温中燥湿为脾之所喜；党参配白术，补气燥湿，以助脾之运化。使中焦之寒得辛温而去，中焦之虚得甘补而复。桂枝辛温，走而不守，能温通血脉，通阳化气，合甘草，又名桂枝甘草汤，能益心气，强心通阳；配以失笑散、红花、丹参、三棱、莪术等理气活血；九香虫、甘松、炒玄胡均为辛温行气止痛之品。

阳 虚 痰 瘀

邓铁涛医案

（心阳虚痰瘀闭阻，温胆汤加高丽参）

奇某（英国人），男，48岁。

1972年9月1日初诊。患者到达广州后第2天，到各处参观访问，甚为劳累。入院前1小时，于大便过程中突感心前区压榨痛，放射至双上臂，疼痛持续不减，冒冷汗，面色苍灰，无发绀，神倦，神志清楚，无恶心呕吐。有眼底动脉硬化、胆固醇较高病史，但无心绞痛史，有溃疡病史。白细胞$16.9 \times 10^9/L$，血沉106mm/h，血清谷草转氨酶140U/L，血清胆固醇260mg%。胸部透视：主动脉心型，双肺清晰。心电图示：急性后壁心肌梗死。

西医诊断：冠状动脉硬化性心脏病；急性后壁心肌梗死，伴再发急性前侧壁心肌梗死；阵发性室性期前收缩伴三联律。次日请中医会诊。

诊查：症见心前区隐痛，咳嗽，痰多，口干喜热饮，面色苍白，脉缓滑，舌有裂纹，质嫩有瘀点，苔白滑。

辨证：胸痹，属心阳虚，痰瘀闭阻。

治法：补心气、祛瘀逐痰。

处方：以温胆汤加高丽参、田七末。竹茹10g，法夏10g，枳壳6g，云茯苓15g，橘红6g，炙甘草5g，田七末（分2次冲服）3g，高丽参（另炖服）6g。

二诊：入院第3天伴再发急性前侧壁心肌梗死，呈心源性休克前期状态。症见左胸疼痛，表情痛苦，面色苍白，大汗淋漓，四肢逆冷，恶风毛竖，脉微弱，舌黯滞有瘀点，舌中有少许灰白苔。为心阴心阳两虚，痰瘀闭阻。拟补心气，养心阴，活血除痰法。予四君子汤合生脉散、失笑散加减。

处方：西洋参（另炖）15g，麦冬6g，五味子10g，橘红5g，云茯苓10g，炙甘草6g，火麻仁12g，扁豆花10g，枳壳5g，田七末（冲）3g，蒲黄10g，五灵脂10g。连服3天。3天后去火麻仁、扁豆花，加高丽参（另炖）6g。

三诊：住院第9天，病情好转，脉弦数，较前稍有力，舌质尚黯（但较前转鲜），中有厚浊苔。上方去枳壳，加竹茹10g、酸枣仁12g、法夏6g，连服近1个月。

此后进入恢复期，诸症好转，自觉无不适，精神、食欲亦好，二便如常，脉缓，间有结象，舌质红润，仍有少许裂纹，苔薄白。治以补气健脾，佐以除痰导滞。

处方：高丽参10g（另炖），白术15g，云茯苓12g，炙甘草6g，黄芪15g，枳壳5g，怀山药18g，桔梗10g，鸡内金10g。

上方药连服约1个月后出院。1年后患者爱人来院表示感谢，并谓患者出院后情况一直良好。

（邱仕君．邓铁涛医案与研究．北京：人民卫生出版社，2004）

【诠解】 现代医学认为冠心病是由于脂质代谢异常，导致冠状动脉损伤、脂质沉着、粥样斑块形成，使冠状动脉狭窄，心肌供血不足而出现的一组症候群。中医认为，本病属胸痹范畴，多因痰、虚、瘀而致本病发生。冠心病早期以痰为常见，而中后期则以瘀为多。因为冠心病好发于中老年人，年高之人，脏腑功能减退，阴阳气血失调，加之六淫七情的影响，导致肾气虚，脾失温煦，运化失调，变生湿浊痰饮，浸淫脉道，心脉瘀滞，不通则痛而致心绞痛的发生。

本案患者有"眼底动脉硬化、胆固醇较高病史"，劳累引发急性心肌梗死，属中医的"真心痛"，病情危重，治疗本病要特别注意防"脱"防"厥"。本案患者出现胸痛持续不减，冒冷汗，面色苍灰，神倦症状，故始终以高丽参大补元气，防"脱"防"厥"；方中以人参健脾益气；以半夏、茯苓、竹茹、橘红燥湿化痰；枳壳降气以利痰下行；田七活血通脉而止痛；上述药物相伍配用。

中 阳 不 足

李中梓医案

（阳虚饮停致胸痹，温阳化饮理气痉）

赵。脉缓胸痹，阳气不舒。用苓桂术甘汤加砂仁壳，数服效。

（《类证治裁》）

【诠解】《濒湖脉学·缓》篇曰："缓脉在卦为坤，在时为四季，在人为脾……缓脉营衰卫有余，或风或湿或脾虚。"时珍将缓脉归属阴脉，脾多以阳亏虚而见缓脉。胸痹者，仲景以"阳微阴弦"立论，多由胸阳不振，浊阴上逆所致。《类证治裁·胸痹论治》曰："胸痹，胸中阳微不运，久则阴乘阳位而为痹结也。其症胸满喘息，短气不利，痛引心背，由胸中阳气不舒，浊阴得以上逆，而阻其升降，甚则气结咳唾，胸痛彻背。夫诸阳受气于胸中，必胸次空旷，而后清气转运，布息展舒。……大约阳微者用甘温，苓桂术甘汤。阴凝者用温通，理中汤。饮逆者用辛泄，吴茱萸汤。痞阻者用辛滑，瓜蒌薤白半夏汤。"

本案仅载"脉缓胸痹，阳气不舒"，用苓桂术甘汤加砂仁壳治之，以方测证，当知患者可见喘息咳唾，胸背痛，痛而喜按喜暖，头眩短气，纳差食少等症。方用苓桂术甘汤温阳化饮，降逆止痛；佐以砂仁壳清轻走上，温中化湿，理气开胃。

刘渡舟医案

医案1（中阳不足水凌心，首选苓桂术甘汤）

陆某某，男，42岁。

　　形体肥胖，患有冠心病心肌梗死而住院，抢治两月有余，未见功效。现症：心胸疼痛，心悸气短，多在夜晚发作。每当发作之时，自觉有气上冲咽喉，顿感气息窒塞，有时憋气而周身出冷汗，有死亡来临之感。颈旁之血脉又随气上冲、心悸而胀痛不休。视其舌水滑欲滴，切其脉沉弦，偶见结象。刘老辨为水气凌心，心阳受阻，血脉不利之水心病。

　　处方：茯苓30g，桂枝12g，白术10g，炙甘草10g。

　　此方服三剂，气冲得平，心神得安，心悸、胸痛及颈脉胀痛诸症明显减轻。但脉仍带结，犹显露出畏寒肢冷等阳虚见证。乃于上方加附子9g，肉桂6g以复心肾阳气。服三剂手足转温，而不恶寒。然心悸气短犹未全瘳，再于上方中加党参、五味子各10g，以补心肺脉络之气。连服六剂，诸症皆瘳。

　　（陈明，刘燕华，李方．刘渡舟验案精选．北京：学苑出版社，2006）

　　【诠解】　本案冠心病为水气上冲之所致，刘老名之谓"水心病"。总由心、脾、肾阳虚，水不化气而内停，成痰成饮，上凌无制为患。刘老辨识水气上冲之"水心病"：①有水气上冲之候。病人自觉有一股气从心下上冲胸咽。②胸满，夜间为甚，遇寒加重，多伴有咽喉不利，如物梗阻。③心悸，多发于晨起、夜卧、饮食之后，或伴有左侧颈部血脉胀痛。④短气。表现为动则胸闷发憋，呼吸不利，甚则冷汗自出。治疗首选苓桂术甘汤。方中一诊用苓桂术甘汤（《伤寒论》），此方有温化痰饮，健脾利湿之功，《金匮要略》云："病痰饮者，当以温药和之。"故治宜温化痰湿。方中应用茯苓健脾渗湿利水为君药；桂枝温阳化气，既可温阳以化饮，又能化气以利水，且平冲降逆为臣药；湿源于脾，故佐以白术健脾燥湿；甘草调和诸药。诸药合用，共奏健脾渗湿，温化痰饮之功。全方温而不热，利而不峻，实为痰饮之和剂。二诊加附子、肉桂以复心肾阳气。三诊方中加党参、五味子，以补心肺脉络之气。

医案2（心阳虚寒水上冲，苓桂术甘汤先行）

钱某某，女，66岁，内蒙古人。

1995年4月26日初诊。

患高血压性冠心病16年之久，一直用中、西药治疗，曾服复方降压片、降压灵、复方丹参片等，血压不稳，旋降即升，测血压 160/100mmHg。近一年病情加重，头目眩晕，心悸，胸闷，背部酸沉，少寐，口干，手足时发震颤，最为奇者，舌麻为甚，五味不辨。视其舌大而偏红，舌苔白滑，脉沉。辨为心阳虚弱，水寒之邪上冲之证，治用苓桂术甘汤：

茯苓 30g，桂枝 12g，白术 10g，炙甘草 10g。

服十四剂药后，胸闷、心悸、背沉减轻。然患者之舌麻反甚。血压因舌麻旋即升高，头眩、失眠、心悸、口干、手足瞤动亦随舌麻而加重。再视其舌红而少苔，脉沉细无力。细辨此证，前按阳虚水气上冲而反加重，今舌红少苔，脉来沉细，呈现阴虚而有手厥阴风火上燔之势，此阴虚风动也，治以滋阴潜阳熄风为急，疏方：

麦冬 30g，白芍 30g，酸枣仁 30g，生地 20g，炙甘草 14g，龟板 12g（先煎），牡蛎 30g（先煎），鳖甲 16g（先煎），阿胶 10g（烊化），太子参 20g，桂枝 3g，五味子 10g。

此方服后，症状大为减轻。又照上方自进 7 剂，舌麻已愈其半，大便爽，心悸、失眠、口干、掉眩诸症皆减。舌麻多在凌晨感觉明显。"晨起而发者，阳动而阴未济也"，仍守上方，继服 30 余剂，舌麻一症痊愈。血压 120/80mmHg，冠心病亦得到控制，随用羚羊钩藤汤与黄连阿胶汤交替服之，以善其后。

（陈明，刘燕华，李方 . 刘渡舟验案精选 . 北京：学苑出版社，2006）

【诠解】 本例患者症见头目眩晕，心悸，胸闷，背部酸沉为心阳不足，水饮上逆而致；舌苔白滑，脉沉为阳虚水泛之象。故一诊方中投温化痰饮，健脾利湿的苓桂术甘汤。二诊因患者舌麻反甚。伴手足瞤动，舌红而少苔，脉沉细无力，为厥阴阴虚不能涵养肝木，水不制火，阴不潜阳而风阳发动之象，治当以滋阴潜阳熄风为法，乃用吴鞠通"三甲复脉汤"加味，用"复脉汤"滋阴养血，加"三甲"潜阳熄风。

胃中停饮

叶天士医案

（心脾阳虚致胸痹，温阳健脾化痰饮）

华　阳气微弱，胸痹。

苓桂术甘汤。

（《临证指南医案》）

【诠解】　案中仅提阳气微弱，而致胸痹，直述病机。然以方测证，乃心脾阳虚，健运失职，而致水饮不化，上冲心胸而阻碍气机，遂发胸痹，当有心下胀满且有气向上冲逆、气短、心悸等症。遂施以苓桂术甘汤，温补心脾，化饮降逆。

刘渡舟医案

（胃中停饮心下悸，苓桂术甘汤加减）

闫某某，男，26 岁。

患心下筑筑然动悸不安，腹诊有振水音与上腹悸动。三五日必发作一次腹泻，泻下如水，清冷无臭味，泻后心下之悸动减轻。问其饮食、小便，尚可。舌苔白滑少津，脉象弦。辨为胃中饮不化，与气相搏的水悸病证。若胃中水饮顺流而下趋于肠道，则作腹泻，泻后胃饮稍减，故心下悸动随之减轻。然去而旋生，转日又见悸动。当温中化饮为治，疏方：

茯苓 24g，生姜 24g，桂枝 10g，炙甘草 6g。

药服 3 剂，小便增多，而心下之悸明显减少。再进 3 剂，诸症得安。自此之后，未再复发。

（陈明，刘燕华，李方．刘渡舟验案精选．北京：学苑出版社，2006 年）

【诠解】 本例患者心下动悸不安，为水气凌心所致；腹诊有振水音与上腹悸动，腹泻，泻下如水，清冷无臭味，为水饮停于肠间；本案脉证，主胃中停饮无疑，投以茯苓甘草汤温胃化饮获效。本方为苓桂术甘汤去白术加生姜而成。方中应用茯苓健脾渗湿利水；桂枝温阳化气，既可温阳以化饮，又能化气以利水，且平冲降逆；甘草调和诸药。按刘老的经验，生姜为本方治疗主药，剂量一定要大，起码是 15g 以上。生姜有健胃化饮行水之功，用于水饮停胃，与气相搏，阻碍气机与阳气所致的"厥而心下悸"之证，甚为切中，故病重者亦可改之用生姜汁冲服。

气血不足

王泰林医案

（气血不足心胸胀，益气养血除痰湿）

吴 气血两虚，心跳头眩。肝郁不舒，胸中痞胀。用景岳逍遥饮参入丹溪左金丸。

大熟地、香附、当归、陈皮、白芍、茯神、枣仁、砂仁、白术、吴萸炒川连。

渊 【诠解】 熟地恐碍膈。头眩属痰阻中脘最多。

（《王旭高临证医案》）

【诠解】 案言气血两虚，心跳头眩，当为气血不足，脏腑、官窍失养所致心悸头晕之症；肝藏血而为血府，肝得血养则疏泄正常，若阴血亏虚，血府不得充盈，则肝之疏泄不及，可致气机郁滞，症见胸中痞胀，纳呆食少而神疲。故当滋阴养血，益气温运。气血畅达，津液得运则痰湿渐去也。虽曰滋阴养血有碍湿助痰之虞，且头眩多为痰阻中脘，殊不知气血亏虚则脏腑失养，运化失职亦可致水湿痰饮内停；痰阻中脘虽可致头眩，但头眩虚实皆可导致，并非定为痰阻中脘。故投景岳逍遥饮参入丹溪左金丸。药用大熟地、当归、白芍、枣仁、茯神滋养心肝之阴，养血安神；香附、陈皮、砂仁、白术健脾疏肝，理气解郁；吴萸炒川连则可疏肝和胃，畅达气机。纵观全方，以大队滋阴养血之品与行气通达之品同用，补养不滋腻，辛散不伤正。

章次公医案

（胸闷心悸因气血，炙甘草汤加味宜）

闵　男

平卧数小时即欲起坐，否则胸闷、心悸不可耐，反复发作，通宵为之不宁。此唯心脏病有之，非静养不为功，且非旦夕可期其效。

炙草6g，上安桂1.2g，大麦冬9g，炒枣仁9g，潞党参9g，干姜2.4g，干地黄18g，阿胶珠12g。

（朱良春．章次公医案．江苏：江苏科学技术出版社．1980年）

【诠解】 张仲景用炙甘草汤治"脉结代，心动悸"。炙甘草汤（药物组成：炙甘草、生姜、桂枝、人参、生地黄、阿胶、麦冬、麻仁、大枣），有滋阴养血，益气温阳，复脉止悸之功，主治阴血不足，阳气虚弱证的脉结代，心动悸，虚羸少气，舌光少苔，或质干而瘦小之症。

此案见症与炙甘草汤证近似，所以用该方去大枣、麻仁，加枣仁，并以肉桂易桂枝，干姜易生姜，以滋养阴血，温中通阳，宁心安神。

裘沛然医案

（气血不足肾阳虚，补气血益肾活血）

吴某，男，44岁。

就诊日期：1993年10月21日。

主诉：心悸、胸闷两年余，加重已有1月。

病史：两年半前，患者因胸闷、心悸、气短而去医院就诊，经心电图检查，诊断为"冠心病"、"房室传导阻滞"，经中西医治疗，疗效不显，去岁春季又出现腰酸乏力及全身浮肿，尿常规发现蛋白尿＋＋＋，诊断为"慢性肾炎"，虽经治疗，但尿蛋白始终在＋＋～＋＋＋之间，尿红细胞＋，尿白细胞6～7/HP。

初诊：面色苍白，头晕耳鸣，心悸频作，胸闷气急明显，神疲乏力，动则汗出，腰酸腰痛，胃纳不佳，睡眠欠佳。苔薄腻，脉象细而促急。气阳不足，阴血亏耗，血行不畅，肾阳虚弱。治当益心气、通心阳，滋养阴血，活血益肾。

处方：红参6g，川桂枝20g，炙甘草24g，寸麦冬15g，干地黄30g，丹参24g，白茯苓15g，西红花1.5g，川黄连9g，淫羊藿18g，阿胶（另烊、冲）9g，党参24g，生黄芪30g，制半夏15g，生姜3g，红枣5枚。14剂。

复诊：患者服药1周后，心悸、胸闷，气急见减，精神振作。服药2周，病人心悸、胸闷气短已明显减轻。尿常规检查：蛋白＋，红、白细胞少量。苔薄，脉细带数。再以前方加川黄柏18g，土茯苓30g，再服14剂。

三诊：患者心悸、胸闷等均除，胃纳已佳，精神也振。心电图检查已正常，尿常规检查：蛋白微量，红、白细胞消失。病人恢复正常工作。

四诊：尿检已全部正常，前述诸症悉除，乃以前方再服2周以巩固之。半年后随访未见复发。

（裘沛然. 裘沛然医论医案集. 北京：人民卫生出版社，2011年）

【诠解】 宗气内虚，进一步则损及阳气，久则下损肾之元阳，而致心、肾阳气虚衰。心阳衰则鼓动无力，不足以运行血脉，故见心悸，胸闷；肾虚不能纳气，故见气急明显；面色苍白，头晕耳鸣，神疲乏力，腰酸腰痛等一派肾虚见症。肾阳为一身阳气之根本，故治之宜以温补肾阳为主，肾之元阳充足，则心阳自然振奋。胸痹证见肾阳虚者，往往肾阴亦虚，而呈阴阳两虚之候，治之应扶阳养阴并举。方中红参、党参、黄芪、炙甘草大补心气，与桂枝相配而相得益彰；麦冬、地黄、阿胶滋养阴血；丹参、红花活血通脉；川黄连清心宁神以助眠，茯苓、半夏健脾渗湿和中；淫羊藿益肾温阳；生姜、大枣调和营卫，并以和中；二诊时加黄柏、土茯苓清热利湿解毒。

张镜人医案

（气血不足心脉瘀，自拟四参饮加减）

杨某，男，56岁。

初诊：1991年6月3日。

主诉：心悸，心前区疼痛加重2周。

病史：数月前心前区压榨样疼痛，在当地医院拟诊"冠心病，急性心肌梗死"，住院治疗后症状缓解。此次 2 周前发热，寒战，咳嗽，心悸加重。X 线检查提示右下肺炎。目前经用抗生素治疗，热退咳减，X 线复查右下肺炎已有吸收。但胸闷心悸较明显，心前区疼痛，动辄气粗，夜寐少安，用抗心律紊乱等药物，效果尚不满意，乃请会诊。

舌脉：舌质红，苔少，脉细弦而结。

检查：心电图示：陈旧性下壁心肌梗死，心律失常，频繁室性早搏。体检闻及早搏 10 余次/分。

西医诊断：冠心病，陈旧性心肌梗死，心律失常（室性早搏），右下肺炎（吸收期）。

中医诊断：胸痹，心悸。

辨证：气血不足，瘀滞心脉，心神失养。

治法：养心理气，佐以安神。

方药：丹参 15g，孩儿参 9g，川石斛 9g，赤芍、白芍各 9g，水炙甘草 3g，生香附 9g，广郁金 9g，砂仁 1.5g（后下），水炙远志 3g，茺蔚子 9g，生蒲黄 9g（包），炙延胡 9g，淮小麦 30g，夜交藤 30g，抱茯神 9g，苦参片 5g，香谷芽 12g，炒六曲 9g。7 剂。

二诊：6 月 10 日。

心前区疼痛已见轻减，夜寐略安，口干，脉细时见结象，舌苔薄中有裂纹。前法续进。

处方：上方去川石斛、茺蔚子、淮小麦，加炒枣仁 5g，南沙参 9g，苦参改 9g。14 剂。

随访：药后胸闷心悸明显好转，早搏约每分钟 3 次，一般情况较好，出院继续随访治疗。

[张镜人. 张镜人. 国医大师卷·中国百年百名中医临床家丛书. 北京：中国中医药出版社，2011]

【诠解】 心肺同居胸中，肺主气而心主血，气血贯通，心肺相关，上焦宗气亏虚，常见气阴两虚之证，气虚无力行血而血滞，阴虚营血不足而心失所养；

或由中气素虚，痰浊内生，上犯心肺，使胸中气机壅滞，痹阻胸阳，肺气不畅，心血瘀阻，发为胸痹心痛。本例患者胸闷心悸明显，心前区疼痛，动辄气粗，夜寐少安，舌质红，苔少，脉细弦而结。辨证为气血不足，瘀滞心脉，心神失养，治以益气养阴，理气活血，心肺同调。方中张老先生自拟方"四参饮"（药物组成：丹参、孩儿参、南沙参、苦参）加减，方中丹参有"一味丹参散，功同四物汤"之意，故以其调心血，且苦能降泄，微寒清肝，有除烦安神之效。张老补益脾胃之气善用孩儿参，不主张过早使用生晒参，恐壅塞气机反增胸闷之患。《饮片新参》谓孩儿参有"补脾肺之气，止汗生津，定虚悸"之功效，对心气不足者，用孩儿参既可健脾益气，又能止汗生津护及心阴，似较党参及生晒参更为适宜。南沙参滋润上焦之阴分，兼有清热祛痰之力。苦参有"专治心经之火，与黄连功用相近"，近代药理证实其具有抗心律失常之作用。延胡、香附、郁金、砂仁理气开郁；远志、夜交藤、茯神、淮小麦安神；茺蔚子、生蒲黄活血；谷芽、六曲消食导滞。

路志正医案

（心营虚心神失养，益气养血安心神）

韩某某，女，51 岁。

1992 年 8 月 21 日初诊。

自述患冠心病 6 年余，常感胸闷、心悸、阵发胸前区隐痛，每日均发 2～3 次，每次均持续 3～5 分钟，常服复方丹参片、苏合香丸、速效救心丸维持。现症见胸闷痛、心悸易惊、头晕倦怠、面色萎黄、神疲不振。舌质暗淡而小，苔薄白，脉沉细偶有结，伴失眠纳少。证属心营亏虚，神失所养。治宜益气健脾，养血安神。药用：

太子参 15g，麦门冬 10g，莲子肉 10g，炒山药 15g，炒白术 10g，茯苓 15g，炒枣仁 15g，广木香 9g，炒枳实 l0g，炙甘草 6g，柏子仁 15g。每日 1 剂，水煎服。

7 剂服毕复诊：述服 6 剂后胸闷、心悸、失眠等症状明显好转，舌脉同前。

药已中病，守法守方去枳实加枳壳、当归，服20剂再诊。

9月18日又诊：胸闷痛未作，精神振作，面色红润，头晕失眠消除，舌淡红，脉沉弱。病已向愈，改归脾丸巩固疗效。

[孙建国，张守林. 路志正从脾论治胸痹集萃. 实用中医内科杂志，2008，22（7）：15－16]

【诠解】脾胃为后天之本，气血生化之源。足太阴脾经有支脉"注心中"。气血旺盛，上奉于心，心得其养，才能心气充足，血脉通畅，心神安定。本例患者症见胸闷痛、心悸易惊、头晕倦怠、面色萎黄、神疲不振、舌质暗淡而小、苔薄白、脉沉细偶有结，伴失眠纳少，是因脾胃不足，运化无力，心脉不畅，心神失养所致，证属心营亏虚，神失所养，治宜益气健脾，养血安神。方中用药太子参、麦门冬养心阴益心气；炙甘草、莲子、山药、白术、茯苓健脾补气；枣仁、柏子仁养心安神；木香、枳实理气与健脾补气同用，有补气行气的作用，"气行血亦行"。病已向愈，改归脾丸巩固疗效，本案从脾入手治疗胸痹。

高辉远医案
（心气不足心失养，养心定志汤加减）

张某，男，61岁，干部。

1992年4月3日初诊。

心前区憋闷疼痛1年余，伴心悸气短、早搏、失眠烦躁、恐惧，每于劳累或情绪波动即心绞痛发作频繁，其痛放散左肩臂，每次持续2～5分钟，发作时经含服硝酸甘油片始可缓解。去年曾在当地医院做心电图提示：冠心病心绞痛。故特来高师处诊治，观其舌质淡暗，苔薄白，诊得脉细弦偶结代。此为心气不足，心失所养，神不守舍，治宜益气养心，安神定志。自拟养心定志汤加减。

药用太子参10g，茯苓10g，菖蒲10g，远志10g，麦冬10g，小麦10g，丹参10g，龙骨15g，五味子6g，炙甘草5g，大枣5枚。

连投12剂，精神较前好转，诸症明显减轻，惟感易乏，偶有早搏，寐差，舌质淡暗，苔薄白，脉细弦偶结代，再拟原方加酸枣仁10g，又服用月余，心绞痛未再复发，心律复常，余症改善。复查心电图报告：大致正常心电图。嘱停汤剂，改用天王补心丹、愈风宁心片调理巩固。

（王发渭，于有山，薛长连，等．高辉远验案精选．北京：学苑出版社，2007 年）

【诠解】冠心病是一种老年性由"损"所致的"虚"，常表现为心阳不足，心气虚弱，心阴失养，心神不宁。高老先生的观点是以治本为要，按照辨证论治的原则着重"补心阳"，"益心气"，"养心阴"，"定心志"为主，创拟了治疗冠心病的经验新方"养心定志汤"（组成：太子参 15g，茯苓 10g，菖蒲 10g，远志 10g，丹参 10g，桂枝 8g，炙甘草 5g，麦冬 10g，川芎 10g，五味子 6g，延胡 10g，龙骨 15g），本方根据《千金方》定志丸、《伤寒论》桂枝甘草汤、《内外伤辨惑论》生脉散加味而成。方中太子参益心气；茯苓调心脾；菖蒲、远志通心窍以定心志；龙骨安心神；桂枝、甘草辛甘化阳以补心阳；麦冬、五味子酸甘化阴以养心阴；丹参、川芎、延胡活血理气止痛。全方共奏益心气，补心阳，养心阴，定心志之功效。再加丹参、川芎，延胡活血理气止痛，以起治标之作用。本例偏于心志不宁，故去桂、芎、延胡，加入枣仁、小麦增其养心安神之力。全方合用，心气得补，心阴得养，心神得安，故心痛缓解，心脉转复，而获良效。

张镜人医案

（冠心病心血不足，炙甘草汤二至丸）

虞某，男，52 岁。

初诊：1975 年 4 月 3 日。

病史：1969 年起发现有早搏。近年来早搏增加，曾多次住院，此次 3 月 28 日刚从市某医院出院。目前仍时感阵发性心悸，头晕，目糊，严重时有飘浮感，肢体麻木，关节酸楚，胸闷。舌质淡，苔薄腻，脉细略有间歇。

检查：血压 150/90～140/84mmHg，胆固醇 191.5mg%，甘油三酯 189mg%，脂蛋白 760mg%，肝功能正常，肾功能：肌酐 1.15mg%，尿素氮 19.7mg%。心电图示：偶见插入性室性早搏。

西医诊断：冠心病，心律失常。

中医诊断：心悸

辨证：心血不足，心阳不振。

治法：补心血，益心阳，和络脉。

方药：熟附块 9g，丹参 12g，炒当归 9g，炒党参 9g，清炙草 6g，赤白芍各 9g，炒生地 12g，麦冬 9g，五味子 3g，茶树根 15g，炙远志 3g，淮小麦 30g，炒桑枝 12g，广郁金 9g，二至丸 12g（包）。

二诊：6 月 19 日。

药后症情时好时差，近日早搏较频，有时呈二联律，心前区隐痛，神疲乏力，胸闷，肢麻，脉细代，舌质淡，苔薄腻，拟再宗前法。

处方：丹参 12g，熟附块 5g，川桂枝 6g，清炙草 6g，赤白芍各 9g，阿胶 5g（烊冲），炒生地 12g，大麦冬 9g，炙远志 5g，炒党参 9g，制黄精 9g，茶树根 15g，炒枣仁 5g，生龙牡各 15g（先煎），淮小麦 30g，二至丸 12g（包）。

随访：加减服用经年，心悸渐减。

三诊：1979 年 6 月 14 日偶有早搏，气促，近日血压偏高：160/100 ～ 110mmHg，感头晕口干，脉细滑，苔薄腻，拟养心安神，佐以平肝。

处方：孩儿参 12g，南沙参 9g，苦参片 9g，赤白芍各 9g，生白术 9g，生香附 9g，砂仁 3g（后下），泽泻 9g，淮小麦 30g，清炙草 3g，生槐花 15g，杞子 9g，钩藤 9g（后下），生石决明 15g（先煎）。

另：丹参片 1 瓶，补心丹 1 瓶。

随访：以后加减服药，数年来症情稳定。

[张镜人. 张镜人. 国医大师卷·中国百年百名中医临床家丛书. 北京：中国中医药出版社，2011]

【诠解】 本例患者心血不足，导致心气亏损，故见胸闷，心悸；肝藏血，开窍于目，血虚故见目糊；脑为髓海，精血同源，血虚精亦不足，脑髓空虚，故见头晕，严重时有飘浮感；血虚失养，故见肢体麻木，关节酸楚。舌质淡，苔薄腻，脉细略有间歇，为血脉涩滞之象。本案辨证为心血不足，心阳不振，治以益心阳，养心血，和络脉。投以炙甘草汤合二至丸、附子、黄精、五味子等调补阴阳。方中药用炙甘草、党参补心气；当归、赤白芍、麦冬、生地黄、丹参养心阴，活血通络；附子益心阳，附子得生地黄、麦冬、丹参之甘寒亦不致辛燥。五味子敛阴安神；远志、淮小麦安神；郁金理气活血；二至丸补肝肾之阴；桑枝通络；茶树根治心律失常。二诊加龙牡潜镇宁心；阿胶补心血；桂枝温通心脉。用药特点为阿胶大补心血，然阴柔之品易于滋腻而伤阳，故佐以桂枝、远志以温通，则阴柔之品不致呆腻。而桂枝、远志得生地黄、麦冬之甘寒亦不致辛燥。数年后再诊，其时患者气阴不足，肝木偏旺，则为阳复之后转为阴虚；此乃阴阳转化之象，治疗当去温补之品，而从益气养阴，平肝宁心论治。

方和谦医案

医案1（气血不足心脉阻，自拟"滋补汤"加减）

患者赵某，女，56岁。

2003年2月20日初诊。

初诊：患者经常背部疼痛，反复发作，疼痛于劳累后加重。近1周来，患者自觉背痛加重，伴有寒凉感，加衣被而疼痛不缓解，胸满闷，大便黏滞不畅，无咳喘病史。心电图示：ST－T改变。舌洁，脉平缓。

证属：气血不足，胸阳不振，血脉瘀阻。

治法：益气养阴，通阳化瘀。滋补汤化裁。

拟方：党参9g，茯苓9g，白术9g，炙甘草6g，当归9g，熟地9g，白芍9g，官桂3g，陈皮9g，木香3g，大枣4个，桑寄生12g，川断10g，生薏苡仁15g，宣木瓜10g，枸杞子10g，麦冬10g。10剂，水煎服，每日1剂。服3天停1天。

复诊：患者诉药后背部疼痛明显好转，大便黏。舌洁，脉平缓。效不更方，继服12剂，水煎服，每日1剂。服3天停1天。

[方和谦.方和谦·国医大师卷·中国百年百名中医临床家丛书.北京：中国中医药出版社]

【**诠解**】 本例患者背部疼痛于劳累后加重，有本虚的表现；伴有寒凉感，加衣被不缓解，胸闷为心阳不足，胸阳不振，阳虚阴盛；脾失健运，故见大便黏滞不畅。中医辨证为气血不足，胸阳不振，血脉瘀阻，治以益气养阴，通阳化瘀，方投方老自拟方"滋补汤"（药物组成：党参、白术、茯苓、甘草、熟地黄、白芍药、当归、官桂、陈皮、木香、大枣）加减。方中用药党参益气以补心；当归温润助心血；苓、术、草、枣健脾益气以和中，培补后天之本；熟地、白芍滋阴补肾以填精，精血互生以涵肝木，木得血养而不枯，更助后天；佐入官桂、陈皮、木香，以调上、中、下三焦，纳气归元。加用桑寄生、川续断、枸杞子，补益肾气，增加肾阳的温煦能力；用生薏苡仁、宣木瓜，化湿通络、宣痹止痛；麦冬养阴生津，以防止补肾养血之药物的燥热。

医案2（心气虚血脉不畅，自拟"滋补汤"加减）

夏某某，女，63岁。

因冠心病史10余年，反复发作来诊。

见症：胸闷胸痛，气短乏力，心慌心悸，尤以活动后明显加重，易汗，下肢浮肿，舌淡，脉虚细不齐。诊为心气大虚，血脉不畅。以"滋补汤"（党参、白术、茯苓、甘草、熟地黄、白芍药、当归、官桂、陈皮、木香、大枣）加黄芪、丹参、麦冬、五味子。服药月余，诸症悉减，可以外出活动。

【诠解】心主血脉有赖于心气推动和心血充盈，若心气不足则血行不畅，可见胸闷、胸痛；心血亏损则心失所养，心脉不充，可见脉律不整。

"滋补汤"是方老为冠心病气血两虚的病证而设的自拟方，药物组成：党参、白术、茯苓、甘草、熟地黄、白芍药、当归、官桂、陈皮、木香、大枣，主要由四君子汤与四物汤加减化裁组成，方老在此二方基础上去川芎，加官桂、陈皮、木香、大枣四味，使其既保留助阳补气养血和营之功，又加重了培补疏利之力，从而拓宽了补益剂的用途。方中党参甘温益气以补心；当归辛甘温润助心血；苓、术、草、枣健脾益气以和中，培补后天之本；熟地、白芍滋阴补肾以填精，精血互生以涵肝木，木得血养而不枯，更助后天；佐入官桂、陈皮、木香，以调上、中、下三焦，纳气归元。这样就可获其补而不滞、滋而不腻、上下通达、气血得资之效。上述特点使"滋补汤"成为气血兼顾，心、肝、脾、肾同治的有效方剂。

本案中患者用"滋养汤"气血双补，再加入益气活血之品，共疗胸痛心慌之症。

李振华医案

（气血虚胸闷心悸，炙甘草汤加减宜）

李某，男，50 岁。

于 1991 年 8 月 8 日来诊。

主诉：胸闷、心悸 4 年余。

病史：1987 年始出现胸闷、心慌、气短。心电图提示：心脏后壁供血不足，后壁陈旧性梗死；窦性心动过缓，左室高电压，左心室肥大等。经湖北医学院，河南医科大学第一、第二附属医院，北京阜外医院检查，初步诊断为冠心病。经治疗疗效不佳，病情时轻时重。现胸闷，心慌，气短，心前区不时出现阵发性疼痛，多在上午八九点及下午发作。全身乏力，嗜睡，食欲尚好，二便正常。舌体胖，边有齿痕，舌质淡红，苔薄白，脉沉迟。

中医诊断：胸痹（气血双亏，心阳不振）。

西医诊断：①冠心病；②心律失常（窦性心动过缓）；③左心室肥大。

治法：益气养血，活血定悸。

处方：炙甘草汤加减

红参 6g，麦冬 15g，生地 15g，丹参 15g，阿胶 10g，桂枝 3g，茯苓 15g，远志 10g，炒枣仁 15g，节菖蒲 9g，川芎 10g，炙甘草 6g。7 剂，水煎服。

医嘱：①忌烟酒及食辛辣油腻之品；②注意休息，低盐低脂饮食。

二诊：1991 年 8 月 16 日。症状明显减轻，心悸、胸闷两三天发作 1 次，且发作时间比以前短暂，心前区阵发性疼痛未再出现。舌质淡红，苔薄白，脉沉细无力。

处方：炙甘草汤加减

人参 8g，麦冬 15g，生地 15g，丹参 15g，阿胶 10g，桂枝 3g，白术 10g，茯苓 15g，远志 10g，炒枣仁 15g，节菖蒲 10g，陈皮 10g，炙甘草 3g，生姜 3 片为引。20 剂，水煎服。

三诊：1991 年 10 月 5 日。症状完全消失。停药后一直未再出现心悸、胸闷等。最近因饮食失当，致脘闷纳差，余无它症。舌淡红，苔薄白，脉沉缓有力。

处方：香砂养胃丸2盒，每服6g，日3次。

（郭淑云，李郑生．李振华·中国百年百名中医临床家丛书．北京：中国中医药出版社．2011）

【诠解】 本案患者心阳不振，气血两虚，故胸闷，心慌，气短，多在上午八九点及下午发作，伴乏力，嗜睡。舌体胖，边有齿痕，脉沉迟为心阳不振，心脾两虚之象。治以益气养血，活血定悸，方以炙甘草汤加减。方中用药红参、炙甘草、茯神补心气；生地黄、麦冬、阿胶大补心血，然阴柔之品易于滋腻而伤阳，故佐以桂枝、远志以温通，则阴柔之品不致呆腻。而桂枝、远志得生地黄、麦冬之甘寒亦不致辛燥。且阴阳互生，气能生血，血亦能生气。人参、甘草补气以生血，生地黄、麦冬养血以生气，又得桂枝、远志振奋心阳，心肌得养，则心悸气短自能缓解。二诊守方加白术增强健脾之功；加陈皮健脾温中和胃，加生姜以辛温通阳。三诊因饮食失调、脘闷纳差，给予香砂养胃丸，以健脾和胃、理气消积。

营卫不和

高辉远医案

（营卫失和心脉痹，炙甘草汤加桂枝）

李某，男，54 岁。

1991 年 10 月 29 日就诊。

患者胸闷疼痛，心悸气短 1 年余，经合同医院检查确诊后，按"冠心病"予中药汤剂及西药扩冠、抗心绞痛等药物治疗，又曾服中药瓜蒌薤白汤 10 余剂，症状始终未见明显改善，故请高师诊治。症见胸闷疼痛，心中空虚，悸动不安，气短肢倦。观其舌质淡红，苔薄白，诊其脉结代。此为营卫失和，气血不畅，日久心脉痹阻，胸阳不振之证。治拟温阳通脉，调和营卫之法，方选炙甘草汤、桂枝甘草汤化裁。

药用太子参 10g，桂枝 10g，炙甘草 8g，生地 10g，阿胶 10g（烊化），麻仁 10g（打），生龙牡各 15g，生姜 3 片，大枣 5 枚。

6 剂水煎分服。药后胸闷疼痛、悸动不安大减，然活动气短，易汗，纳食量少，原方加焦三仙各 10g，淮小麦 10g，再连进 12 剂，诸症悉平。半年后应邀复诊，自云病情一直尚稳定。

（王发渭，于有山，薛长连等．高辉远验案精选．北京：学苑出版社，2007）

【诠解】《难经》曰："损其心者，调其营卫"。卫主气，营主血，本案发病皆系营卫失和，胸阳不振，血脉痹阻，气血不畅所致。高老先生方用炙甘草汤合桂枝甘草汤调和营卫，通阳宣痹。《伤寒论》的桂枝甘草汤，有补助心阳，生阳化气的功效。《注解伤寒论》曰：桂枝之辛，走肺而益气；甘草之甘，入脾而缓中。桂枝辛甘温，温通心阳，温经活血；炙甘草补益心气利血脉。"辛甘化阳"，二药伍用，温心阳不刚燥，益心脉不壅滞，药简力专，为温通心阳，通利血脉，宁心定悸的重要配伍。方中用药太子参、炙甘草补气；桂枝温通心脉；阿胶补心血；麻仁阴柔润肠；配生姜、大枣调和营卫；生龙骨、生牡蛎潜镇宁心。

气血虚痰瘀

陈莲舫医案

（气血不足痰浊停，化痰降浊熄内风）

濮紫泉廉访。历年操心，心阴不足，每每假用于肝，肝阳化风，煽烁络脉，痰邪湿邪随之走窜，臂指发酸，指节弛软，右肢麻而且酸，左肢酸而不麻，总不外营气两虚所致。考麻属气虚，酸属营虚。大致营不能灌溉，气不能通调，所以有络痹之象。且心之营注于肝，肝之气通于心，肝邪愈炽，心神愈伤，因之积劳、过食、多语、躁烦，往往寤不成寐，如怔忡然，疑虑交乘，恐怖并作。经旨脉滑主痰，脉弦主风，现在不见滑弦两端，而见濡软，于根底无损，只以痰湿内风互扰，其间枢机若有失利，神明若有欠振，仍须痰从上咯而解，湿从大便而行。中焦升降，既宜清浊无干，则内风自能潜移默化。议证用药，请候政行。

（《陈莲舫医案秘钞》）

【诠解】《灵枢·经脉》篇曰："心，手少阴之脉，……从心系上挟咽，系目系；其直者，复从心系却上肺，下出腋下，下循臑内后廉，行太阴心主之后，下肘内，循臂内后廉，抵掌后锐骨之端，入掌内后廉，循小指之内出其端。……是主心所生病者，……臑臂内后廉痛厥，掌中热痛。"患者历年操心，心血暗耗，心神亦伤，又可见臂内后廉痛厥；据五行生克理论，母（心）病及子（脾），心病累脾（胃）；子（心）盗母（肝）气，心病及肝。何况心君受累，诸臣为君分忧，将军首当其冲，故心阴久虚将致肝阴虚。肝为风木之脏，体阴而用阳，阴虚则阳亢风动，加之脾（胃）受累，水液内停为痰为饮，痰随风动无处不到，至臂指阻碍气血，或酸或麻；停于胸中，复因积劳过食或多语操劳，则胸闷而痛且卧不得安。

然有痰则脉滑，气郁则脉弦，现脉濡软而未见弦滑，提示虽有痰气郁滞之机，但其势未达致变，量变未达质变，故仅见濡软脉也。上有咯痰神欠安，下有湿从大便出，中焦为人体升降之枢纽，《临证指南医案·卷一·虚劳》篇亦曰："上下交损，当治其中"，故治取中焦，升清降浊而内风自熄矣。

裘沛然医案

（气血虚痰瘀阻滞，益气血通阳化瘀）

刑某，女，45 岁。

就诊日期：1995 年 1 月 5 日。

主诉：心悸、胸痛反复发作 3 月余。

病史：患者有神经衰弱史，平素经常失眠，夜梦纷扰，严重时彻夜难眠，近年来神倦心慌，记忆力下降，思想不集中。自去年入冬以来，心悸不宁，胸闷时作，经常在下午或晚上有期前收缩发生，曾到某医院检查，心电图提示："心肌缺血，心律失常"，诊断为"冠心病、心绞痛"。在近 3 个月来有 3 次严重的心绞痛发作，当时胸闷气短，心悸心慌加重，有昏昏欲倒之感，虽服各种中、西药物，未见明显效果。现在除胸闷心悸外，并伴有乏力身软，胃纳不香，面部见黑色斑点，大便偏干。舌质黯红，苔根黄腻，脉细，时有结代。

辨证：心气心血俱虚，痰浊夹瘀内阻。

治则：当益气养血滋阴，通阳化瘀除痰。

处方：炙甘草 20g，川桂枝 24g，石菖蒲 10g，降真香 10g，制香附 12g，寸麦冬 18g，干地黄 30g，紫丹参 20g，西红花 1g，麻仁泥 15g，白茯苓 15g，制半夏 15g，川黄连 9g，龙骨齿各 24g。14 剂。

上药服后，患者自觉胸闷心悸明显减轻，精神好转，入夜期前收缩、心慌显著减少，睡眠亦见改善，二诊时嘱服原方 14 剂，1 月后，患者相告，胸闷心悸心慌均已消除，晚上偶见期前收缩，心电图检查已基本正常，胃纳大增，乏力神疲现象消失，睡眠也趋正常，特别是面部黑色斑点大为减退，舌苔根部黄腻好转，脉细。乃以前方为主，略有增减，再服 14 剂，以善其后。

（裘沛然．裘沛然医论医案集．北京：人民卫生出版社，2011 年）

【诠解】 本例患者有神经衰弱史，长期失眠，更进一步损伤心脾气血，耗伤心血，阴血不足，心失所养，故夜不成寐，久之则心气虚弱，心悸胸闷，气虚伤脾，痰浊内生，胃纳不佳，气属阳，心气虚则心阳不足，气阳虚则心血瘀阻。面部黑色斑点，舌质黯红，脉细，时有结代，为气血不足，瘀滞之象。裘老认为，其心血、心阴、心气、心阳虚损为根本，结合健脾化痰运中等法而使病人恢复健康。方中用药桂枝辛甘温，温通心阳，温经活血；炙甘草补益心气利血脉；降真香、香附理气，以助行血；石菖蒲、茯苓安神，治失眠；麦冬、干地黄补心血；丹参、红花活血；麻仁养阴；半夏辛温燥湿化痰；黄连清心火化痰热，与半夏配合，寒热互用以和阴阳，清热无碍祛湿，燥湿又无妨清热；龙骨齿镇静安神。

气 阴 两 虚

祝谌予医案

（气阴两虚肝阳亢，生脉散伍平肝药）

王某，女性，58 岁，退休工人。门诊病历。

1992 年 9 月 4 日初诊。

主诉：高血压伴心前区发作性疼痛 7 年。

患者于 1985 年发现血压增高，口服复方降压片、心痛定等，血压可维持在 19～21/12～13kPa。数月后出现心前区发作性疼痛，外院查心电图示心肌缺血，诊断为冠心病。近 5 年来，心绞痛发作频繁，每日数次，口服心痛定、消心痛，或舌下含化硝酸甘油亦无显效。

现症：发作性心前区疼痛，串及后背，伴胸闷憋气，心慌失眠。后背畏冷，双手发麻，腰痛膝软，口干不思饮，大便偏干。血压 20/12kPa，舌暗红，脉沉弦，脉律不整。

辨证立法：阴阳两虚，心血瘀阻，肝阳上亢。治宜温阳育阴，化瘀止痛，平肝通络，方用生脉散加味。

处方：党参 10g，麦冬 10g，五味子 10g，柏子仁 10g，桂枝 10g，葛根 10g，丹参 30g，菖蒲 10g，郁金 10g，羌活 10g，菊花 10g，木香 10g，生山楂 15g，钩藤 15g，桑寄生 20g。14 剂。

治疗经过：药后心绞痛明显减轻，后背不畏冷，血压基本正常。仍有胸闷、心慌，脉律不整。守方加川芎 10g，赤芍 15g，再服 14 剂。同时以上方配制蜜丸续服。1992 年 11 月 20 日随诊：心前区疼痛未大发作，偶有脉律不齐，饮食、睡眠二便均佳。嘱守方加红花 30g，再配丸药 1 料以资巩固。半年后随访，病告痊愈。

（董建华，季元，范爱平，祝镕．祝谌予验案精选．北京：学苑出版社，2005）

【诠解】 冠心病心绞痛的治疗，必须标本兼顾。治本，即补养阴血，扶助心阳，以促进血脉循行流畅。

本例患者心气不足，血行不畅，故见胸痛伴胸闷憋气；心血虚，心失所养，故见心慌失眠；阳气不足，故见畏冷；肝肾阴虚，故见腰痛膝软；肝阳上亢，故见双手发麻；心血亏损则心失所养，心脉不充，可见脉律不整；口干不思饮，大便偏干，舌暗红为阴虚之象。本案中医辨证阴阳两虚，心血瘀阻，肝阳上亢，治宜温阳育阴，化瘀止痛，平肝通络，方用生脉散加味。方中用药党参性平，功能补气；麦冬味甘微苦，性微寒，滋补肺胃之阴，兼养心阴，补而不腻；五味子味酸性温，可生津止渴，养心敛汗。气属阳，补气也可扶助阳气。治标，即调理气机，活血通脉。丹参一味，功同四物，其味苦，性微寒，善祛瘀生新，调养血脉。菖蒲辛温，开窍豁痰，醒神健脑，化湿开胃；郁金苦寒，凉血清心，行气解郁，祛瘀止痛。菖蒲以开窍为主，郁金以祛瘀为要。羌活辛温，善治头项脊背风寒，通太阳经与督脉之阳而治心痛彻背；菊花甘寒，疏风清热，平肝明目。钩藤配桑寄生平肝降压，补肾通络。

裘沛然医案

（气阴不足脉瘀阻，甘麦大枣汤加减）

徐某，男，50岁。

就诊日期：1989年12月6日。

主诉：胸痛、心悸频作3天。

病史：患者素有高脂血症，后因胸闷、心悸反复发作，赴外院就诊，心电图检查提示："右束支完全传导阻滞"，运动试验：阴性，诊断为"可疑冠心病"，病至今日已有10余载。继后心律失常，多数呈"二联律"、"三联律"，服西药"心律平"可减少心律失常的次数。今岁10月因每分钟出现心律失常（三联律）

约5~6次，每次短则数分钟，长则数小时，来裘老处要求中药治疗。裘先生给予炙甘草汤合丹参饮，嘱其"心律平"剂量减半，连续服药3周，三联律基本消失，期前收缩偶见，后因出差外省，停服中药1月余。3日前因工作劳累，期前收缩频见，并伴有胸闷、胸痛、心悸、汗出溱溱、短气乏力、面红口干。苔薄白腻，舌质黯红，脉弦细而结。

辨治：心气不足，心阴亏损，络脉瘀阻。治宜补心气、养心阴，佐以活血化瘀而通胸阳。

处方：炙甘草30g，怀小麦30g，大红枣7枚，川桂枝20g，干地黄30g，酸枣仁30g，煅磁石30g，合欢皮15g，生白芍30g，大蜈蚣2条，大丹参20g，杜红花9g，降真香5g。7剂。

服药7剂，期前收缩明显减少，胸痛消失，胸闷、心悸、汗出也均有显著改善，仍以上方再进以巩固。

（裘沛然．裘沛然医论医案集．北京：人民卫生出版社，2011）

【诠解】 本例患者有严重的心律失常，年龄已半百，并伴有高脂血症，病已有10余年，"久病必虚"，"久病入络"。裘老以甘麦大枣汤为主方，养心安神，加酸枣仁、磁石、合欢皮以增强镇静养心安神的功效；加地黄以养心阴通血脉；白芍以养阴；蜈蚣、丹参、红花、降香以活血祛瘀通络，其中丹参与降香合用，既能增强化瘀之力，同时降香有降气之功，专用于胸痹、胸痛，以防止冠心病心绞痛的发生。方中桂枝一味，用量大，有温通心脉的作用。

祝谌予医案

医案1（心脉瘀阻气阴虚，自拟葛红汤加减）

赵某，女性，70岁，退休工人。门诊病历。

1992年2月28日初诊。

主诉：冠心病8年，心前区疼痛2月。

患者确诊为冠心病8年，经常有心绞痛发作。1991年冬季以来，心前区疼痛每日均发，曾住外院内科1月予消心痛、心痛定等口服西药治疗仍未缓解，因之来诊。

现症：心痛彻背，每日均发，劳累或活动后尤甚。伴胸闷憋气，后脊燥热，口干苦，纳差腹胀，呃逆反酸，心悸多梦，大便干燥。舌质暗红，舌下络脉青紫怒张，脉沉弦。

辨证立法：心脉瘀阻，气阴两虚，胸阳不振。治宜活血通脉，宣痹止痛。方用自拟葛红汤加减。

处方：葛根15g，红花10g，川芎10g，当归15g，白芍15g，丹参30g，菖蒲10g，郁金10g，羌活10g，菊花10g，全瓜蒌20g，薤白10g，柏子仁10g。每日1剂，水煎服。

治疗经过：3月13日二诊：药后心绞痛程度及发作次数明显减轻，夜能安卧，大便通畅，消心痛由3片/日，减至1片/日。仍感胸闷腹胀，心悸憋气，后脊燥热。守方加木香10g继服。

4月24日三诊：未再心绞痛，胸闷、燥热均消失，停服消心痛。晨起活动后心慌、气短。舌暗红，脉弦细。此心脉瘀阻暂畅而气阴仍亏之象，仍守原法掺入益气养阴之药。

处方：党参10g，麦冬10g，五味子10g，柏子仁10g，葛根15g，丹参30g，菖蒲10g，郁金10g，羌活10g，菊花10g，木香10g，陈皮10g，桔梗10g，枳壳10g。水煎服。

6月12日四诊：病情稳定，能操持一般家务，但过劳后仍有轻度心前区疼痛，乏力。守方去木香、陈皮、桔梗、枳壳加生黄芪20g，枣仁15g，生山楂15g。再服1月，诸症告愈，原方加当归、川芎、全瓜蒌、薤白、木香等配制蜜丸常服，以竟全功。

（董建华，季元，范爱平，祝镕. 祝谌予验案精选. 北京：学苑出版社，2005）

【诠解】 冠心病心绞痛属本虚标实之证，本案年老体衰，心脏气血阴阳不足，心气不足则心脉不畅，心血亏损则心失所养，气虚血瘀，不通则痛，故心痛发作频繁，且伴口苦、燥热、失眠、便秘等瘀热内扰之象。本案辨证为心脉瘀阻，气阴两虚，胸阳不振，以急则治其标的原则，治宜活血通脉，宣痹止痛，投以祝老自拟"葛红汤"加减。方中以葛根通络化瘀、升津舒筋；红花、丹参活血养血；当归、赤芍、川芎、羌活、菊花养血和营，熄肝风；生脉散益气生津以固本。治疗半月，心绞痛控制，则加入生黄芪、柏子仁、枣仁等益气养阴安神之药标本同治。

医案2（气阴虚心血瘀阻，生脉散合葛红汤）

张某，女性，61岁，保育员。病历号C56351。

1992年7月3日初诊。

主诉：心前区疼痛半年，加重2周。

患者于1990年10月因患急性下壁心肌梗死住本院内科病房，经抢救治疗3周后病情好转而出院。嗣后长期服用心痛定、消心痛、氨酰心安等药，病情稳定。1991年11月突发心绞痛，含硝酸甘油可缓解，但停药则发，遂于1992年4月6日再次住院，冠状动脉造影显示左冠状动脉第二支段狭窄85%，右冠状动脉第三支段狭窄80%~85%，同时检查血糖>200mg%，确诊为糖尿病。心脏外科欲为其行冠状动脉搭桥手术，为本人及家属拒绝，经内科保守治疗症状好转于6月4日出院。但2周来心绞痛又频繁发作。

现症：心前区闷痛彻背，每日发作3~4次，每次持续10分钟左右，伴憋气汗出，心悸怔忡，四末不温，口干思饮，大便干燥。每日需用扩冠喷雾剂以止痛。舌淡暗，舌下脉络瘀张，脉弦滑。

辨证立法：气阴两虚，心血瘀阻。治宜益气养阴，活血通脉。方宗生脉散合葛红汤加减。

处方：党参10g，麦冬10g，五味子10g，柏子仁10g，葛根10g，红花10g，丹参30g，赤芍15g，菖蒲10g，郁金10g，羌活10g，菊花10g。每日1剂，水煎服。

治疗经过：服药14剂，胸闷憋气消失，心悸怔忡好转，心痛次数减少，仍乏力、口干，心痛放射至左肩背。舌暗红，脉弦滑。拟降糖对药方合葛红汤治之。

处方：生黄芪30g，苍术10g，元参30g，丹参30g，葛根15g，当归10g，川芎10g，赤芍15g，木香10g，菖蒲10g，郁金10g，羌活10g，菊花10g，水煎服。

服药 10 剂，心绞痛明显减轻，已停用扩冠喷雾剂。胸闷心慌消失，仍腹胀，大便干燥，嘱守方再服 10 剂，同时用上方加沙参、麦冬、五味子、红花、生山楂、肉苁蓉、制首乌等配成蜜丸常服，以资巩固。

（董建华，季元，范爱平，祝镕．祝谌予验案精选．北京：学苑出版社，2005 年）

【诠解】 冠心病心绞痛属中医"胸痹""心痛"范畴，多发于中老年人，证属本虚标实。正如《素问·调经论篇》所说："血气不和，百病乃变化而生。"心主血脉，主病在心，气血运行失调，心脉瘀阻，不通则痛，则心痛症状乃作。

本案心绞痛发作频繁，胸闷憋气，心悸怔忡，舌质淡暗，舌下络脉瘀胀，显系心脉瘀阻之重证，气阴虚心脉瘀阻为其病机，治拟益气养阴，活血化瘀止痛并施，授以生脉散合葛红汤加减。中医认为气血同源，气为血之帅，血为气之母，气虚可夹有血瘀，而血滞血瘀又可使气虚，气虚血瘀恶性循环，故补血可以行气、补气可以行血。故祝老以活血化瘀为主治疗，考虑冠心病毕竟为本虚标实之证，长期单用活血化瘀有耗气伤阴之弊，合生脉散加减益气养阴，培补脾肾以固其本。

郭士魁医案

医案 1 （气阴虚胸闷早搏，瓜蒌薤白合炙甘草汤）

周某，女，67 岁，教师。

1978 年 1 月 3 日初诊：胸闷心慌胸背痛加重月余。自述近半年胸闷、胸背痛，心慌，口干，眼酸涩，易疲劳。心电图示 T 波改变，房性早搏。激动、劳累后上述症状加重。检查：舌质胖暗少津，苔薄白，脉细弱促。心律不整，早搏 6～7 次/分，心率 96 次/分，血压 130/70mmHg。郭老诊后：辨证：心悸胸痹（气阴两虚）。

立法：益气育阴，温阳复脉。

方用：党参 15g，太子参 12g，生地 15g，麦冬 15g，桂枝 12g，当归 15g，柏子仁 10g，瓜蒌 20g，薤白 15g，香附 15g，郁金 20g，炙甘草 10g，大枣 20g，生牡蛎 30g，珍珠母 30g。

1978年1月5日二诊：进药12剂，胸背痛完全缓解，心悸减少，偶有轻度胸闷，睡眠好。上方继服。

1978年2月3日三诊：经过治疗，自觉无不适感，心律整齐未闻早搏。

（翁维良，于英奇．中国百年百名中医临床家丛书·郭士魁．北京：中国中医药出版社，2001）

【诠解】本例患者年过半百，肾气自半，精血渐衰。肾阳虚衰，则不能鼓舞五脏之阳，可致心气不足，血脉失于温运，痹阻不畅，发为胸痹；肾阴亏虚，则不能濡养五脏之阴，水不涵木，又不能上济于心，心阴耗伤，心脉失于濡养，而致胸痹。

本例患者胸闷、心慌、乏力、脉细弱，为气虚之象；口干、目酸涩为阴虚；舌质胖暗少津，苔薄白，脉细弱促，为气阴两虚，痰湿阻滞之象。故予以益气育阴，温阳复脉，通阳宣痹化痰之剂，以炙甘草汤和瓜蒌薤白白酒汤加减。党参、太子参补中益气养阴；郁金、香附疏肝理气，与补气药配合，"取气行即血行"之意；生地、麦冬、当归、柏子仁养阴补血养心安神；瓜蒌、薤白宽胸化痰散结，通心阳；大枣、甘草补气养心；生牡蛎、珍珠母镇静安神。

医案2（气阴两虚兼痰瘀，益气育阴化痰瘀）

康某，男，61岁。

1979年1月初诊：高血压病史20余年，胸痛史8年。近来胸闷痛频发，活动、着急、冷水洗手均可诱发或加重胸骨后闷压痛憋气，每日含服硝酸甘油5～10片。检查：舌质暗紫舌尖赤，苔白，舌根白腻。脉沉弦细，血压150/90mmHg。郭老诊后：

辨证：胸痹（气阴两虚兼痰浊血瘀）。

立法：益气育阴，活血化浊。

方用：党参20g，丹参30g，北沙参20g，川芎10g，桃仁10g，红花10g，瓜蒌20g，薤白15g，郁金15g，荜茇12g，高良姜10g，乳香3g，没药3g，珍珠母30g，三七粉1g、沉香粉1g（后2味冲服）。

1979年1月16日二诊：服药后胸闷痛减轻，每日发作5～6次，有时不含硝酸甘油可自行缓解，每日仍用硝酸甘油3～4片。睡眠可。舌质紫暗边尖赤，苔白，脉沉细弦。血压135/80mmHg。上方加减继用。

党参20g，丹参30g，川芎15g，北沙参20g，桃仁10g，红花10g，瓜蒌30g，薤白15g，郁金15g，荜茇12g，高良姜10g，细辛3g（后下），乳香3g，没药3g，香附15g，珍珠母30g，三七粉2g，沉香粉2g，元胡粉2g，后3味分4次冲服。

1979年1月30日三诊：药后近一周未发生胸闷胸痛，睡眠好，二便调，舌质暗红苔白，脉沉细弦，血压130/80mmHg。

方用：党参20g，丹参30g，北沙参20g，川芎15g，红花10g，桃仁10g，瓜蒌20g，薤白15g，荜茇12g，郁金15g，高良姜10g，赤芍20g，香附12g，珍珠母30g。

另服宽胸丸，每服1丸，日2～3次。

（翁维良，于英奇．中国百年百名中医临床家丛书·郭士魁．北京：中国中医药出版社，2001）

【诠解】 本例年老体弱，高血压病史20余年，胸痛史8年。患者心气不足，则血行缓，血行缓弱，不足以濡养于心，则胸闷痛；心阳不振，阴寒内盛，则冷水洗手均可诱发或加重胸骨后闷压痛憋气；不能鼓动血行，则脉见沉弦细。本案辨证气阴两虚，胸阳不振兼痰浊血瘀，治以益气育阴，温里散寒，活血化痰。方中用药党参补气；北沙参养阴；丹参、川芎、桃仁、红花、乳香、没药、三七粉活血祛瘀，通营止痛；瓜蒌、薤白宽胸化痰散结，通心阳；郁金、沉香粉理气；荜茇、高良姜温里散寒，阴霾自散。

邓铁涛医案

医案1（气阴虚痰瘀阻络，益气活血化痰瘀）

陈某，男，43岁。

因"反复胸闷痛3月，再发1天"于2000年12月5日入院。患者于3月前出现胸闷痛，经我院确诊为冠心病，并成功行PTCA加STENT术，术后症状消失出院。1 天前于上楼时再发胸闷，全身乏力，服鲁南欣康无效入院。诊见：神疲气短，心前区闷痛，多梦易醒，舌淡红少津，苔薄白，脉细。

西医诊断：1. 冠心病心绞痛；2. 2 型糖尿病；3. 高脂血症。

中医诊断：胸痹（气阴两虚）。

中药以益气养阴，西药扩冠抗凝对症治疗。经 10 余天中西医调理，症状未明显缓解，建议冠脉造影检查，患者拒绝。

12 月 22 日邓教授会诊：胸闷痛，上楼梯气促，气短，纳差，睡眠差，舌淡，苔薄白，脉虚，关脉浮。证属气阴两虚，痰瘀阻络，治以益气养阴，活血化瘀。

处方：党参 24g，黄芪、玉米须、桑寄生、山药各 30g，茯苓、白术各 15g，三七末（冲）、炙甘草各 3g，枳壳、橘红各 6g。7 剂。

12 月 30 日邓教授二诊：胸闷痛发作略减，精神改善，舌嫩淡红，苔薄稍黄，脉虚。证属心脾气虚，兼有痰浊，治以健脾调心，化痰通滞，守方加五爪龙 50g、竹茹 10g。

调理 1 周，症状缓解出院。门诊以邓教授冠心方加减，随访 10 月一般情况良好，胸闷痛未发。

（邱仕君. 邓铁涛医案与研究. 北京：人民卫生出版社，2004）

【诠解】 本例患者心气不足，血脉失于温运，痹阻不畅，发为胸痹。其心痛的程度虽不甚剧烈，但悠悠戚戚，发作频繁，并易于感冒，为心气不足所致。气虚不足以充实心肌，则上楼梯气促，气短；气阴不足，心失所养，则睡眠差；气虚，脾失健运，则纳差；舌淡，苔薄白，脉虚主气血不足之象。本案中医辨证气阴两虚，痰瘀阻络，治以益气养阴，活血化瘀。方中药用党参、黄芪、炙甘草补中益气；山药、茯苓、白术健脾益气助消化；三七末活血祛瘀；枳壳、橘红理气化痰；桑寄生补肝肾。

医案 2（气阴两虚心悸重，生脉散伍养心药）

刘某，女，73 岁。

心悸，气促，反复 2 年，加重 1 周。现症见心悸胸闷，呼吸喘促，劳则加重，头晕气短，肢体乏力，纳呆，右腿麻木，大小便正常。舌光红无苔，脉结，寸脉弦，尺脉沉。既往有高血压病，冠心病，房颤，心衰Ⅱ度。坚持服用降血压药物。

处方：生晒参（先煎）6g，太子参30g，麦冬12g，五味子6g，炙甘草10g，大枣4枚。

同时服用养心胶囊，每次6粒，每日3次。

二诊：心悸气促有所改善，胸闷，口干不欲饮，夜寐欠安。舌光红少津，无苔，脉结，寸脉弦，尺脉沉，血压150/90mmHg。

处方：生晒参（另炖兑服）10g，太子参24g，麦冬12g，五味子10g，炙甘草10g，大枣4枚，酸枣仁15g，柏子仁12g，阿胶（烊化）6g，橘红2g。

三诊：症状明显好转，活动多则气短、乏力、心悸，腰膝酸痛，夜尿多。舌淡红少津有裂纹，无苔，脉结而涩。

处方：太子参30g，麦冬2g，五味子10g，炙甘草10g，酸枣仁15g，柏子仁15g，竹茹10g，五爪龙60g，狗脊18g，桑螵蛸10g，桑寄生30g。

（邱仕君. 邓铁涛医案与研究. 北京：人民卫生出版社，2004）

【诠解】 本例患者年老体弱，既往有高血压病，冠心病，房颤疾病，心悸，气促，反复2年，久病必虚。

患者因宗气内虚，不足以贯心脉，行呼吸，故见心悸、胸闷，呼吸喘促，劳则加重，头晕气短，肢体乏力；气虚脾失健运，故见纳呆；四肢失养，故见腿麻木；舌光红无苔，脉结，寸脉弦，尺脉沉，为气阴两虚，血脉运行不利之象。本案中医辨证为心肺阴虚，津液亏乏，心神失养，投以益气养阴并举，再辅以养心安神，方用生脉散（党参、麦冬、五味子）加味，酌情选加生晒参、大枣、炙甘草之类以补气。二诊酸枣仁、柏子仁养心安神；阿胶养血补血；橘红理气，在阴柔药中加入，防阴药之滋腻。

颜德馨医案

（气阴虚心脉瘀阻，自拟益心汤加减）

朱某某，男，66岁，退休工人。

1972 年曾患急性后壁心肌梗死，以后常感心悸、胸闷、胸痛、心前区不适，长期服用西药乏效，于 1985 年 1 月来诊。主诉心悸气短，怔忡少寐，胸痞作痛，近感肢末发麻。舌红苔薄中裂，脉弦细。年高气阴两虚，心脉瘀阻，神失所养，拟益气化瘀，养心安神为治。

处方：葛根 9g，决明子 30g，丹参 15g，降香 2.4g，太子参 9g，黄芪 15g，赤芍药 9g，炙远志 6g，琥珀末 1.5g（吞），菖蒲 4.5g，茯神 9g。7 剂。每日 1 剂，水煎服。

复诊：连日来心悸怔忡见安，精神亦振，脉弦细，舌苔薄腻，气阴虽有来复之象，仍瘀血阻络，气机不畅；取前法更进一筹。处方：

葛根 9g，菖蒲 6g，丹参 15g，琥珀末 1.5g（吞），太子参、赤芍各 9g，降香 1.5g，决明子 30g，川芎 9g，茯苓 10g，黄芪 15g，炙远志 9g。19 剂。每日 1 剂，水煎服。

药后症情缓解，赴香港旅游归来，病态若失。

（颜德馨，魏铁力，屠丽萍. 验案三则，江苏中医杂志，1986，10：37）

【诠解】 本案患者陈旧性心肌梗死、冠心病，缠绵十余年，心气不足，营血亏损。病之本为心气阴不足，故见心悸气短，怔忡少寐，胸痞作痛；病之标为痰瘀交阻，故肢末发麻。舌红苔薄中裂，脉弦细，为气阴两虚，心脉瘀阻。治疗以益气培本，宣畅气机，化瘀安神。方投颜老先生自拟的"益心汤"加减，方中用药黄芪、太子参培补宗气，取气行血行，气虚则血滞，气通则血行之意；葛根升散清气；降香、决明子降泄浊气，一升一降，宣畅气机，升清降浊；菖蒲、远志、琥珀安神；丹参、赤芍、川芎活血；降香理气止痛。

颜正华医案

（气阴两虚夹瘀阻，益气阴佐祛湿宁神）

叶某，女，68 岁，退休干部。

1994 年 2 月 28 日初诊。

1993 年 4 月查出心肌供血不足，被确诊为冠心病。用中西药治疗多时乏效，遂来求治。刻下胸闷，心前区阵发性隐痛，心慌心烦，气短，乏力自汗，眠差多梦，胸背发凉，气色欠佳，口苦口干，牙痛，纳可，饮水不多，无痰，二便正常。舌暗红少苔，脉细而数。无药物过敏史。证属气阴两虚夹瘀。治以益气养阴，宁心通脉。药用南沙参、北沙参各15g，麦冬10g，五味子6g（打碎），玉竹15g，赤芍、白芍各10g，丹参15g，茯苓20g，炒酸枣仁15g（打碎），远志6g，煅牡蛎30g（打碎，先下），浮小麦30g，炒谷芽12g。共7剂，每日1剂，水煎服。忌食辛热油腻。

二诊，虚汗止，胸闷心慌等减轻，心前区痛只发1次，仍眠差梦多，心烦，牙痛，舌脉同前。原方去浮小麦、煅牡蛎，加首乌藤（夜交藤）、生龙骨、生牡蛎各30g（打碎，先下）。续进10剂。

三诊，牙痛已，气色及睡眠好转，又时有虚汗，晨起口苦，纳佳，舌脉同前，原方去炒谷芽，加生黄芪12g，丹参增至24g，续进20剂。

四诊，停药1周后，又来就诊。云上方服完心前区痛未发。2天前因感冒而引发心痛1次。刻下胸痛，心悸，汗出，口干，失眠，纳差。二便调，舌暗红，苔薄黄腻，脉弦细数。证属气阴两虚，夹瘀夹湿。治以益气养阴，宁心通脉，佐以祛湿。药用南沙参12g，玉竹15g，五味子5g（打碎），百合10g，丹参24g，郁金10g，茯苓20g，炒酸枣仁15g（打碎），远志10g，首乌藤（夜交藤）30g，生薏苡仁30g。共10剂。煎服法及忌口同前。

五诊，药尽眠佳，心痛未发，纳佳。上方加麦冬10g，连进10剂。

六诊，药后诸症悉除，原方再取15剂，5剂煎服，10剂制成滋膏剂，每日服2次，每次一汤匙，以巩固疗效。

（张冰．颜正华．北京：中国中医药出版社，2011）

【诠解】 本例患者心前区阵发性隐痛、心慌、气短、乏力、自汗、气色欠佳，心烦，为心肺气阴两虚，宗气内虚，不足以贯心脉、行呼吸所致；心气虚，故见胸背发凉；眠差多梦、口苦口干、牙痛、饮水不多，为气虚则津液不布，而致心肺阴虚，津液亏乏所致。本案中医辨证为气阴两虚夹瘀。颜正华先生治以益气养阴，宁心通脉。方中用药投以南沙参、北沙参、玉竹、五味子、百合、麦冬、生黄芪等药力平缓之品，益气养阴；以赤芍、丹参、郁金等凉散的活血药以通脉，避免川芎、红花的温燥助火伤阴；选用茯苓、酸枣仁、远志、首乌藤等多种养心宁神药。

李振华医案

（气阴两虚冠心病，生脉散伍宽胸定悸）

杨某，女，63岁。

于2005年9月24日来诊。

主诉：胸闷、胸痛、气短2年余。

病史：患者2年前于饭后散步时出现胸闷不适，稍事休息后缓解，以后症状逐渐加重，在一次感冒后出现心前区绞痛不适，曾在新乡市二院住院诊断为冠心病。治疗后症状有所缓解，并在第二次住院治疗时做心脏介入手术，安放一支架。现心前区绞痛，胸闷气短，尤其在饱餐后、大便时、劳累后胸痛加重，汗出乏力，头晕，头胀，头痛，口苦，口干鼻干，两目干涩，不欲饮水，失眠多梦易醒，易感冒，面色无华。舌质暗红，边有齿痕，苔白，脉沉弦细。实验室检查：胆固醇6.35mmol/L，甘油三酯3.24mmol/L。

中医诊断：胸痹（气阴两虚）。

西医诊断：冠心病。

治法：益气养阴，宽胸定悸。

处方：生脉散加味

白干参10g，黄芪15g，麦冬15g，五味子15g，枸杞子15g，山茱萸15g，黄精15g，茯神15g，炒枣仁15g，节菖蒲10g，薤白10g，檀香10g，夜交藤30g，知母12g，元胡10g，天麻10g，菊花12g，甘草3g。30剂，水煎服。

医嘱：注意休息，勿使过劳。

二诊：2005年11月5日。胸闷胸痛发作次数、疼痛程度明显好转，气短及头晕头痛减轻，睡眠好转。饮食尚可，二便正常。舌质暗红，边有齿痕，苔白，脉沉细弦。上方去白干参，加红参10g。30剂，水煎服。

患者胸痛、胸闷、气短消失，睡眠正常，头晕头痛改善，胸痹得到控制。3

个月后随访病情稳定。

（郭淑云，李郑生．李振华·中国百年百名中医临床家丛书．北京：中国中医药出版社．2011）

【诠解】 患者年高体虚，心气阴不足，心失所养，故胸闷胸痛短气；劳累后加重，汗出乏力皆为气虚所致；口干目干，失眠多梦，头晕则为阴虚失养。舌暗红，边有齿痕，苔白，脉沉弦细皆为气阴两虚，兼有血行不畅之象。治宜益气养阴并举，宽胸定悸，补肾养血安神。用生脉散加味治之，药用白干参、黄芪补中益气；麦冬养阴；枸杞子、山茱萸、黄精补肝肾之阴；茯神、炒枣仁、节菖蒲、夜交藤、五味子养心安神；知母清心安神；薤白、檀香、元胡理气宽胸，活血止痛。二诊诸症减轻，继用生脉散加味以巩固疗效，并酌加降脂之品草决明、山楂以化浊降脂。

周仲瑛医案

（益气阴行气活血，生脉饮合丹参饮）

赵某，女，68 岁，退休工人。

1993 年 1 月 3 日初诊。

冠心病 3 年，胸部经常疼痛，伴有胸闷，呼吸不畅，心慌不宁，活动后明显，喜叹息，夜寐不实，口干。舌质偏红有裂纹、映紫气，苔薄黄，脉小弦滑，1992 年 12 月 6 日在我院查心电图Ⅱ、Ⅲ、Ⅰ、avF ST 段下移 0.05mV，Ⅱ、V_5 T 波低平。房性早搏。此为心之气阴两伤，心营失畅，心神失宁所致。治予益气养阴，行气活血，清心安神。处方：

太子参 15g，大麦门冬 10g，妙玉竹 10g，丹参 15g，白檀香 3g，龙牡各 20g（先煎），黄连 3g，熟枣仁 12g，甘松 10g，苏罗子 10g，莲子心 3g。每日 1 剂，水煎服。

上方略有增损连服 21 剂，诸症悉除，复查心电图 ST - T 改善，房早未见。随访至今，恙平未作。

［李七一，唐蜀华．周仲瑛治疗冠心病经验简介．南京中医学院学报，1994，

10（3）：22－23]

【诠解】 患者高龄，正气亏损，气虚运血无力，心营涩滞，阴伤濡润失司，火炎扰心。法当益气滋阴治其本，活血、清心顾其标。方选生脉饮合丹参饮加减。方中用药太子参补益心气；麦冬滋养心阴，二药合用，共奏益气养阴之效。现代药理研究表明，人参、麦冬具有扩张冠状动脉，增加冠脉血流量，增加心肌收缩力，降低外周阻力，降低心肌耗氧量，改善心肌能量代谢，提高心脏输出量，改善心脏功能，提高机体抗缺氧能力，保护心肌的作用。檀香辛散温通，气味芳香，善调膈上诸气，利胸膈，畅脾肺，理气散结止痛。丹参味苦色赤，性平而降，畅通血行，功擅活血化瘀，行血止痛。二药伍用，一气一血，气血并调，通络止痛。

戴裕光医案

（气阴不足心阳虚，生脉散合桂枝龙牡汤）

瞿某某，女，71岁。家庭妇女。

初诊（2004年3月22日）：主诉：反复心悸10余年，加重4天。患者10年前因劳累后出现心悸、胸闷、心前区不适，在我院诊断为冠心病，长期服用丹参片、地奥心血康等药物治疗，病情时有反复。4天来因天气变化心悸加重，现来我科。现症：心悸、气短、胸闷、无心前区疼痛，身软乏力，眠差，口干，纳可，易咳嗽，痰多色白，颜面双下肢浮肿。舌淡，苔薄腻，脉沉细弱数。查体：BP118/87mmHg，神志清晰，颜面浮肿，形体适中，全身皮肤、黏膜未见黄染、出血。颈部（－），双肺呼吸音清晰；心界无明显扩大，心率：70次/分，心脏未闻及杂音。腹软，全腹均无压痛及反跳痛，肝脾未扪及肿大。双下肢水肿（＋＋）。辅助检查：心电图：T波改变。西医诊断：冠心病。中医诊断：胸痹（气阴不足，心阳亦虚）。辨治：患者年已古稀，心气不足，心血不畅，心失所养，故心悸；心阳不足，阳虚则水液失运，故颜面、双下肢水肿。气虚，脾胃运化亦差，故痰浊内生，咳嗽，多痰。宗益心气，助心阳，化痰通络之品。拟生脉散合桂枝龙牡汤加味。

党参 30g，麦冬 15g，五味子 9g，川桂枝 9g，白芍 15g，炙甘草 9g，淡干姜 9g，丹参 15g，全瓜蒌 24g，龙骨 15g，牡蛎 30g，远志 4g，茯苓 12g，仙灵脾 15g，山楂 15g，红花 6g，黄芪 15g。7 剂。每日 1 剂，水煎服。

二诊（2004 年 3 月 29 日）：服益气养阴、温阳强心利水之品后心悸明显减轻，多汗，腿软乏力，面色㿠白，颜面虚浮，纳可，眠可，大便日一行。舌淡，苔腻，脉沉。下肢已不肿。此心气阴不足，仍以前法。

党参 24g，麦冬 15g，五味子 9g，川桂枝 9g，白芍 12g，炙甘草 9g，淡干姜 9g，大枣 15g，龙牡各 30g，丹参 15g，仙灵脾 15g，玉竹 15g，山楂 12g，黄芪 15g，枣仁 12g，红花 6g，当归 9g。7 剂。每日 1 剂，水煎服。

三诊（2004 年 4 月 7 日）：服药后心悸明显减轻，口干，纳可，肢软无力，无腰痛，晨起头昏，大便坠胀，日一行，不结燥。舌淡，苔白腻，脉沉。患者年老体弱，心脾肾俱虚，肢软无力。拟炙甘草汤合生脉散。

炙甘草 12g，党参 24g，麦冬 12g，五味子 9g，川桂枝 9g，白芍 12g，淡干姜 9g，大枣 15g，生地 15g，火麻仁 9g，阿胶 9g，枸杞 12g，杜仲 12g，山萸肉 12g，熟地 12g，砂仁 4g，山药 20g。7 剂。每日 1 剂，水煎服。

四诊（2004 年 4 月 12 日）：患者服炙甘草汤后心悸、乏力、肢软已除；大便成形，日一行。舌淡红，苔白，脉沉。经补心阴、心阳后患者症状明显缓解。宗前方治疗。原方 7 剂。

（戴裕光．戴裕光医案医话集．北京：学苑出版社，2006）

【诠解】 本例患者 70 多岁高龄，反复心悸 10 余年。年龄的增长和久病，元气虚损，气阴暗耗，脏器衰微，反复发作，日久耗气伤阴，且本病的发展与恶化是气阴进一步耗损的结果。故治疗宜益气养阴，方用生脉饮。方中党参甘平补气、味甘补阴，麦冬甘寒补心阴，五味子酸温敛心气、酸甘化阴，三药同用则气阴并补。患者心气不足，心阳亦虚。故用桂枝加龙牡汤温阳潜镇，兼以活血化瘀。方中川桂枝、干姜温补心阳；仙灵脾温肾阳；丹参、红花、山楂活血化瘀；全瓜蒌宽胸理气；龙骨、牡蛎潜阳安神。

魏执真医案

医案 1（气阴两虚瘀郁阻，自拟"通脉理气汤"）

某男，61 岁，退休工人。

初诊时间：2004 年 8 月 17 日。

患冠心病、心绞痛 3 年。近 1 个月慢走 100 米则胸痛发作，停步后可缓解。伴乏力、气短、汗出，纳可，口干欲饮，时有头晕，眠安，二便调。舌质暗红有裂纹，苔薄白，脉细弦。高血压病史 4 年，现服降压 0 号，血压控制在 140 ~ 150/80 ~ 90mmHg 水平。查体：血压 150/80mmHg，心率 76 次/分。心电图：窦性心律，ST – T 改变，ST 段 V_4 ~ V_6 下降 0.1mV，T 波 II、III、avF 导联低平，V_4 ~ V_6 倒置。

西医诊断：冠心病，恶化劳力型心绞痛。

中医辨证：心气阴虚，瘀郁阻脉。

治法：益气养心，理气通脉。

处方：太子参 30g，沙参 30g，麦冬 15g，五味子 10g，丹参 30g，川芎 15g，香附 10g，香橼 10g，佛手 10g，乌药 10g，川牛膝 30g，地龙 30g。水煎服，日 1 剂。

服药 1 周后，胸痛减轻，可慢走 300 米，口干、头晕减轻。血压 145/80 ~ 90mmHg。继随症加减，服用上方 1 个月后，可缓慢步行 2 公里。查心电图与前比较，冠状动脉供血不足表现明显改善，血压正常。继随症加减服药 3 个月，可慢走 3 公里不觉胸痛。心电图大致正常。

（魏执真，易京红，周燕青. 魏执真·中国现代百名中医临床家丛书. 中国中医药出版社，2011）

【诠解】 老年男性，年过六旬，五脏之气已虚。患者因宗气内虚，不足以贯心脉，行呼吸，故见胸痛发作，停步后可缓解。气虚则津液不布，而致心肺阴虚，伴乏力、气短、汗出，口干欲饮，时有头晕；舌质暗红有裂纹，苔薄白，脉细弦，为心气阴虚、血脉瘀阻之象。本案辨证为心气阴虚，瘀郁阻脉，治以益气养心，理气通脉，方投魏执真教授自拟"通脉理气汤"（药物组成：太子参 30g，麦冬15g，五味子10g，香附10g，香橼10g，佛手10g，丹参30g，川芎15g）加减。方中用药太子参、麦冬、五味子、沙参益心气养心阴；香橼、佛手、香附、乌药理气以助通脉；丹参、川芎活血通脉；川牛膝、地龙活血，引血下行。

医案2（气阴两虚瘀郁阻，自拟"通脉理气汤"）

某女，67岁，退休工人。

初诊时间：2006年1月12日。

冠心病史20年。近1个月缓慢步行时常自觉胸痛，伴乏力、胸闷，腹胀，纳可，眠安，二便调。舌质暗红，苔薄白，脉细弦。既往高血压病史10余年，现服络活喜，血压控制在正常水平。查体：血压120/70mmHg，心率66次/分。心电图：窦性心律，ST-T改变，ST段$V_4 \sim V_6$下降0.1mV，T波$V_1 \sim V_3$倒置，$V_4 \sim V_6$负正双向或低平。

西医诊断：冠心病，恶化劳力型心绞痛。

中医辨证：心气阴虚，瘀郁阻脉。

治法：益气养心，理气活血通脉。

处方：太子参30g，麦冬15g，五味子10g，香附10g，香橼10g，佛手10g，乌药10g，大腹皮10g，丹参30g，川芎15g。水煎服，日1剂。

服药2周后症减，步行时稍感乏力、气短，未发作胸痛。眠欠安，易早醒。复查心电图与前比较ST-T改变明显改善。于前方加百合15g，又服药2周，症平稳，疾步行走时偶有轻微胸痛，睡眠有所改善。前方继服2周，未发作胸痛，但近日头晕、头胀、血压偏高。方中加川牛膝30g、地龙30g，服药2周后，头晕、头胀消失，胸痛未发作。守方继服药1个月，病情控制，半年多后随访未发作心绞痛。复查心电图ST-T改变基本恢复正常。

[魏执真，易京红，周燕青．魏执真·中国现代百名中医临床家丛书．中国中医药出版社，2011]

【诠解】 冠心病心绞痛的治疗，必须标本兼顾。治本，即补养阴血，扶助心阳，以促进血脉循行流畅。

本例老年女性，年近七旬，五脏之气已虚，且久患胸痹之证，心气已虚。心主血脉，心气不足，不能帅血运行，气虚血瘀，不通则痛，故缓慢步行时常自觉胸痛；心悸、乏力为心气虚损，血运无力所致；胸闷、腹胀为气阻过之象；舌质暗红、苔薄白、脉细弦为气阴两虚、血脉瘀阻之征。故予以益气养心、理气活血通脉之剂，方中太子参味甘微苦，性平，功能补气生津，为补气药中的清补之品，补而不燥。麦冬味甘微苦，性微寒，滋补肺胃之阴，兼养心阴，补而不腻。五味子味酸性温，可生津止渴，养心敛汗。三味药共用，又寓"生脉散"之意，既可补气，又能养阴；香附、香橼、佛手、乌药理气宽胸止痛；大腹皮行气除腹胀；丹参、川芎活血通脉。

魏雅君医案

医案1（气阴两虚痰瘀阻，生脉瓜蒌薤白半夏汤）

张某，男，69岁，吉林省四平市人。

首诊1998年3月13日。

主诉：阵发性胸闷3年，伴心前区疼痛加重5天。

现病史：该患者于3年前因劳累后出现胸闷，历时短暂，未予诊治。近半年来发作频繁。半年前出现上述症状，遂就诊于当地医院，查心电图示心肌缺血，诊为"冠心病"，给予红花注射液静点，能够缓解。1个月前又因劳累后出现心前区闷痛，无放射性疼痛，历时大约5分钟，口服西药（不详）、静点红花注射液症状缓解，但病情反复发作。近5日又因过劳后出现胸闷、心前区疼痛，自觉症状加重，甚则绞痛。现有阵发性胸闷痛，气短乏力，口干多饮，睡眠欠佳，偶有恶心欲吐，多食，消瘦；大便秘结，2~3日一行，小便可。舌淡红，体胖大有齿痕，苔白腻，脉沉细。

诊疗经过：近5日曾在当地医院一直静注红花注射液，口服西药症状未见好转。心电图示Ⅱ、Ⅲ、AVF导联ST段上移0.1MV，血压140/105mmHg，心率80次/分。

病机：气阴两虚，痰瘀内阻。

治则：益气养阴，祛瘀化痰。

方药：生脉散合瓜蒌薤白半夏汤、四物汤加味。

西洋参 10g，麦冬 12g，五味子 6g，清半夏 12g，全瓜蒌 30g，薤白 9g，熟地黄 15g，川芎 12g，赤芍 12g，当归 12g，炒枣仁 20g，柏子仁 20g，石菖蒲 12g，远志 6g，生甘草 6g，丹参 12g，生黄芪 30g，郁金 10g，玄参 15g。

7 剂，水煎服，日 2 次。

二诊：1998 年 3 月 20 日，患者服药后自感胸闷、心前区疼痛、气短乏力均减轻，睡眠好转，恶心欲吐感消失，口干多饮稍减，大便干，舌脉如前。前方已有明显效果，按原方加减继服。

西洋参 10g，麦冬 12g，五味子 6g，熟地黄 20g，丹参 12g，川芎 6g，赤芍 12g，当归 12g，全瓜蒌 30g，薤白 6g，玄参 15g，生甘草 6g，刺五加 15g，红景天 15g，桃仁 6g，红花 6g，生黄芪 30g。

7 剂，水煎服，日 2 次。

三诊：1998 年 3 月 27 日，患者服药后胸闷、心前区疼痛症状基本消失，余症均愈。给予生脉饮、丹参片口服月余以防复发。嘱其避免过劳及心情激动。

半年后电话咨询，病情稳定，胸痹未复发。

（魏雅君 . 魏雅君医案 . 北京：中国中医药出版社，2009）

【诠解】 气为阳，宗气虚不足以行呼吸，故见气促短气；无力推行营血，则血脉瘀滞。气血不通，故胸痹而痛。由此可见，宗气虚是胸痹发病之始因。然上焦宗气之虚，进一步发展，可导致下焦阳气虚衰，从而出现肾阳虚的证候。另一方面，上焦宗气虚弱，每每影响到肺之宣布，津液失于敷布而亏乏；影响营血之胸痹虽为上焦之病，但与中、下焦之脏腑亦有关系，如脾气虚衰，失于健运，痰浊内生，上入于肺，可影响肺之宣布；内入血脉，可阻碍营血之运行。现代医学"冠心病"血脂增高者每与脾失健运有关。肾藏人之元阴元阳，故宗气虚进一步发展，可致肾阳亦虚；心肺之阴虚，进一步发展亦可致肾阴亦虚，故胸痹日久不愈的患者，每易见肾元阴元阳两亏之候。胸痹一证，以宗气内虚为本，进一步可发展为气阴两虚，甚或阴阳两虚。

本例患者年过60，"年四十而阴气自半，起居衰矣"，"八八以后肾气衰"。气为阳，宗气虚不足以行呼吸，故见气短、乏力；无力推行营血，则血脉瘀滞，气血不通，故胸痹而痛；宗气虚弱，影响到肺之宣布，津液失于敷布而亏乏，故口干多饮；气阴不足，故睡眠欠佳、多食、消瘦、大便秘结；脾气虚衰，失于健运，痰浊内生，故恶心欲吐。舌淡红体胖大有齿痕，苔白腻，脉沉细为气阴两虚，痰瘀内阻之象。魏教授运用益气养阴，祛瘀化痰之法而奏效。方用生脉散益气养阴，生津止渴；瓜蒌薤白半夏汤通阳散结，行气祛痰。其中瓜蒌善开胸中痰结，导痰浊下行；薤白味辛而性滑，辛通胸中之阳，滑除阴寒之结。二者相辅相助，利气通阳、散结消痰，合为治胸痹的常用药对；半夏既化痰散结又降逆和胃；又以四物汤补血活血；增液汤增液润燥；丹参、郁金行气活血止痛；枣仁、柏子仁、石菖蒲、远志以滋阴养心安神；黄芪甘温补气。

医案 2（气阴两虚瘀血阻，杞菊地黄汤加减）

郭某，男，81岁，北京市人。首诊 2008 年 8 月 7 日。

主诉：胸闷、气短、头晕 10 个月。

现病史：该患者 10 个月前开始胸闷、气短伴有头晕。现有心前区不适，耳鸣，头晕，双目干涩，精神萎靡，食欲不佳，下肢无力，持杖由他人搀扶入室，步履艰难，二便正常。舌质黯，苔薄白，舌下络脉瘀滞，脉沉缓无力，偶结。

诊疗经过：2007 年 10 月脑 CT 示多发性脑梗死，曾输液（药物不详）治疗，症状不减。2008 年 3 月在北医三院住院治疗，用过心律平、维脑路通、络活喜等，仍头晕，后出院在家调养。既往有浅表性胃炎、冠心病、高血压。

病机：气阴两虚，瘀血痹阻。

治则：益气滋阴，活血通脉。

方药：杞菊地黄汤加减。

枸杞子 20g，菊花 20g，熟地黄 15g，怀山药 20g，山萸肉 15g，泽泻 18g，茯苓 20g，车前子 10g（包煎），丹参 15g，菟丝子 20g，夏枯草 20g，茜草 20g，巴戟天 10g，砂仁 6g（后下），僵蚕 10g，党参 15g，女贞子 15g，红景天 10g，赤芝 15g。

7 剂，水煎服，日 2 次。

二诊：2008 年 8 月 14 日，患者服药后头晕、胸闷减轻，现口黏不爽。舌脉同前。仍宗前法，拟用上方加升麻 5g，刺五加 15g，陈皮 12g，清半夏 10g，炙黄芪 40g。继服 10 剂。

三诊：2008 年 8 月 24 日，患者症状又缓解，惟近日血压增高。舌黯，苔微腻，脉沉弦。效不更方，酌加镇肝降逆之品，前方加石菖蒲 15g，远志 15g，天麻 10g，钩藤 20g（后下）。继服 10 剂。

四诊：2008 年 9 月 3 日，患者来诊已无需他人扶持，下肢行动较前有力，仍有耳鸣，夜寐不佳。舌脉如前，拟以益气升清、活血通脉之法图之。

炙黄芪 30g，党参 15g，葛根 15g，升麻 6g，炒白术 15g，陈皮 15g，当归 15g，柴胡 6g，石菖蒲 15g，远志 15g，丹参 15g，桃仁 10g，红花 6g，川芎 12g，白蒺藜 15g，泽泻 15g，龟板 12g（先煎），刺五加 15g，蝉蜕 10g，生龙牡各 20g（先煎），怀牛膝 15g，灵磁石 30g（先煎）。

7 剂，水煎服，日 2 次。

五诊：2008 年 9 月 10 日，患者来诊已能除杖自行步入诊室，精神好转，睡眠尚可，耳鸣仍在，血压 140/78mmHg。仍宗前法，用益气聪明汤加减。

蔓荆子 12g，葛根 20g，黄柏 10g，赤芍 10g，当归 15g，升麻 6g，炙甘草 10g，白蒺藜 20g，炒白术 15g，丹参 15g，桃仁 10g，红花 10g，泽泻 18g，龟板 20g（先煎），刺五加 20g，红景天 20g，陈皮 15g，清半夏 10g，茯苓 30g，蝉蜕 10g，生甘草 6g，枸杞子 20g，菊花 20g，天麻 12g，山萸肉 15g。

30 剂，水煎服，日 2 次。

六诊：2008 年 10 月 10 日，患者服上方 1 个月后头晕减轻，心前区时有绞痛。舌质黯，苔薄白，脉沉缓，偶结。

生晒参 15g，麦冬 10g，五味子 10g，川芎 6g，丹参 10g，藏红花 10g，党参 15g，赤芍 10g，炒白术 15g，茯苓 30g，车前子 10g（包煎），白扁豆 15g，怀山药 20g，砂仁 6g（后下），炒薏仁 20g，菊花 10g，黄连 6g，肉桂 6g，诃子 10g，肉豆蔻 6g。

10 剂，水煎服，日 2 次。

七诊：2008 年 10 月 20 日，患者近日心前区绞痛消失，头晕又作，耳鸣不已。舌质红，苔薄白，舌下络脉瘀滞，脉沉弦。

党参 10g，炒白术 12g，天麻 12g，蔓荆子 15g，葛根 20g，僵蚕 10g，钩藤 30g（后下），菊花 20g，枸杞子 20g，泽泻 18g，黄柏 10g，赤芍 10g，车前子 10g（包煎），赤芝 15g，藏红花 10g，巴戟天 10g，白蒺藜 15g，菟丝子 20g，丹参 15g。

20 剂，水煎服，日 2 次。

八诊：2008 年 11 月 9 日，患者药后头晕明显好转，惟近日感冒，自觉心慌、胸闷。心电图示心律不齐。舌脉如前。治以益气升清、平肝补肾，用益气聪明汤合炙甘草汤加减。

蔓荆子 10g，升麻 10g，葛根 20g，黄柏 10g，赤芍 12g，僵蚕 10g，炙甘草 20g，生晒参 10g，生地黄 20g，生姜 6g，桂枝 10g，麦冬 15g，赤芝 15g，女贞子 20g，旱莲草 20g，刘寄奴 12g，菟丝子 20g，枸杞子 20g，补骨脂 15g，菊花 12g，泽泻 20g，蝉蜕 10g，巴戟天 12g，白蒺藜 15g，天麻 20g。

20 剂，水煎服，日 2 次。

九诊：2008 年 11 月 29 日，患者药后诸症减轻，耳鸣缓解。舌质红少苔，脉沉缓有力，结脉减少。上方去黄柏，加丹参 10g，水蛭 6g。

继服 7 剂。

十诊：2008 年 12 月 6 日，药后患者头晕已愈，下肢活动自如，惟血压不稳定。仍宗上方，加石决明 20g（先煎），葛根 10g，怀牛膝 15g，黄柏 10g。继服 15 剂。

十一诊：2008 年 12 月 21 日，患者偶有耳鸣，余恙均除，嘱其以前方加减制成膏方，继续调理 2 个月。

十二诊：2009 年 2 月 25 日，药后精神振作，面色红润，欣然来诉白发部分转黑，家人皆感神奇，惟偶有耳鸣。舌质红苔少，脉沉弦有力。嘱其停药，注意饮食。

此后，其家人经常因病来诊。诉老人身体康健，头晕、胸闷未再发生。

（魏雅君. 魏雅君医案. 北京：中国中医药出版社，2009）

【诠解】 本例患者已为八十高龄，张仲景《金匮要略·胸痹心痛短气病脉证并治》第一条指出："夫脉当取太过不及，阳微阴弦，即胸痹而痛，所以然者，责其极虚也"。宗气虚不足以行呼吸，故见气短；无力推行营血，则血脉瘀滞。气血不通，故胸痹而痛；肾为五脏六腑之本，元阴元阳之根，肾精不足，水不涵木，阴虚阳亢，故耳鸣、头晕；肝肾不足，故双目干涩、精神萎靡、下肢无力、持杖由他人搀扶入室，步履艰难；脾气虚衰，失于健运，故食欲不佳。舌质黯，苔薄白，舌下络脉瘀滞，脉沉缓无力，偶结，为气虚，瘀血痹阻之象。魏教授以益气滋阴，活血通脉为法治疗，方投杞菊地黄汤加减。治疗当以补为主，以通为辅。初以补肾滋阴、平肝潜阳兼顾活血化瘀之法图之；待肾阴充足、肝阳得降，再以益气升清、平补肝肾为主；末以膏方调治。

刘志明医案

医案 1（气阴两虚痰瘀阻，四君子汤生脉散）

郑某，男，48 岁。

1994 年 5 月 7 日初诊。

主诉：反复胸闷，伴心悸 1 年余。

病史：患者于 1 年前出现胸前区憋闷反复发作，伴心悸，常在劳累或活动后发作，每次发作持续几分钟；休息、含服硝酸甘油片或速效救心丸可以缓解。诊查：心率 80 次/分，偶发期前收缩，心音可，$A_2 > P_2$；舌暗红，苔薄白，脉弦。24 小时动态心电图（Holter）诊断：频发室性期前收缩；心脏 B 超：左室顺应性减退，动脉弹性减退；生化检查：胆固醇 6.87mmol/L，低密度脂蛋白 3.12mmol/L。

中医诊断：胸痹。

西医诊断：冠心病，心绞痛，心律失常，频发室性期前收缩，高脂血症。

辨证：气阴两虚，痰瘀互阻。

治法：益气养阴，化痰祛瘀。

处方：瓜蒌薤白半夏汤、四君子汤合生脉散加减，瓜蒌 15g，薤白 12g，半夏 9g，泽泻 9g，党参 9g，茯苓 12g，枣仁 9g，西洋参 6g（研末冲服），生地 15g，桑椹 9g，冬虫夏草 3g（研末冲服），麦冬 9g，五味子 6g，丹参 9g，白芍

9g，甘草6g。水煎服，日1剂，5剂。

1994年5月13日二诊：服药5剂后，胸闷、心悸本已明显好转，近日因打球等活动量过大，出现病情反复，余无特殊。继续服用原方。

1994年5月20日三诊：服药6剂后症状好转，但仍有疲乏感。诊查：血压120/86mmHg，心率70次/分，在原方的基础上加大益气化瘀之功。拟方如下：瓜蒌12g，薤白12g，党参12g，何首乌12g，茯苓9g，枣仁9g，西洋参6g（研末冲服），冬虫夏草3g（研末冲服），生地15g，桑椹9g，麦冬9g，五味子9g，丹参9g，白芍9g，生黄芪18g，三七粉2g（冲服）。水煎服，日1剂，15剂。

1994年6月22日四诊：近日因工作劳累出现睡眠欠佳，偶有胸闷，但较前减轻，守原方继续服药30剂。心电图检查：大致正常心电图；心脏超声：心脏舒缩功能正常。为巩固疗效，原方研末，水泛为丸，嘱继续服丸药。

（刘如秀．刘志明医案精解．北京：人民卫生出版社，2010）

【诠解】 本例患者胸闷痛伴心悸1年多。宗气虚，不足以贯心脉，行呼吸，故见心悸、胸闷；劳而耗气，使气虚更甚，故因常在劳累或活动后发作；舌暗红，苔薄白，脉弦为气阴两虚，痰瘀阻滞之象。治以益气养阴，化痰祛瘀，方投瓜蒌薤白半夏汤、四君子汤合生脉散加减。方中用药生脉散益气养阴，生津止渴；瓜蒌薤白半夏汤通阳散结，行气祛痰。其中半夏既化痰散结又降逆和胃；全瓜蒌既宽胸理气、涤痰散结又润肠通便。四君汤健脾益气；更加桑椹、冬虫夏草，滋阴益肾；生地、白芍滋阴养血；丹参活血化瘀，以增强疗效。

医案2（气阴两虚心脉阻，生脉散瓜蒌薤白汤）

郑某，男，48岁。

1994年2月25日初诊。

主诉：心前区憋闷、心慌反复发作1年。

病史：患者近一年来反复出现心前区憋闷、心慌，劳累及活动后加重，每次患者感到胸闷随即出现心慌，心慌又加重胸闷；每次发作持续时间从数分钟到数小时不等。平卧休息或含服硝酸甘油片可以缓解。曾做24小时动态心电图示频发室性期前收缩，ST段压低。患者起病以来纳食尚可，寐不实，二便正常；舌质暗红，舌苔薄白，脉结代稍细；心脏 B 超示：左室顺应性减退，动脉弹性减退；血生化检查示：血脂稍偏高（具体不详）。

西医诊断：冠心病，心绞痛，心律失常，频发室性期前收缩，高脂血症。

中医诊断：胸痹。

辨证：气阴两虚，心脉痹阻。

治法：益气养阴，活血通脉。

处方：生脉散合瓜蒌薤白汤加减，瓜蒌 15g，薤白 12g，生地 15g，桑椹 9g，麦冬 9g，五味子 6g，丹参 9g，白芍 9g，党参 9g，三七粉 2g（冲服），枣仁 9g，西洋参 6g（研末冲服），冬虫夏草 3g（研末冲服），甘草 6g。水煎服，日一剂，30 剂。

1994 年 5 月 25 日二诊：服药后，胸闷、心慌明显好转。近日因剧烈运动，又出现胸闷，余无特殊。查体：一般情况可，心率 80 次/分，可闻及期前收缩，1 ~ 2 次/分，心音正常，$A_2 > P_2$，可闻及 S_4；舌苔薄，脉弦，时有结代。处方：守原方，水煎服，日一剂。

1994 年 6 月 11 日三诊：服药 7 剂后，胸闷、心悸消失，其余无特殊。改汤剂为丸剂，处方：何首乌 80g，桑椹 80g，生地 60g，瓜蒌 75g，薤白 60g，五味子 30g，丹参 50g，白芍 50g，麦冬 50g，酸枣仁 50g，三七 50g，西洋参 50g，生黄芪 75g，甘草 45 g。上药一料，共为细末，炼蜜为丸，10g/丸，2 次/日，1 丸/次。

1994 年 6 月 14 日，出差带药，西洋参 6g（研末冲服），麦冬 9g，冬虫夏草 3g（研末冲服），五味子 6g。煮上药，代茶徐徐饮之。

1994 年 6 月 29 日四诊：自诉服药后诸症好转，但最近觉劳累后或休息欠佳时胸闷渐重，兼见疲乏，但食欲、二便均正常；血压 120/86mmHg，心率 70 次/分，心音正常；舌质淡红，苔薄白，脉弦细。处方：党参 12g，茯苓 9g，麦冬 9g，五味子 12g，何首乌 12g，薤白 12g，瓜蒌 12g，白芍 9g，生地 15g，枣仁 9g，生黄芪 18g，冬虫夏草 3g（研末冲服），西洋参 6g（研末冲），桑椹 9g，丹参 9g，三七粉 2g（冲服）。水煎服，日 1 剂，20 剂。

1994 年 7 月 26 日五诊：患者来电话诉，上方 20 剂，心悸、疲乏全除，要求继续服原方治疗。处方：守四诊方，煎服，日一剂，20 剂。

1991 年 8 月 15 日六诊：近日因工作繁忙，劳累过度，精神紧张，又出现胸闷，但无放射性疼痛，睡眠欠佳，饮食、二便正常；舌质正常，舌苔薄白，脉弦细。处方：党参 60g，茯苓 15g，麦冬 45g，何首乌 70g，瓜蒌 60g，薤白 60g，生地 70g，赤芍 50g，枣仁 50g，丹参 45g，杏仁 45g，生黄芪 70g，西洋参 50g，桑椹 60g，三七 45g，冬虫夏草 50g。上药一料，共为细末，炼蜜为丸，10g/丸，2 次/日，1 丸/次。

1995 年 2 月 28 日七诊：自诉服中药后胸闷、心悸症状基本消失；近 1 个月来嗜睡，有时血压高达 160/100mmHg，现每日服尼群地平片 1 片以控制血压，血脂偏高，其余无特殊。处方：葛根 12g，赤芍 9g，丹参 9g，瓜蒌 12g，薤白 12g，生黄芪 15g，西洋参 6g（研末冲服），麦冬 9g，五味子 6g，生地 15g，牛膝 9g，甘草 6g。水煎服，日 1 剂，15 剂。

丸药处方：党参 60g，薤白 60g，生地 70g，茯苓 45g，麦冬 45g，何首乌 70g，瓜蒌 60g，赤芍 50g，枣仁 50g，丹参 45g，杏仁 45g，生黄芪 70g，西洋参 50g，桑椹 60g，三七 45g，冬虫夏草 50g，草决明 50g。上药一料，共为细末，炼蜜为丸，10g/丸，2 次/日，1 丸/次。

1995 年 7 月 5 日八诊：服中药 1 年，自觉心悸消失，劳累后偶有胸闷；服药前，心脏 B 超示：心室壁舒张功能降低，左室顺应性差，24 小时动态心电图记录多发室性期前收缩；服药后于 1995 年 6 月 28 日复查心脏 B 超示：心室壁舒张功能恢复正常，E 峰＞A 峰，左室顺应性恢复正常。运动平板试验正常，运动期间未见期前收缩。为巩固疗效，上方一料，继续做丸剂服用。丸剂处方：党参 60g，薤白 60g，生地 70g，茯苓 45g，麦冬 45g，何首乌 70g，瓜蒌 60g，赤芍 50g，枣仁 50g，丹参 45g，杏仁 45g，生黄芪 70g，西洋参 50g，桑椹 60g，三七 45g，冬虫夏草 50g，草决明 50g。上药一料，共为细末，炼蜜为丸，10g/丸，2 次/日，1 丸/次。

1995 年 11 月 9 日九诊：失眠，疲乏，头晕，头痛，大便稀；舌苔薄白，脉弦滑。处方：党参 15g，白术 10g，云苓 12g，陈皮 9g，砂仁 9g，生黄芪 12g，枣仁 9g，山药 12g，扁豆 12g，西洋参 6g（研末冲服），浮小麦 12g，甘草 6g。水煎服，日 1 剂，14 剂。

1995 年 11 月 21 日十诊：服上方效果好，头晕、头痛、疲乏、失眠明显好转，唯有大便仍不成形，继续服用原方 14 剂。

1995 年 12 月 3 日十一诊：偶有胸闷、乏力、汗出，大便已经成形，每天 1 次，睡眠较前好转。查体：一般情况可，舌质淡红，舌苔薄白，脉弦细弱。处方：茯苓 12g，薤白 12g，砂仁 9g，陈皮 9g，党参 15g，白术 12g，半夏 9g，生黄芪 15g，西洋参 6g（研末冲服），浮小麦 15g，枣仁 9g，冬虫夏草 5g（研末冲服），甘草 6g。水煎服，日 1 剂，7 剂。

1995 年 12 月 8 日十二诊：服药后症状改善，近日因工作紧张，感胸闷、汗出，大便成形；舌质淡红，舌苔薄白，脉弦细。

方：党参 15g，白术 9g，云苓 12g，生黄芪 15g，瓜蒌 15g，薤白 12g，半夏 9g，砂仁 9g，枳壳 9g，郁金 9g，冬虫夏草 6g（研末冲服），西洋参 6g（研末冲服），浮小麦 15g，甘草 6g。水煎服，日 1 剂，8 剂。

1996 年 4 月 24 日十三诊：病史同前，近日全面检查，心脏 B 超提示：室间隔稍肥厚，西医师考虑为早期高血压所致，其他所有检查均正常。查体：一般情况可，面色红润，血压 145/90mmHg，心率 78 次/分，偶可闻及期前收缩；舌质淡红，舌苔薄白，脉弦。处方：半夏 9g，天麻 9g，白术 9g，泽泻 12g，瓜蒌 12g，薤白 9g，丹参 9g，冬虫夏草 6g（另煎），茯苓 12g，陈皮 9g，西洋参 6g（研末冲服），生牡蛎 24g（先煎），草决明 15g，甘草 6g。水煎服，日一剂，10 剂。嘱患者清淡饮食，注意劳逸结合，但运动量不宜过大，避免情绪紧张、激动。患者间断服药两年余，其间虽然病情有反复，但是总的趋势向好，最终患者不适症状消失，能胜任日常工作。随访两年余，患者未再服任何中西药，即使工作劳累亦鲜有不适。

（刘如秀．刘志明医案精解．北京：人民卫生出版社，2010）

【诠解】 冠心病属中医胸痹、心痛、真心痛、卒心痛等范畴。患者年老气血不足，脏腑失养，故气虚则无以行血，阴虚则脉络不利，均可使血行不畅，心脉瘀阻，络脉不通则胸闷、劳累及活动后加重；气阴两虚，心失所养则心慌，寐不实；舌质暗红，舌苔薄白，脉结代稍细，为气阴两虚兼瘀瘀之佐证。本案中医辨证气阴两虚，痰瘀阻滞心脉，治宜益气养阴，通阳宣痹，活血通脉。方投生脉散合瓜蒌薤白汤加减。方中药用党参、麦冬、五味子组成生脉散，益气养阴；西洋参与生脉散配合，增强益气养阴之力；瓜蒌善开胸中痰结，导痰浊下行；薤白味辛而性滑，辛通胸中之阳，滑除阴寒之结。二者相辅相助，利气通阳、散结消痰，合为治胸痹的常用药对；生地、白芍养阴补血；丹参、三七活血祛瘀；桑椹、冬虫夏草补肾气。冠心病治疗时间较长，当病情稳定后，可改汤药为丸药，服用方便，有利于患者坚持服药。

医案 3（气阴两虚真心痛，茯苓杏仁甘草汤加减）

杨某，男，64 岁。

1982 年 9 月 20 日初诊。

主诉：胸痛反复发作 10 余年，加重 3 月。

病史：患者自 1970 年，反复发作心前区闷痛，有时呈绞痛，每次发作历时 5 分钟左右，含服硝酸甘油可以缓解；近 3 月来劳累后心绞痛频发，有窒息感，发作无时间规律，夜间亦有发作。本次发作时大汗淋漓，历时 1 小时，服用硝酸甘油无效而急送医院，经心电图检查诊断"冠心病，急性前壁心肌梗死"。住院治疗月余，采用静脉点滴硝酸甘油，口服硝酸异山梨酯及普萘洛尔等药，心前区疼痛可以缓解，复查心电图为急性前壁心肌梗死（恢复期），病情好转出院。此后心绞痛经常发作，口服扩冠药不能完全缓解，伴有胸闷、头晕、气短、腰腿酸软；舌苔薄腻，脉弦细。

西医诊断：冠心病，急性前壁心肌梗死（恢复期）。

中医诊断：真心痛。

辨证：气阴两虚，心脉瘀阻。

治法：益气养阴，活血祛瘀。

处方：瓜蒌薤白半夏汤合茯苓杏仁甘草汤加减，瓜蒌 15g，薤白 12g，半夏 9g，泽泻 9g，黄芪 18g，茯苓 12g，杏仁 9g，枳壳 9g，西洋参 6g（研末冲服），降香 8g，麦冬 9g，丹参 9g，桂枝 9g，炙甘草 4.5g，三七粉 1g（冲服）。水煎服，日一剂，10 剂。

1982 年 9 月 30 日二诊：服药 10 剂，心绞痛发作次数减少，原方中加入桑椹、何首乌、寄生等滋肾养阴之品，继服百余剂，诸症痊愈。复查心电图示：缺血性 ST – T 改变恢复正常。

（刘如秀．刘志明医案精解．北京：人民卫生出版社，2010）

【诠解】 真心痛，心痛之极危重者。《灵枢·厥病》："真心痛，手足清至节，心痛甚，旦发夕死，夕发旦死。"此案中患者发病，经心电图检查诊断为"急性前壁心肌梗死"，住院治疗月余，此后心绞痛经常发作。患者气不足，无以贯心脉行气血，而致血行不利，甚而瘀血内阻；气不足，无以行气道，气机必滞，气机不利，每易致痰浊内生，痰浊阻于气道。故心绞痛经常发作，并伴胸闷、气短；宗气内虚，进一步损及阳气，久则下损肾气，故头晕腰腿酸软。本案中医辨证气阴虚痰瘀阻滞，治宜益气养阴，化痰祛瘀，方投瓜蒌薤白半夏汤合茯苓杏仁甘草汤加减。方中用药西洋参、麦冬益气养阴；黄芪、茯苓、炙甘草补益中气；半夏既化痰散结又降逆和胃；瓜蒌既宽胸理气、涤痰散结又润肠通便。丹参、降香、三七行气活血止痛；桂枝，温通心阳；杏仁、枳壳，理气宣肺。

高体三医案

（情志失调气阴虚，益气养阴生脉散）

赵某，女，71 岁。

2007 年 12 月 7 日初诊。

主诉：心悸、胸闷 5 年余。

初诊：患者 5 年前因情志不遂，饮食不慎，出现心悸、胸闷等症状，经服用地奥心血康等药物症状有所改善并长期维持，近日因劳累症状加重，遂来诊。现症：心悸、胸闷，食欲不振，胃脘痞闷不舒，时感乏力，精神不佳，失眠。舌暗，苔薄黄，脉弦缓。

西医诊断：冠心病。

中医诊断：胸痹（气阴两虚）。

治法：益气养阴，温补三阴。

处方：生脉散加减。党参 20g，麦冬 10g，五味子 10g，柴胡 15g，黄芩 12g，桂枝 15g，白芍 15g，炙甘草 10g，丹参 20g，生龙牡各 30g，檀香 15g，砂仁 10g，白术 10g，干姜 10g，附子 6g，生地 15g，酸枣仁 30g，阿胶 10g，茯苓 20g，杏仁 10g，陈皮 15g，枳壳 12g。3 剂，水煎服。

2007 年 12 月 11 日。服上方诸症减轻，饮食精神好转。舌暗红，苔薄黄，脉缓和有力。守上方 3 剂，水煎服。

二诊：2007 年 12 月 18 日。病情稳定，昨晚胃脘灼热不适，稍后缓解。舌淡，苔薄黄，脉弦缓。处方：党参 25g，麦冬 10g，五味子 10g，柴胡 18g，黄芩 12g，黄连 10g，木香 15g，桂枝 15g，白芍 15g，炙甘草 10g，生龙牡各 30g，丹参 20g，檀香 15g，砂仁 10g，白术 10g，干姜 12g，附子 6g，生地 15g，酸枣仁 30g，阿胶 10g，茯苓 20g，杏仁 10g，陈皮 15g，枳壳 15g。6 剂，水煎服。

四诊：2007 年 12 月 25 日。病情稳定，活动后微有心悸，余无特殊不适。舌暗，苔黄润滑，脉弦缓。处方：党参 25g，麦冬 10g，五味子 10g，柴胡 18g，黄芩 12g，黄连 10g，木香 15g，桂枝 15g，白芍 15g，炙甘草 10g，生龙牡各 30g，丹参 20g，檀香 15g，砂仁 10g，白术 10g，干姜 12g，附子 8g，生地 15g，酸枣仁 30g，阿胶 10g，茯苓 30g，杏仁 10g，陈皮 15g，枳壳 15g，泽泻 20g，苦参 6g，生姜 6 片。20 剂，水煎服。

（高天旭，赵玉瑶. 高体三·中国现代百名中医临床家丛书. 北京：中国中医药出版社，2010）

【诠解】 本例患者年过 70，"人过四十，阴气自半"，又因情志不遂，饮食不慎发病。情志不遂，肝胆失疏，气机失常，则气血闭阻，心脉不畅，心体失养而致本病发作。陈士铎《石室秘录》"诸痛治肝""心痛治肝"的观点，提出胸痛可从肝论治，以调畅气机。冠心病胸痛发作部位多在前胸、两胁、心下、左臂等部位，而这些部位多为少阳经循行之处。因此，冠心病的发作与肝、少阳胆腑关系密切。

患者因情志失调，饮食不慎而致肝失疏泄，肝气犯胃，脾胃受伤，运化失司，土不治水，寒水侮土，土不培木，肝脾肾功能失调，心失血养，胸阳不振，气血运行不畅，心脉痹阻，发为胸痹心痛。治以益气养阴，温补三阴，投以生脉散、小柴胡汤、四逆汤、龙牡桂枝汤加减。方中用药党参、麦冬、五味子组成生脉散，益气养阴生津，使脉搏复振，所以叫"生脉散"；柴胡宣畅气血，行肝经逆积之气，是疏通胸中气血之主药，《雷公炮炙论》云："心痛欲死，速觅柴胡"；黄芩善"下血闭"；党参、甘草、干姜，辛甘发散，调和营卫，增加益气、行气、解郁之功。诸药合用，可使少阳气机和解、肝胆郁阻得以疏通，则胸中气血通畅，枢机运转；丹参、檀香理气活血；木香、砂仁、陈皮、枳壳理气和胃；桂枝入心助心阳，与党参、白术合用，辛甘合用，阳气乃生，增进血流动力；龙、牡镇静虚阳；附子法取温养补虚，交通心肾；阿胶滋阴养血。诸药同用，使水暖土和，肝木条达，阴血得充，阴阳调和，心脉畅达。

痰 热 瘀 滞

叶天士医案
（气逆而上痰浊阻，通阳散结终吐解）

王五七　气逆自左升，胸脘阻痹，仅饮米汤，形质不得下咽，此属胸痹。宗仲景法。

瓜蒌薤白汤。

又　脉沉如伏，痞胀格拒，在脘膈上部，病人述气壅，自左觉热。凡木郁达之，火郁发之，患在上宜吐之。

巴豆霜一分（制），川贝母三分，桔梗二分。

为细末，服。吐后，服凉水即止之。

（《临证指南医案》）

【诠解】《素问·阴阳应象大论》篇曰："左右者，阴阳之道路也"，人身气机正常转输，阳左升而阴右降，若阴阳不归其位，升降乖逆则逆乱生变。患者气逆自左升，致胸脘阻痹，甚则形质不得下咽，仅饮米汤，辨属浊阴自左上逆，阴袭阳位所致。故宗仲景法，投以栝楼薤白汤，通阳化痰，散结止痛。然药后脉反沉如伏，痞胀格拒更甚，乃至脘膈上部气壅。思肝木之气自左升，左热乃为火郁之故，遂治遵"在上者，因而越之"之旨，施以吐法。以巴豆霜逐痰行水通官窍，川贝润肺化痰而清热，桔梗为舟楫之剂，可引药上行而引邪外出。由于巴豆性大热，在桔梗上引作用下涌吐剧烈，故待邪出后当饮凉水，以解巴豆热毒而止吐，以防伤正。

黄寿人医案

（痰热瘀滞心闷痛，清气化痰丸治标）

魏某某，男，六十岁。心慌，时发胸痛，头昏闷胀疼痛，失眠健忘，神疲乏力，大便秘结。曾患中风致偏瘫，治疗后虽能行走，但感活动不自如。旧患胆囊炎、慢性结肠炎、慢性气管炎等病。舌赤苔黄，脉象弦滑。显系痰热瘀血阻滞脉络，治用清化痰热，佐以通络。

方药：陈胆星9g，黄芩9g，法夏12g，杏仁12g，瓜蒌仁24g，玄参12g，麦冬12g，丹参12g，蔓荆子9g，白芍12g。共4剂。

二诊：咳痰略畅，头闷减轻，两胁作胀，心胸绞痛依然。治宗上法，加重通络。

方药：上方去杏仁，加川楝子9g，桃仁9g。共3剂。

三诊：凌晨突然心慌作，胸剧痛，额汗不止，气短神疲。咳嗽痰多，舌赤苔黄，脉象细弱有结代。显系心、脾气阴两亏，脉络阻滞，治用补心健脾，化痰通络为法。方药：

（1）高丽参9g，麦冬15g，另炖急服。

（2）党参15g，黄芪12g，炙甘草6g，茯苓12g，白术12g，法夏12g，橘红9g，黄芩9g，薤白9g。共5剂。

四诊：服药后心胸酸痛减轻，额汗已止，精神转佳。但仍不思食，大便二日未解，时有矢气。苔黄微腻，脉来较前有力。治宗前法，佐以润肠。方药：

（1）高丽参9g，麦冬15g，另炖分服。

（2）党参12g，黄芪12g，炙甘草6g，白术12g，法夏12g，橘红9g，黄芩9g，丹参9g，麻仁12g，瓜蒌仁12g。共2剂。

五诊：大便已行，知饥欲食，睡眠略好，胸闷微有疼痛，头昏仍卧床未起。再宗前法，佐以安神。方药：

（1）高丽参9g，麦冬15g，另炖分服。

（2）上方去橘红、麻仁，加茯神9g，枣仁12g，白芍15g。共2剂。

六诊：食欲转佳，精神渐好，已能起坐，时有胸闷，心慌，头昏。苔黄，脉象细滑。治用补心清热，化痰通络。方药：

（1）高丽参6g，西洋参6g，麦冬15g，另炖分服。

（2）党参15g，黄芪12g，白术12g，炙甘草6g，法夏9g，白芍15g，黄芩9g，枣仁12g，丹参9g，茯神9g，菊花9g。共3剂。

七诊：心痛未作，食睡尚可，心胸时闷。治以补心通络为主。

方药：上第二方，加鳖甲15g，三七末5g，入煎。共5剂。

连服半月，精神转佳，已能下床活动。调理月余后，心痛未作，病情稳定。至次年夏初发一次，但较前次发作为轻，仍以补心化瘀通络法，主以生脉散、四君子汤、二陈汤化裁加减施治，3月余，病复向愈。

（武汉市卫生局．黄寿人医镜．武汉：湖北人民出版社，1983）

【诠解】 本例患者为老年人，曾患中风致偏瘫。老年人五脏皆衰，脾胃不健，而脾为后天之本，心脏血脉气血之盈亏由脾之盛衰所决定，同时脾胃运化失司，则津液不行，聚湿成痰，闭阻脉络，而"血脉壅塞，饮水积聚而不消散，故成痰也"（《诸病源候论·痰饮病诸候·诸痰候》）；另《素问·阴阳应象大论》云："年六十，阴痿，气大衰，九窍不利，下虚上实"。此病的发生与饮食多以辛辣肥甘厚味为主，快节奏的生活，精神压力，情志不畅，肝气郁结，气郁日久易化火，合于痰湿则为湿热闭阻气机有关。痰浊上扰心胸，胸阳失展，痰气互结，阻于心脉，使脉络痹阻，发为胸痛、心痛、头昏闷胀疼痛；失眠健忘、神疲乏力，为心虚气弱之本虚；痰热互结，故见大便秘结，舌赤苔黄，脉象弦滑。治疗先采用清热化痰通络，一诊、二诊药用，陈胆星、黄芩、法夏、瓜蒌仁、杏仁理气化痰；玄参、丹参养阴活血；麦冬、白芍养阴清热；瓜蒌仁与杏仁结合，宣肺润肠通便。三诊以后，当痛甚而有虚脱现象时，急补元气以顾本。用高丽参为主药，是高丽参补气固脱之力，较其党参为大，欲脱之气赖此维护，直至病情趋向稳定方止。最后应以调补脾胃之药物收功（生脉散、四君子汤、二陈汤化裁），以杜痰湿滋生之源，固宗气旺盛之本。中气健运则生化之源不绝，中气强健则痰浊湿邪不生。

湿 热 痰 瘀

张伯臾医案

（胸痛便秘湿热瘀，泻心承气汤先行）

成某某，男，71岁。住院号：76/2057

一诊，1976年6月21日。

左胸阵发性刺痛二日，大便秘结七日未通，口臭且干，心悸。心电图提示：急性前壁心肌梗死，伴有多发性房性早搏及偶发性室性早搏。脉弦小不匀，舌边红带紫，苔白腻。症属劳伤心脏，湿滞热瘀交阻，拟清热通腑，活血祛滞。

黄连4.5g，制半夏12g，全瓜蒌12g，川朴9g，枳实15g，生川军6g（后下），当归24g，川芎9g，红花6g，失笑散9g（包煎），苦参片15g。稍加减连服五剂。

二诊，1976年6月26日。

动则左胸作痛，大便已解二次，但舌苔腻中灰未化，口不干，脉虚弦。痰湿瘀热虽减未化，心脏气血流行未畅，再拟前法出入。

苦参片15g，制半夏12g，全瓜蒌12g，川朴9g，枳实12g，制川军9g，当归18g，炒川芎6g，石菖蒲9g，失笑散9g（包煎）。7剂。

三诊，1976年7月3日。

左胸闷痛未发，便秘四日未通，夜间惊惕，烦懊不宁，舌苔厚腻已化，脉弦滑。热瘀尚未尽化，心阴亦见耗伤，拟养心清热，活血化瘀。

北沙参15g，麦冬15g，生山栀9g，苦参片15g，丹参15g，当归15g，降香4.5g，细石菖蒲9g，失笑散9g（包煎），磁朱丸6g（夜吞）。七剂。

四诊，1976年7月10日。

左胸痛未发，头晕，大便间日一次，质软，夜寐较安，有时惊忧。心电图示：前壁心肌梗死恢复期。脉弦小，苔腻净化，舌质红边紫。痰热已清，心阴渐复，再拟养心安神活血。

北沙参30g，大麦冬18g，五味子4.5g，朱茯苓9g，丹参15g，炒赤芍12g，红花6g，广郁金9g，青龙齿24g（先煎），大麻仁24g（打），当归24g，川芎9g，红花6g，失笑散9g（包煎），苦参片15g。稍加减连服5剂。

（严世芸，郑平东，何立人.张伯臾医案.上海：上海科学技术出版社，2003）

【诠解】 本例患者左胸阵发性刺痛，大便秘结七日未通，口臭且干，证属阳明腑实，心悸、脉弦小不匀，舌边红带紫，苔白腻，属劳伤心脏，湿滞热瘀交阻，拟清热通腑，活血祛滞。方投小承气汤、小陷胸汤、失笑散加减，方中用药以大黄、枳实、厚朴通腑泄热；瓜蒌、半夏、黄连组成《金匮要略》小陷胸汤，方中黄连清胸中之热，半夏散胸中之结，瓜蒌泻胸中之热；瓜蒌配半夏，则润燥相得，寒温合宜；黄连配半夏，一辛一苦，辛开苦降；方药仅三味，但配伍精当，故有涤痰热、开胸结之良效；当归、川芎、红花、失笑散，和营理气止痛。诸症减轻，总之六腑以通为用，阳明腑证非通不治。但一味攻下通腑易伤正气，因势利导，在病情稳定，诸症轻减处于恢复阶段时，当以益气养阴，兼顾脾胃之气，方能达到巩固疗效之目的。

痰热内结

孙一奎医案

（体虚思虑致心痹，调肝安神理脾愈）

进贤三尹张思轩公与潘少保印川公，皆受室于施氏，称联襟云。施故富家，而张公夫人贤慧，治家勤笃，为人精洁周致，以产多而气血惫，又以婚嫁繁而费用不支，积忧，年将五十，因病心痹，发则晕厥，小水短涩，胸膈痛不可忍，烦躁干哕，恶内蒸热，气愤愤上腾，肌削骨立，月汛不止。苕城时辈，有认为气怯者，有认为膈食者，皆束手无措，尸寝浃旬，浆粒不入口者五日，凶具备而待毙，举家计无所之，惟神是祷。予适在潘府，逆予诊之，脉左弦大，右滑大而数。诊毕，予曰：可生也。《病机》云，诸逆吐酸，皆属于火，诸风掉眩，皆属于木。法当调肝清热，开郁安神。诸医群然目摄而背谴曰：书云骨蒸肉脱者死，形瘦脉大胸中多气者死，绝谷食者死。孙君独许其生，果药王再世哉。予若不闻，而捡药以进。

竹茹、滑石各三钱，白豆蔻仁七分，半夏曲、橘红、姜、连、茯苓各一钱，甘草五分，水煎，令一口口咽之。

服毕，哕止晕定。次日用温胆汤调辰砂益元散三钱，服之，胸膈顿开，渐进饮食，小水通长，烦躁尽减，骎骎然安若无事。后用逍遥散、六君子汤，加黄连、香附，越三月而肌肉全，精神如旧。苕人骇然曰：能起此病，信药王矣。

（《孙文垣医案》）

【诠解】《灵枢·本神》篇曰："所以任物者谓之心，心有所忆谓之意，意之所存谓之志，因志而存变谓之思，因思而远慕谓之虑，因虑而处物谓之智。"《灵枢·九针》又曰："心藏神，肺藏魄，肝藏魂，脾主意，肾藏精与志也。"明示思虑忧愁过度，则致五脏受损，气血皆受影响。案中病妇出身显赫，平素贤惠勤笃，为人精洁周致，多有谋划思虑之劳；复因婚嫁费用不支，而添忧思劳顿之苦，素产多而气血已惫，女性本以肝为先天，以血为用，论之案中病妇，当责之阴血暗耗，气机郁滞而病脾心痛。

文垣认为"今之治例，皆非真心痛也，以期在心之部位而名。或心之脉络……或胃脘，或胸膈……肝虚则胸痛引背胁"，案中患者亦存在胸膈痛不可忍，晕厥等阴血亏虚，阳亢于上之证；然阴血亏耗，虚火内扰上逆，故见烦躁干哕、恶内蒸热、气愤愤上腾；阴血亏耗，气机郁滞而心脾两虚，故纳差不欲食，而见肌削骨立；月汛不止者，原因有二：一则气血亏虚，统摄无权；二则虚火内煎，迫血妄行。现诸症凶险，群医束手待毙，文垣遂力排众议，遵《素问·至真要大论》所言"诸逆吐酸，皆属于火，诸风掉眩，皆属于木"，辨属血虚气郁，热扰神明。总以清热养肝，开郁安神为大法。

然即刻势急而病重，无形气血不能速生，故先祛痰利湿热，从近处着手，驱邪亦即扶正。投温胆汤合六一散，重用竹茹、滑石，功在清利湿热，豁痰畅气机；茯苓、橘红、半夏曲、姜、连同用健脾运湿，化痰畅气机；白蔻仁、甘草同用清热健脾。煎汤小口啜饮，实乃急症应症之佳法，药后气机畅达，哕止晕定。仍守前方复加辰砂，以安心神，后胸膈顿开、渐进饮食、烦躁减，示极期已过，复以疏肝养血、健脾益气并佐清热之法固本。

高辉远医案
（忧郁不解痰热结，越鞠丸合温胆汤）

孙某，男，66岁，干部。

1991年9月18日初诊。

素性抑郁，形体丰腴，善思虑。旧有高血压、冠心病史。3年以来，经常因血压偏高、心绞痛屡发住院。近因家事不顺，情志不遂，又感胸膈痞闷，心前区不适，头晕目眩，血压波动，口干且苦，脘胀纳少，嗳气恶心。舌红稍暗，苔薄黄腻，脉弦滑。高师辨证属忧郁不解，痰热内阻之候，治拟理气解郁，化痰清热。切忌生气、激动。宜越鞠丸合温胆汤加味治之。

药用：苍术 10g，香附 10g，栀子 8g，川芎 8g，建曲 10g，法夏 10g，茯苓 10g，陈皮 8g，枳实 10g，竹茹 10g，佛手 10g，菊花 10g，珍珠母 15g（先煎）。

服 6 剂药后，心绪始平，心境始开，精神好转，诸症减轻，再以原方又投 12 剂，经家属多方开导，血压、心脏情况平稳，诸症悉除。

（王发渭，于有山，薛长连，等.高辉远验案精选.北京：学苑出版社，2007 年）

【诠解】 本例冠心病、高血压患者，素性抑郁，形体丰腴，善思虑，每因情绪波动屡发。形体肥胖，痰浊体质，七情过极，致痰浊内生，恣食膏粱厚味，损伤脾胃，脾失健运，聚湿生痰，作用于心阳心阴不足之体，致痰湿内阻，瘀血内闭，血行不畅，心脉闭阻，故见胸膈痞闷，心前区不适，头晕目眩；痰浊化热，故见口干且苦；肝气犯胃，脾失健运，胃失和降，故见脘胀纳少，嗳气恶心。舌红稍暗，苔薄黄腻，脉弦滑，为痰热内阻之象。本案辨证为气机郁滞，痰热内阻，治拟理气解郁，化痰清热，方投越鞠丸合温胆汤加味治疗。方中用药法夏、陈皮、竹茹、枳实、茯苓，健脾利湿，和胃涤痰，开胸利膈；苍术燥湿化痰；香附、佛手理气止痛；栀子、菊花清热；川芎行气活血；建曲消食化滞；珍珠母镇静安神。诸药合用，共奏清热化痰、通络化瘀、宁心安神之功。另嘱其舒畅情志。

肺 热 痰 浊

朱震亨医案

（心痛久病肺火郁，清泄肺热兼调肝）

一妇因久积郁患后，心痛，食减，羸瘦，渴不能饮，心与头更换而痛，不寐，大便燥结。与四物汤加陈皮、甘草百余帖，未效。予曰，此肺久为火所郁，气不得行，亦蓄塞，遂成污浊。气壅则头痛，血不流则心自痛，通一病也。治肺当自愈。遂效东垣清空膏例以黄芩细切，酒浸透，炒赤色，为细末，以热白汤调下。头稍汗，十余帖汗渐通身而愈。因其膝下无汗，瘦弱，脉涩，小便数，大便涩，当补血，以防后患。以四物汤加陈皮、甘草、桃仁、酒芩服之。

（《丹溪纂要》）

【诠解】 经曰"百病生于气"，丹溪翁亦指出"人以气为主，一息不运则机缄穷，一毫不续则穹壤判。阴阳之所以升降者，气也；血脉之所以流行者，亦气也；荣卫之所以运转者，此气也；五脏六腑之所以相养相生者，亦此气也。盛则盈，衰则虚，顺则平，逆则病。气也者，独非人身之根本乎？"可见其对气之重视，认为"气血冲和，万病不生，一有怫郁，诸病生焉。故人身诸病，多生于郁"，所论郁证有气郁、痰郁、湿郁、食郁、火郁、血郁六般之众，此六郁或单独致病，或相因致病，但总以气郁为宗，他病多因气郁而起，故其治多重调气，并设越鞠丸疗六郁。

案中病妇因久积郁而心痛，即气郁胃脘当心而痛，食减、羸瘦、渴不能饮当为脾胃失运之果，心与头交替作痛，不寐而大便燥结，气、湿、食郁而化热所致。初见此症遵脏腑辨证，辨属肝脾气机郁久，化热化火而有伤阴之弊，治亦从畅达肝脾气机入手，然投四物汤加陈皮、甘草百余帖而不效。细思之，《素问·

六节藏象论》篇曰："肺者，气之本，魄之处也……"，《素问·五脏生成》篇亦云："诸气者皆属于肺"，肺主一身之气，肺气畅达则一身之气畅达，肺气郁滞则一身之气郁滞，而言肝、脾、胃等诸脏气郁者，皆为一身之气不畅表现于各脏是也。故复诊时遵"擒贼必先擒王"兵法之旨，辨属肺经伏火郁久，气血不畅而致诸症，效东垣清空膏之法，施以治肺之法，投酒浸黄芩炒赤以白汤调下，《医学启源》曰："黄芩，治肺中湿热，疗上热目中肿赤，瘀血壅盛，必用之药……酒炒之，主上部积血，非此不能除，肺苦气上逆，急食苦以泄之，正谓此也"，可谓得其要旨也，用之而效如桴鼓。

药后汗解而愈，然其膝下无汗、瘦弱、脉涩、小便数、大便涩，思其久为郁滞之肺火所伤，前已折其势急之实热，现亦当调肝理脾而固本，故施以养血理气，兼以清热之法。复投四物汤加陈皮、甘草、桃仁、酒芩，标本兼治而收功。此案前后辨证之异，实属精妙，当为后学引以为鉴。

焦树德医案

（胸痹咳嗽肺热症，清热化痰调气先）

患者：孙某某，男，32 岁。

初诊：1994 年 6 月 7 日。

主诉：胸闷，憋气，时心悸半年。

现病史：半年前因发热，心悸，胸闷，体温达 39°C 以上，住当地医院，经住院检查诊断为：心内膜炎，金黄色葡萄球菌感染。经抗感染治疗后，患者热退，血培养结果为无致病菌生长，故出院。然其胸闷、心悸、憋气感始终未缓解，故今请焦老师诊治。现症：胸闷，憋气，时有心悸惕惕不安，干咳无痰，口干欲饮，喜凉饮，然饮后不适感，纳呆少食，大便日行一次，为成形便，小便调，寐尚可。

既往史：10 年前患"肺栓塞"，已愈。5 年前患"慢性胆囊炎"，经中西药物治疗后症状减轻。否认肝炎、结核、高血压病史，否认药物过敏史。

个人史：无烟酒嗜好。

查体：舌苔黄略厚，脉沉细略弦数，心率 128 次/分。

西医诊断：细菌性心内膜炎？

中医诊断：胸痹，咳嗽。

辨证：邪居胸中，阴乘阳位，肺失宣降而致本证。

治法：清宣肺热，调中降气。

处方：生麻黄 9g，生石膏 40g（先下），杏仁 10g，桔梗 6g，桑白皮 12g，地骨皮 15g，炒枳壳 12g，白前 10g，菖蒲 9g，炒苏子 10g，炒莱菔子 10g，炒白芥子 6g，全瓜蒌 30g，焦槟榔 12g，苏藿梗各 10g。

7 剂，水煎服。

二诊：1994 年 6 月 14 日。

服药后，胸闷、憋气减轻，干咳，纳可，二便调，寐安，舌苔黄略厚，脉沉细数，心率 128 次/分。仍于上方加入清热化痰，止咳之品。

处方：生麻黄 9g，生石膏 40g（先下），杏仁 10g，生甘草 3g，生赭石 30g（先下），珍珠母 30g（先下），全瓜蒌 30g，薤白 10g，红花 10g，檀香 9g（后下），川黄连 9g，炒黄芩 10g，炒苏子 10g，炒莱菔子 10g，白前 10g，炒白芥子 6g，菖蒲 10g，焦槟榔 12g。

7 剂，水煎服。

三诊：1994 年 6 月 21 日。

服药后，胸闷减，然仍出虚汗，仍干咳，口干减轻，精神、体力恢复。舌苔仍厚，然黄已退，脉沉细略数，心率 120 次/分。

因热象减，胸阳不振，闭塞不通，胸痹仍作，故于方中加入宣痹化痰之品。

处方：全瓜蒌 30g，薤白 12g，半夏 10g，厚朴 12g，炒枳实 12g，红花 10g，连翘 15g，檀香 6g（后下），苏藿梗各 10g，川黄连 9g，远志 12g，茯苓 18g，珍珠母 30g（先下），生赭石 30g（先下），紫贝齿 12g（先下），琥珀粉 2g（分二次冲服），炒苏子 10g，紫菀 15g。

7 剂，水煎服。

四诊：1994 年 6 月 28 日。

服药后，胸闷基本已愈，出虚汗减轻，偶有干咳，口干减。舌苔略白，脉细弦略数，心率 100 次/分。

患者原须坐小汽车来院就诊，上楼三层则喘而止步，胸闷著，而经过上述治疗后，现能背自行车由四楼而下，骑车来院就诊。

仍守上方加减用之。

处方：全瓜蒌 35g，薤白 12g，生地 12g，玄参 15g，厚朴 12g，半夏 10g，炒枳实 12g，炒苏子 10g，焦槟榔 9g，紫菀 15g，枇杷叶 15g，川黄连 9g，连翘 12g，珍珠母 30g（先下），生赭石 30g（先下），紫贝齿 9g（先下），茯苓 25g，砂仁 3g。15 剂，水煎服。

五诊：1994 年 7 月 15 日。

胸闷基本消失，偶于夜间短暂发作，基本不咳，口干已愈，出虚汗已愈，偶有心悸不适，余无明显不适。舌苔后部白厚，舌尖红，脉沉细略数，心率 90 次/分。

鉴于病情减轻，继守上方加减以巩固疗效。

处方：全瓜蒌 35g，薤白 12g，生地 18g，玄参 20g，厚朴 12g，半夏 10g，炒枳实 12g，炒苏子 10g，焦槟榔 12g，紫菀 15g，炒莱菔子 10g，枇杷叶 15g，连翘 15g，川连 9g，珍珠母 30g（先下），佩兰 12g，生赭石 30g（先下），紫贝齿 12g（先下），茯苓 25g，藿香 12g。

14 剂，水煎服。

（阎小萍．焦树德临证百案按．北京：北京科学技术出版社，2006）

【诠解】 心肺同居胸中，肺主气而心主血，气血相贯，心肺相关。心与肺同居上焦，肺主气，朝百脉，辅心而行血脉。肺主气，司呼吸，上通气道、咽喉，开窍于鼻，外合皮毛，肺为五脏之华盖，又属娇脏，不耐寒热。

本例患者，因外邪侵袭犯肺，导致肺失宣降，肺气逆乱，发为干咳无痰；痰热内蕴，伤及于心，故见胸闷，憋气，时有心悸惕惕不安；口干喜凉饮为肺有蕴热；舌苔黄略厚，脉沉细略弦数，为痰热之象。治疗以清宣肺热，调中降气为主，方中用药生麻黄、生石膏、杏仁辛凉宣泄，清热平喘；苏子、莱菔子、白芥子组成三子养亲汤，温肺化痰，降气消食；桔梗、白前，宣肺止咳；瓜蒌、桑白皮清肺止咳；地骨皮清肝热；枳壳、苏藿梗、槟榔，理气；菖蒲化痰开窍安神。

暑湿蒙蔽

颜德馨医案

（暑湿蒙蔽心阳阻，清暑益气汤加减）

陈某，男，68岁。

冠心病史27年，住院20余次，其中抢救数次，两次病危。诊断："冠心病，快速房颤，房早，快慢综合征。病窦"。曾因"病窦"动员装起搏器。近年发作频繁，1~2周"快速房颤"1次，1月需急诊1次，长期西药不停。1994年7月19日，EKG"异位心律－快速房颤，心电轴不偏，心肌损害"。

1994年7月21日初诊：胸闷心悸时作，口干，舌尖破碎作痛，纳可，夜尿频频。苔厚腻，脉小数，诊为暑湿蒙蔽清阳，心阳痹阻，治以清暑益气。

药用：党参9g，黄芪9g，苍、白术各9g，青皮9g，神曲9g，升麻6g，泽泻9g，五味子4.5g，麦门冬9g，黄柏4.5g。每日1剂，水煎服。

服7剂，再加味7剂。随访3个月，证情稳定。

[俞关全，章日初．颜德馨教授巧用清暑益气汤举隅．吉林中医药，1996，(1)：3-4]

【诠解】本例患者冠心病史27年，住院20余次，两次病危。这次夏季即加重。原于心阴阳本虚，又为暑热夺气，销铄津液，故胸闷心悸时作，口干，舌尖破碎作痛；夜尿频频，更伤阴液；苔厚腻，脉小数为阴虚湿滞之象。治宜益气养津，李东垣清暑益气汤加减主之。方中取补中益气汤去柴胡加葛根合生脉散，外加苍术、黄柏、泽泻、神曲而成。以其治冠心病，因盛暑炎蒸，汗液不绝，不免血运弛缓，新陈代谢松懈，心病宿疾复发，而成为气津两虚之症者，用补中益气以扶阳，合生脉散以滋液，更辅祛暑湿之品，恰是针对性很强的一个良方。

痰 浊 上 扰

焦树德医案

（胸痹眩晕痰上扰，宽胸降浊清心热）

患者：张某某，女，31 岁。

初诊：1994 年 2 月 25 日。

主诉：周身关节痛 3 年，胸闷、头晕、咳嗽 3 月余。

现病史：患者于 3 年前始周身关节疼痛，尤以指、趾关节为著，渐至变形，屈伸不利。曾于当地医院查血沉高于正常，类风湿因子（＋），诊断为"类风湿关节炎"，予以对症治疗。本次发病于 3 个月前出现胸闷、气短、头晕、咳嗽，未行系统检查治疗；继则症状逐渐加重，伴头痛，以巅顶及前、侧部为著，波及眉棱骨处；右眼视物模糊，有星星点点状物，左眼视物有黑影，晕甚需人搀扶。即赴北京阜外医院住院检查，心肺 B 超、胸片、CT 等结果提示："肺血管炎"，"肺动脉高压"，予以扩冠、降压、利尿等治疗，效不显。每日咳嗽，咳吐白痰，量多，偶带血丝，头痛、眩晕明显，故请焦老会诊。

既往史：否认肝炎、结核病史，否认药物过敏史。

个人史：痛经史，孕 2 胎，人工流产 1 胎，足月顺产 1 子，健在。

查体：舌苔白略腻，脉沉细数。

西医诊断：肺血管炎，肺动脉高压，类风湿关节炎。

中医诊断：胸痹，眩晕（头痛），尪痹。

辨证：四诊合参，诊为胸中阳气不振，气血闭阻，清阳不能上达，发为胸痹、眩晕之证。素体肾虚，寒湿深侵入肾，骨伤筋挛，发为尪痹。

治法：宽胸开痹，肃肺降浊，佐清心热。

处方：全瓜蒌 30g，薤白 12g，生石决明 30g（先下），生赭石 35g（先下），旋覆花 10g（包），泽泻 40g，檀香 9g（后下），苏梗、藿梗各 12g，枳壳 10g，桔梗 6g，炒苏子 10g，络石藤 30g，鸡血藤 20g，川黄连 9g，苍术 10g，厚朴 12g，钩藤 30g（后下），夏枯草 15g。

7 剂，水煎服（效可继服）。

二诊：1994 年 3 月 15 日。

服上药共 14 剂，服药后自觉头痛、头晕减轻，胸闷亦好转，咳嗽减轻，惟觉双足肿胀，按之无凹陷，今日测血压 105/75mmHg，纳可，二便调，夜寐欠佳，舌苔薄白，脉滑沉细。

鉴于病情减轻，欲返故乡继服焦老中药，请焦老再诊处以长服之方。

处方：全瓜蒌 40g，薤白 10g，生石决明 30g（先下），生赭石 30g（先下），旋覆花 10g（包），泽泻 35g，桑枝 30g，茯苓 30g，猪苓 30g，桑白皮 15g，川黄连 9g，冬瓜皮 40g，夏枯草 12g，红花 10g，半夏 10g，檀香 9g（后下），菖蒲 10g。

14 剂，水煎服（效可继服）。

三诊：1994 年 4 月 22 日。

来人代诉：出院回家后一直服用焦老中药 30 余剂，诸症均减轻，且病情稳定，已停用西药，惟时有头顶痛，视物左眼有黑点状物，胃脘时痛，时左胸闷痛，甚发热感，时有关节疼痛，双下肢肿胀基本已愈。

诊治同前，守方加减。

处方：全瓜蒌 35g，薤白 15g，生赭石 35g（先下），泽泻 60g，灵磁石 30g（先下），生石决明 30g（先下），茯苓 25g，生龙骨、生牡蛎各 30g（先下），丹参 30g，檀香 9g（后下），砂仁 5g（后下），藁本 10g，吴茱萸 6g，川黄连 10g，厚朴 12g，炒枳实 10g，半夏 10g，夏枯草 15g。

14 剂，水煎服（效可继服）。

四诊：1994 年 7 月 26 日。

患者自行由山东来就诊，精神、体力基本恢复，服上药共 50 余剂，胸痛消失，双足肿消，头已不晕，时胀感，手足温而不凉，纳食、二便均正常，惟行经时腰酸，寐时有声响则惊醒，舌苔薄白，脉滑略沉。

患者症情明显好转，且趋稳定，故守上方出入，以巩固疗效。

处方：泽泻30g，钩藤25g（后下），生地18g，玄参18g，磁石30g（先下），茯苓35g，生赭石30g（先下），生石决明30g（先下），全瓜蒌40g，薤白12g，元胡10g，厚朴12g，炒枳实10g，夏枯草15g，白蒺藜10g，生芥穗9g，制香附10g，炒黄芩10g。

14剂，水煎服。

（阎小萍．焦树德临证百案按．北京：北京科学技术出版社，2006）

【诠解】 患者主因周身关节疼痛3年，胸闷、头晕、咳嗽3月余而就诊，于阜外医院确诊为肺血管炎，肺动脉高压，类风湿关节炎。因心阳不宣，血脉痹滞，故见胸闷、气短；素体肾虚，肝肾阴虚，虚火内扰，阴不制阳，故见头晕、头痛、视物模糊；肺气失宣，痰气郁滞，故见咳吐白痰，量多，偶带血丝。中医辨证为胸阳不宣，痰气郁滞，肝肾不足，阴虚阳亢。方中用药全瓜蒌开胸涤痰，薤白辛温散胸膈结气，共奏理气宽胸，通阳散结之功；石决明、生赭石平肝潜阳；旋覆花降气和胃；厚朴、苏子、苏藿梗、檀香、桔梗、枳壳，理气，消除气郁和气滞之证；黄连清心热；络石藤、鸡血藤，通络；钩藤，夏枯草平肝泻火。

本案以急则治其标，予宽胸开痹，肃肺降浊，佐清心热，活瘀通络后，胸闷、咳嗽、头晕均减，然双下肢肿胀。复加四苓散以健脾利湿。

肝 肾 阴 虚

裘沛然医案

（肝肾阴虚心失养，麦味地黄丸加减）

曹某，女，53 岁。

就诊日期：1991 年 3 月 16 日。

主诉：心悸 5 年余，近又发作 1 个月余。

病史：患者从五年前因心悸、胸闷在本市某医院做心电图检查，示频发性室性期前收缩，拟诊"冠心病"。长期服用中西药，或轻或重，时发时止。近 1 个月来又发心悸不宁，自觉有期前收缩现象。平素睡眠不佳，易醒，伴耳鸣，纳食尚可，二便调。

初诊：一般情况尚可，面色红润。HR：72 次/分，心律齐。两肺听诊无异常。舌苔薄，边有齿痕，脉细。

辨证分析：心痛日久，波及肝肾，肝肾不足，心失所养，出现心悸。如《石室秘录》所说："心悸非心动也，乃肝血虚不能养心也。"故症见耳鸣、心悸。肝阳不得潜降，故夜寐不安。

中医诊断：心悸、怔忡（肝肾阴虚型）。

西医诊断：冠心病。

治法：养心补肝益肾，用《医方集解》八仙长寿丸（又名麦味地黄丸）增减。

处方：熟地黄 30g，怀山药 15g，山茱萸 9g，茯苓 12g，泽泻 15g，车前子（包）12g，麦冬 15g，五味子 9g，丹皮 9g，陈皮 10g，大枣 7 枚。7 剂。

复诊：1991 年 5 月 15 日。

上药坚持服用一段时间后，一度证情好转。近诉头晕头胀，神疲倦怠，腰膝酸软，少气，足心发麻，纳可便调，舌淡，苔薄，脉细弦。BP：120/70mmHg。此脾肾亏虚，阳气不振。治拟健脾补肾，扶阳益气。

处方：生黄芪30g，熟附块12g，生白术18g，茯苓12g，枸杞子12g，菊花12g，白芍30g，甘草12g，白芷12g，炒枣仁18g，当归10g，山茱萸9g。7剂。

四诊：1991年6月12日。

双膝关节酸痛麻木，足跟重着胀痛，稍口干。追寻病史，1983年曾有类似病史，被某医院诊断为"关节炎"。舌苔薄，脉细，查两膝关节无明显肿胀、畸形。拟独活寄生汤加减。

处方：独活15g，桑寄生15g，秦艽15g，防风15g，川芎12g，细辛12g，当归15g，生地30g，白芍15g，杜仲15g，川牛膝15g，党参18g，桂枝15g，甘草15g，茯苓12g。14剂。

五诊：1991年9月11日。

右腕关节活动稍久而疼痛，胃脘部疼痛，大便日行两三次，稍溏，左胸骨旁稍痛，与呼吸无关。检BP：135/75mmHg，HR：68次/分，律齐，$A_2 > P_2$，左胸骨旁有压痛。过去有胃病史。

治法：苦辛通降，佐以通络止痛。

处方：黄芩24g，川黄连10g，干姜12g，党参18g，甘草18g，牡蛎30g，当归15g，川芎12g，白芍15g，海螵蛸15g，延胡索2g，木茴香（各）12g，焦楂曲（各）12g。7剂。

六诊：1991年11月13日。

服上药后胃痛已息，关节疼痛好转。近诉神疲乏力，稍口干，关节酸楚，心悸好转，睡眠欠佳，苔薄，边有齿痕，脉细，改拟归脾汤出入。

处方：生黄芪30g，党参18g，炒白术12g，茯苓15g，当归12g，甘草9g，炙远志6g，酸枣仁12g，木香9g，龙眼肉12g，大枣7枚，牡蛎30g，泽泻12g。14剂。

（裘沛然．裘沛然医论医案集．北京：人民卫生出版社，2011）

【诠解】 盖肾为水火之宅，内藏真阴，"五脏之阴非此不能滋"，心血靠肾精化生而补充；又内寄元阳，为一身阳气之源，生命活力的根本，故前贤云"五脏之阳，非此不能发"。肾阳隆盛，则心阳振奋，鼓动有力，血可畅行，脾得温煦，水谷之精微可化为气血，布散周身。若年老肾衰，肾阳不能蒸腾，或心阳随之而衰，气血变逆，久而气滞血瘀；或脾土失温，水谷精微不能生化、布散，气血化源不足，营亏血少，脉道不充，血不畅行，皆可发为心痛。

本例为女性患者，在更年期以后发病，肝肾不足，心失所养，出现心悸、伴耳鸣；阴虚不制阳，虚阳上浮，不得潜降，故睡眠不佳、易醒。本案辨证为肝肾阴虚型，养心补肝益肾，用《医方集解》八仙长寿丸（又名麦味地黄丸）增减。方中用药，熟地黄、怀山药、山茱萸、茯苓、泽泻、丹皮、麦冬、五味子组成麦味地黄丸，补肝肾之阴；陈皮理气化痰，在滋阴药中加入健脾运中之品，助药之灵动吸收。二诊因脾肾虚，阳气不振，方用附子温振心肾之阳；黄芪、茯苓、白术、甘草，益气强心；枸杞子、山茱萸，补肾气；当归、白芍养血补血；枣仁养血安神；菊花，清肝明目。四诊投独活寄生汤加减，治双膝关节酸痛麻木，足跟重着胀痛；继用归脾汤善后。

心肾肝不足

黄寿人医案

（心肾肝虚兼瘀热，自订三子养阴汤）

金某某，男，六十岁。心胸绞痛频作，时觉胸闷气短，头昏眼花，后脑作胀，健忘多梦，心烦口干，入夜难寐。苔薄黄，舌质较黯，脉细数。证属心、肝、肾阴不足，又兼瘀、热，以致脉络不畅。治用补心养肝、益肾通络为法。用三子养阴汤（自订方）加味。

方药：党参24g，沙苑子12g，麦冬12g，生地15g，枸杞12g，女贞子12g，黄连6g，菊花12g，丹参12g，朱枣仁12g，朱远志9g，三七末5g（入煎）。共5剂。

二诊：服上方，心胸绞痛次数减少，心烦不寐，寐则多梦，头仍昏胀，大便尚调。仍守前法为治。

方药：生地15g，沙苑子12g，枸杞12g，菊花9g，黄连6g，女贞子12g，朱柏子仁9g，丹参15g，朱枣仁12g，朱远志9g，三七末3g（入煎）。共5剂。

三诊：心胸绞痛减轻，时觉心慌，有时心烦难寐，口干苦，纳食可。舌赤，苔薄黄，脉细数。此阴虚内热，治用补心养肝，益肾清热为法。

方药：生地15g，枸杞12g，沙苑子12g，黄连6g，党参15g，麦冬12g，女贞子12g，枣仁12g，菊花9g，黄芩9g，白芍12g，丹参15g。共5剂。

四诊：服药周余，心慌已止，不烦能寐。惟感头昏，脑后作胀，有时眼花，饮食如常。舌赤，苔薄，脉细。治仿前法。

方药：党参15g，生地24g，五味子3g，麦冬12g，枸杞12g，枣仁9g，沙苑子12g，黄连3g，菊花12g，白芍12g，女贞子12g。共5剂。

（武汉市卫生局．黄寿人医镜．武汉：湖北人民出版社，1983 年）

【诠解】 心气不足，血运不畅，故见胸痛、胸闷、气短；心肝阴虚，虚火内扰，阴不制阳，故见头昏眼花、脑胀、健忘多梦、心烦口干、入夜难寐；苔薄黄，舌质较黯，脉细数，为瘀、热，脉络不畅之象。中医辨证心、肝、肾阴不足，又兼瘀、热，以致脉络不畅，治以补心养肝、益肾通络为法。方中药用党参补益中气；麦冬养阴安神；生地、丹参清热养阴活血；三七活血止痛；沙苑子、枸杞、女贞子补肝肾之阴；黄连清心火；菊花清肝火；枣仁、远志安神。当胸痛减轻，脉络瘀血阻滞渐有缓解，即可减去通络活血之品，以防祛瘀伤正。

心 肾 不 交

李济仁医案

（心肾不交血脉阻，归芎参芪麦味汤伍养阴药）

王某某，男，63岁。1989年3月5日就诊。

患者血压一直偏高，屡发心前区闷痛并有紧缩感，偶遇风寒或情志不遂时更著，唯以含服硝酸甘油片暂缓，曾做心电图示"左室高电压"，符合慢性冠状动脉供血不足。血脂分析：胆固醇385mg/dl，低密度脂蛋白750mg/dl，诊为高血压、冠心病。刻下症见：心中胀痛，惊惕不安，眩晕肢麻，夜寐梦扰，面赤口干，舌绛苔少，脉细数。是因心肾不交，阴虚阳亢，血脉凝阻。当育阴清热，行血活络。以基本方增味治之。

药用：当归、潞党参、紫丹参、夜交藤各15g，川芎、五味子各10g，麦门冬、何首乌各12g，黄芪20g。每日1剂，水煎服。

前进药饵，颇符病机，症状悉减，唯口依然干，舌仍绛。当守上方再增育阴清火之品，加细生地20g，鲜石斛10g，以尽退虚火。服上方7剂，阴分渐旺，虚火清而血行畅，夜寐亦安，虑其多梦，心肾交而不固，乃守方继服，并嘱早晚吞服柏子养心丸。月余后病安，血压稳定。

（李济仁，李梢，李艳．冠心病诊治经验．中医杂志，1994：465－466）

【诠解】 患者为老年男性，血压一直偏高，屡发心前区闷痛并有紧缩感，情志不遂时更著。情志内伤，气郁化火，木火易炽；肾阴虚，水不涵木，则肝阳易亢，肝阳上亢，则症见心中胀痛，惊惕不安，眩晕肢麻，夜寐梦扰，面赤口干，舌绛苔少，脉细数。本案病机是心肾不交，阴虚阳亢，血脉凝阻。当育阴清热，行血活络，投以李教授的自拟方"归芎参芪麦味汤"（药物组成：当归、潞党参、紫丹参各 15g，川芎、五味子各 10g，黄芪 20g，麦门冬 12g）加减治疗。方中用药当归专擅补血，又能行血，养血中实寓活血之力；党参、黄芪益气补中；川芎亦增活血祛瘀、养血和血之功；丹参长于治瘀治血，麦冬养阴益肾、润肺清心；五味子益气生津，以改善血液循环；何首乌补肝肾之阴；夜交藤养血活血通络。并早晚分服柏子养心丸配合治疗。

刘志明医案

医案 1（心阳不足损及阴，阴阳同调通心肾）

张某，男，72 岁。

1995 年 9 月 27 日初诊。

主诉：胸痛伴气短 10 年。

病史：患者近 10 年来反复出现胸痛伴气短，动则发作；面浮跗肿，面颊红，唇干，自觉胸中有气上冲咽喉，腰酸怕冷，四肢欠温，口不渴。舌红润，苔白腻，脉细。

中医诊断：胸痹。

西医诊断：冠心病，心绞痛。

辨证：心阳不足，阳损及阴。

治法：阴阳同调，交通心肾。

处方：熟附片 5g（先煎），生地 15g，炙甘草 9g，党参 15g，生黄芪 20g，全当归 9g，麦门冬 12g，丹参 15g，生山楂 15g，紫石英 20g（先煎）。水煎上方，送服交泰丸 3g，日 1 剂，7 剂。

1995 年 10 月 4 日二诊：服药 7 剂后，面颊红与面浮跗肿均见减轻。行走时仍有胸痛、胸闷发作，舌尖偏红，苔薄中部光剥，脉虚细。守前法加减，上方去交泰丸，加川连 3g、肉桂 1.5g、生蒲黄 12g。水煎服，日 1 剂，7 剂。

（刘如秀. 刘志明医案精解. 北京：人民卫生出版社，2010）

【诠解】 本例患者年高正亏，宗气虚损，不能贯血脉而司呼吸，荣养心脉而致胸闷胸痛。《灵枢·邪客》曰："宗气积于胸中，出于喉咙，以贯心脉而行呼吸焉。"说明宗气为胸中之大气，心肺居于胸中，宗气即为心气之源泉，宗气不足则无力推动血液运行而形成本病。同时本例患者久病，"久病归肾"，肾之阴阳为五脏阴阳之根本，同样为心之阴阳之化源，故气血阴阳亏损大多与肾亏有关。心肺肾气阳亏虚，以肾气虚损，摄纳无权，则自觉胸中有气上冲咽喉、气短，动则发作；心阳虚弱，病久及肾，肾阳亦衰，气化无力，水湿内停，外溢肌肤，则面浮跗肿；舌红润，苔白腻，脉细为阴阳两虚之象。中医辨证为心阳不足，阳损及阴，投以阴阳同调，交通心肾之法治疗。方中药用党参、黄芪、炙甘草，补益中气，"老衰久病，补益为先"，补虚固本；当归补血活血；生地、丹参、山楂、麦门冬养阴活血；附片温振心肾的阳气，强心利尿；紫石英、交泰丸意在引火归元。

医案 2（心肾不交肾心痛，金匮肾气丸加减）

向某，男，64 岁。

1989 年 12 月 17 日初诊。

主诉：胸闷、胸痛反复发作 5 年，加重 3 天。

病史：患者 5 年前始出现胸闷、胸痛，曾在某医院诊断为"冠状动脉粥样硬化性心脏病"。病发时，口服复方丹参滴丸、速效救心丸，疼痛可稍缓解；但稍有劳累，胸痛又作。近日因天气寒冷，加之劳累，心绞痛再次发作，动则气短，心烦胸闷，伴少腹拘急、小便不利、腰膝酸软。就诊时见：胸闷、胸痛，心悸，神疲，语声低微，气息微弱，四肢清冷。舌质淡嫩，脉结代而沉细。

中医诊断：肾心痛。

西医诊断：冠心病，心绞痛。

辨证：心肾不交，阴阳两虚。

治法：补肾救心，益阴扶阳。

处方：肾气丸加减，熟地黄 15g，淮山药 15g，云苓 15g，山茱萸 12g，泽泻 12g，牡丹皮 10g，淡附片 12g（先煎），肉桂 6g，巴戟天 15g，延胡索 12g。水煎服，日一剂，5 剂。

1989 年 12 月 22 日二诊：服上方 5 剂后，阴火潜消，烦痛缓解，仍感神疲乏力，心动悸，脉结代，舌红嫩。原方去延胡索，加人参 10g、三七 6g 以益气活血、交通心肾。水煎服,日1剂,10剂。

服药10剂后,患者心悸、胸痛消失,继续用丹参饮送服金匮肾气丸,追踪半年,未见复发。

(刘如秀.刘志明医案精解.北京:人民卫生出版社,2010)

【诠解】 肾阳对人体各脏腑起着温煦生化作用,是推动各脏腑生理活动的原动力,正如《难经》所云:"命门者,诸神精舍之所舍,原气之所系也。"若肾阳亏虚,不能温煦心阳,致心阳不振,形成心肾阳虚。阳虚则生内寒,胸阳失于温煦鼓动,寒凝心脉,瘀阻不通,不通则痛,故见因天气寒冷、劳累心绞痛发作、腰膝酸软、四肢清冷、语声低微、气息微弱、少腹拘急;阳虚不能化气行水,水湿内聚,致水气凌心,故见心悸、小便不利。中医辨证为肾阳虚,心阳不足,阳损及阴,阴阳两虚,治疗宜补益心肾,滋阴扶阳。方中用药金匮肾气丸(地黄、山药、山茱萸、泽泻、茯苓、牡丹皮、桂枝、附子)温肾壮阳;巴戟天温补肾阳;延胡索行气活血。温补肾之阴阳,则阴得阳以相生,阳得阴以相养,肾中之阴阳既济,肾气自通于心,心气自降于肾,心肾上下水火相交,阴火自降。

姚树锦医案
(心肾不交肝旺脾虚,逍遥丸合生脉散)

边某,男,60岁,退休干部。

初诊:1998年3月6日。

主诉:阵发性头昏、胸闷、胸痛3年加重1个月。

素有高血压病史,冠状动脉粥样硬化性心脏病、心房纤颤病史3年,间断服用降压药。1个月来胸痛频发,生气后心前区绞痛,在某西医院住院20余天,症状无改善,故来求诊。诊见:胸闷胸痛,疼痛呈针刺样,持续5~10秒,每日发作8~10次,心慌气短,头昏头晕,动则加剧,胁脘胀满,喜善太息,纳食减少,二便尚调。血压22.6/12.0kPa,面色晦滞,形体适中,舌淡,苔薄白,脉沉缓。

辨证:水亏火胜,心肾不交,肝旺脾虚,郁而不达。

治法：疏肝健脾，益肾养心。

方药：柴胡 5g，当归 10g，白芍 15g，云苓 15g，甘草 10g，薄荷（后下）3g，白术 15g，党参 15g，麦冬 10g，五味子 10g，法半夏 10g，天麻 10g，杜仲 15g，桑寄生 15g，川牛膝 10g。生姜 3 片为引。5 剂，水煎服，日 1 剂。

二诊（3 月 12 日）：药后胸闷稍减，又见胃脘作酸，时有呃逆，余症同前。血压、舌脉同前，病久缠绵，郁火伤阴，治宜育阴潜阳，理气止酸。上方西洋参易党参，去半夏、天麻，加沉香 3g，苏子 10g，乌贼骨 15g，5 剂。

三诊（3 月 17 日）：药后诸症大减，纳食增加，头昏痛消失，胸闷去十分之六，心前区刺痛减至每月发作 2 次，口干咽喉有痰，咯之不利，颈背不适。舌脉同前。宜化痰活血，通督舒络：西洋参 15g，麦冬 10g，五味子 10g，清半夏 10g，白术 10g，天麻 10g，沉香 3g，三七粉 6g，西红花 1.5g，丹参 15g，川芎 10g，地龙 10g，葛根 12g，鹿角霜 15g，川牛膝 10g，浙贝母 15g，天竺黄 10g，金石斛 6g，5 剂。

四诊（3 月 24 日）：药后病症十去七分，头昏头晕偶作，心绞痛 2～3 日发作 1 次，矢气多，大便软，腰酸困，尿频数。舌脉同前。宜补土泻木，调理肝脾：当归 15g，白芍 15g，柴胡 5g，茯苓 15g，白术 15g，炙甘草 10g，薄荷 3g，枳实 10g，沉香 6g，三七粉 6g，天麻 10g，清半夏 10g，陈皮 6g，防风 6g，杜仲 15g，川断 15g，紫河车 5g，狗肾 5g，白茅根 30g，川牛膝 10g。药后病情继续缓解，以上方出入再服 10 剂，病情稳定，无明显不适，嘱服中成药以巩固疗效。

[王维英．姚树锦中医世家经验辑要（当代中医世家系列丛书）．西安：陕西科学技术出版社，2002]

【诠解】 本例患者因生气后出现心绞痛。怒伤肝，生气后，肝失疏泄，气机郁滞，心脉不和，故见胸闷胸痛；肝郁不畅，故见胁脘胀满，喜善太息；肝气上浮，故见头昏头晕；气郁化火伤阴，心失所养，故心慌。本案中医辨证肝旺脾虚，郁而不达，气阴不足，治疗以疏肝理气，健脾养血，益肾养心之法，以逍遥丸合生脉散加减。方中以逍遥丸，疏肝解郁，健脾养血；以生脉散益气养阴；半夏化痰止晕；天麻平肝熄风；杜仲、桑寄生、川牛膝益肾。故本案初诊时虽心绞痛频发，却未用活血之品，重在调畅气机，扶助正气，气行则血行。

心 肾 两 虚

刘志明医案

医案 1 （心肾虚痰浊内阻，十味温胆汤加减）

刘某，男，74 岁，1995 年 5 月 5 日初诊。

主诉：胸闷间断发作 5 年。

病史：患者近 5 年来动则发作胸闷，闷久则痛，伴心慌头晕、腰酸耳鸣；时有胃脘隐痛不适，甚则泛恶，口中黏腻不爽，纳呆；舌黯红，苔白腻，脉弦小滑，两尺弱。既往有高血压病史 10 年。

西医诊断：冠心病，心绞痛，高血压。

中医诊断：胸痹。

辨证：心肾亏虚，痰浊内阻。

治法：养心益肾，行气化痰。

处方：十味温胆汤加减，太子参 15g，熟地 15g，制半夏 10g，陈皮 10g，茯苓 15g，炒枳实 10g，炒竹茹 6g，瓜蒌皮 10g，石菖蒲 6g，炙远志 6g，郁金 10g，丹参 15g，生蒲黄 12g（包煎）。水煎服，日 1 剂，7 剂。

1995 年 5 月 12 日二诊：服药二剂后白腻苔褪去，夜寐向安，胃脘不适减轻；舌红，苔薄，脉细。宗前法出入。处方：炒党参 15g，生地 15g，熟地 15g，制半夏 10g，炒枳实 10g，炒竹茹 6g，丹参 15g，全瓜蒌 15g，郁金 10g，生黄芪 18g，苦参 9g，炒川连 2g。水煎服，日 1 剂，10 剂。

服药后患者胸闷、心慌、头晕明显减轻，舌淡红，苔薄白，脉弦。间断服药 2 个月，患者病情平稳。

（刘如秀. 刘志明医案精解. 北京：人民卫生出版社，2010）

【诠解】 老年冠心病为"本虚标实"，其"本"为元气虚弱，无力推动血运而生瘀血、痰浊等，活血化瘀，祛痰通络等只是治标权宜之计，调补正气方为"治本"之策。以补虚固本为治疗法则。本案为痰浊内阻之胸痹，兼见心肾两亏之象。刘老认为：肾精不足则精不化气，气不行湿则痰浊内蕴，痰浊内扰则易致心气亏虚，心气不足则心神失养。此时单用化痰开窍，其效甚微，若加用扶正之品，则效果易显。方中人参、熟地填精益气；温胆汤化痰开窍，二者合用既能益精化气，又能养心神、化痰浊。

医案2（心肾不足痰瘀阻，益肾养血祛痰瘀）

陈某，女，70岁。

1995年7月15日初诊。

主诉：反复心前区疼痛8年，加重3天。

病史：患者近8年来反复发作心前区疼痛，呈绞痛样，每次发作历时5分钟左右，放射至背部及左前臂，休息及含服硝酸甘油片可缓解。近3天无明显诱因，而心绞痛频发，夜间亦有发作，持续时间明显延长，伴大汗、窒息感、恶心欲吐，含服硝酸甘油不缓解。送往某医院，查心电图可见Ⅱ、Ⅲ、aVF导联ST段弓背样抬高0.1mV，以"冠心病，急性下壁心肌梗死"收住入院，经静脉点滴硝酸甘油，口服阿司匹林、单硝酸异山梨酯片、倍他乐克等药物治疗后，病情缓解。出院前复查心电图示：急性下壁心肌梗死（恢复期）。出院后患者心前区疼痛仍然反复发作，同时伴有气短，腰酸乏力，头晕目眩，口干，纳少，心中痞塞欲死，经多方医治症状并无缓解，后经病友介绍，求诊于刘老。就诊时见：重病病容，面色苍白；舌质淡暗，苔薄白，脉沉细。血压150/90mmHg。

西医诊断：冠心病，急性下壁心肌梗死（恢复期），高血压。

中医诊断：真心痛。

辨证：心肾两虚，痰瘀痹阻。

治法：益肾活血，通阳化浊。

处方：瓜蒌薤白半夏汤合四物汤加减，瓜蒌15g，薤白15g，半夏9g，制首乌12g，桑椹15g，寄生12g，生地15g，当归9g，赤芍9g，川芎4.5g，太子参

20g，三七粉 lg（冲服）。水煎服，日一剂，10 剂。

1995 年 8 月 6 日二诊：服上方 20 剂，心绞痛明显缓解，气短、头晕消失，体力恢复正常。嘱患者停服西药，效不更方，原方再服 60 剂，心绞痛症状消失，诸症悉除。复查心电图示：缺血性 ST－T 改变基本恢复正常。

（刘如秀．刘志明医案精解．北京：人民卫生出版社，2010）

【诠解】 冠心病是中医学"胸痹""心痛"范畴。其病在心，其因为虚。《金匮要略》指出："阳微阴弦，即胸痹而痛，所以然者，责其极虚。"《素问·痹论篇》云："心痹者，脉不通。心主血脉、神明。"心与肺脾肾密切相关。脾统血主运化，将中焦水谷之气上输于肺，肺受中焦之气合呼吸之清气化为宗气，贯心脉以助血行，脾居中焦，中焦受气取汁变化而赤成为血。心气（阴阳）需脾气的补充，肺气的贯注，脾肺的盛衰是心气虚盈的重要原因之一。而肾为先天之本、元气之根、水火之宅。肾气的虚衰是心气虚的主要原因。故方中以四物汤补血养血活血，气为阳，血、精为阴。气为血之帅，血为气之母。气行血随，气滞（虚）则血瘀。精血得补，心气则充；则精满气旺，心健神明；瓜蒌、薤白、半夏通阳化浊；三七、当归活血化瘀行气、祛瘀生新。

寒凝心脉

李东垣医案

（妊娠客寒胃心痛，和中散寒服之瘥）

东垣治一妇，重娠六个月，冬至因恸哭，口服风寒，忽病心痛不可忍，浑身冷气，欲绝。曰：此乃客寒犯胃，故胃脘当心而痛。急与草豆蔻、半夏、干生姜、炙甘草、益智仁之类。或曰，半夏有小毒，重娠服之，可乎？曰：乃有故而用也。岐伯曰：有故无殒，故无殒也。服之愈。

（《名医类案》）

【诠解】《诸病源候论·妇人妊娠病诸候上·妊娠候》曰："妊娠六月，始受金精，以成其筋……足阳明养之。足阳明者，胃之脉，主其口目。六月之时，儿口目皆成，故足阳明养之。"即言妊娠分经养胎，六月则足阳明养之。案中怀妊之妇已孕六月，正赖足阳明之气血滋养，然既有情志不遂而恸哭之虞，复受入口之风寒伤中阳，遂致心痛不可忍，浑身冷气欲绝，当辨属寒凝经脉，气机不畅。治当散寒通脉，和中止痛。东垣认为"心痛者，乃寒邪客于心包络也，前人以良姜、菖蒲大辛热之味末之，酒醋调服，其痛立止，此折之耳；……脘痛者，太阴也，理中、建中、草豆蔻丸之类主之。"此乃胃脘当心而痛，急予草豆蔻、半夏、干生姜、炙甘草、益智仁等辛温散寒、和中益智之品而收功。

案中患者有六月身孕，本当禁用一切辛温燥烈之品，或有据此而惧用之，然《素问·六元正纪大论》曰："黄帝问曰：妇人重身，毒之如何？岐伯曰：有故无殒，亦无殒也。"何况患者确有寒实邪气内阻之故，东垣先生诊断准确而随证施治，故虽用之而仍无陨也。此案虽寥寥数语，但疗效确凿，后学者当习其精华。

孙一奎医案

（心背彻痛并吐食，温阳益气荡积滞）

族侄妇戴氏，两寸脉滑大，两尺沉微，心痛彻背，背痛彻心，甚则必探吐其食乃已。近来每一痛必七日，仅进白水，粒食不能进，进则吐而痛更加，七日后痛渐已。如此者，十七年所矣。始则一年两发，又一年六七发。今则一月一发。以积气丸治之，不终剂而断根。

（《孙文垣医案》）

【诠解】《金匮要略·胸痹心痛短气病脉证并治》篇曰："师曰：夫脉当取太过不及，阳微阴弦，即胸痹而痛，所以然者，责其极虚故也。今阳虚知在上焦，所以胸痹心痛者，以其阴弦故也。"联系同篇第3条，胸痹症见喘息咳唾，胸背痛，短气。病属上焦阳虚，阴寒痰实内蕴上逆之故。治既要温通上焦阳气，又当豁痰理气止痛。

案中患者心背彻痛，痛剧必吐其食方已，而寸脉滑大，两尺沉微等症俱为上焦阳虚，而下焦阴寒痰实内蕴上逆，气血鼓动乏力所致。而患者痛剧不能食，食谷则吐而痛剧达七日之久，亦为痰实内阻，脾胃不能受物也。实当豁痰利气，温阳止痛。故文垣先生投《太平惠民和剂局方·卷三》积气丸（大黄、巴豆、桃仁、三棱、炮附子、肉桂、米醋、干漆、木香、鳖甲、硇砂、朱砂、麝香），原文载之"治阴阳不和，脏腑虚弱，寒冷之气留滞于内，使气积不散，胸胁支满，食即气膨胀……心腹引痛，噫气吞酸，停饮浸渍，恶心呕逆，癖块疼痛，脏腑不调，饮食不进……"。方证相应，故为尽剂而断根。

叶天士医案

（营络受损急心痛，益气养营止痹痛）

朱　重按痛势稍衰，乃一派苦辛燥劫伤营络，是急心痛症，若上引泥丸则大危矣。议用《金匮》法。营络伤，急心痛。

人参、桂枝尖、川椒、炙草、白蜜。

（《临证指南医案》）

【诠解】 厥心痛一症，前人辨述者多且精矣，兹不复赘。《内经》虽有"胃脘当心而痛"之语，亦当明辨胃脘痛与厥心痛，切不可混而视之。厥心痛者，可因五脏之气厥而入心包络，发可波及胃脘；胃脘痛大率气、食居多，不可骤用补剂，补之则气不通而痛愈甚；夫痛而虚者必喜按，痛而实者必拒按，寒者得温稍定，热者饮冷稍安。今先生案中重按而痛稍衰者，乃痛而虚者，故用人参、桂枝、川椒、炙草、白蜜治之，以其心营受伤，攻劫难施，为之辛甘以化阳也。

吴鞠通医案

（阴寒上逆气血弱，辛香泄浊温阳痉）

初五日，某，脉弦细而紧，浊阴上攻，胸痛。用辛香流气法。

川楝子三钱，良姜三钱，厚朴二钱，乌药二钱，淡吴萸三钱，槟榔一钱五分，小枳实二钱，荜茇二钱，广皮二钱，广木香一钱。三帖。

初八日：补火生土，兼泄浊阴。

茯苓块三钱，台乌药二钱，淡干姜二钱，益智仁（煨，一钱五分），生薏仁三钱，半夏三钱，陈皮一钱五分，淡吴萸二钱。四帖。

（《吴鞠通医案》）

【诠解】 患者胸痛，脉弦细而紧，以浊阴上攻言病机，乃寒痰上攻，气血阻滞故也。施以辛香行气法，药用川楝子、槟榔、小枳实、广皮、广木香行气利湿，调理肝脾；良姜、淡吴茱萸、乌药、荜茇温中散寒，行气止痛；厚朴行气降逆而燥湿。待气机渐畅，中阳得补，遂施以补火生土，而兼泄浊阴之法。药用干姜、乌药、益智仁与吴茱萸温脾暖肾养肝，薏仁、半夏、陈皮同用，健脾利湿畅达气机；茯苓淡渗而能达下，通中之通药也，亦可引浊阴下行。诸药合用，则肾阳得助，肝脾气机畅达，而浊阴可泄也。

王泰林医案

（寒凝气滞胸背痛，辛温通达散痰湿）

寒气稽留，气机不利，胸背引痛，脘胁气攻有块。宜辛温通达。

二陈汤去草，加瓜蒌皮、薤白头、干姜、吴茱萸、延胡索、九香虫。

（《王旭高临证医案》）

【诠解】 寒为阴邪，其性收引，易伤阳气，寒气稽留于内，致阳气受损，气血凝滞即胸背引痛；阳气受损，温煦失职，致水湿内停化为痰饮，即脘胁气攻有块。《素问·至真要大论》篇曰："寒淫于内，治以甘热，佐以苦辛，以咸泻之，以辛润之，以苦坚之。"即以热治寒而摧胜，折其气用令不滋繁，佐以苦辛而通行也。应之此案，寒淫于内，阳损痰凝，则不宜多用甘，当辛温通达为主。故投二陈汤去炙甘草，与瓜蒌、薤白同用祛湿化痰，散结导滞；吴茱萸、干姜与延胡索同用，助阳行气散寒；《本草纲目·虫部第三十九卷·虫之一》载九香虫"咸，温，无毒。主治膈脘滞气，脾肾亏损，壮元阳……久服益人"，与他药共奏温阳散寒，化痰理气之功。

姜春华医案

（气血虚寒凝心脉，回阳救逆振胸阳）

贾某，男，53 岁。

心绞痛发作频繁，痛向背部放射，感寒痛甚，胸闷，喘息，短气。舌苔白腻，脉沉迟。证属寒邪壅盛，胸阳不振，治拟瓜蒌薤白白酒汤及四逆汤加减。心电图检查：心血供应不足。

附片 9g，干姜 6g，全瓜蒌 24g，薤白 9g，炙甘草 6g，川椒 1.5g，丹参 24g，当归 9g，细辛 3g，乳香 9g，黄芪 15g，党参 15g。7 剂。心痛，胸闷大减，续方 7 剂。

（张云鹏. 中医临床家姜春华. 北京：中国中医药出版社，2002）

【诠解】 寒邪内侵，寒主收引，既可抑遏阳气，所谓暴寒折阳，又可使血行瘀滞，发为本病。《素问》曰："寒气积于胸中而不泻，不泻则温气去，寒独留，则血凝泣，凝则脉不通。"《医学正传》云："有真心痛者，大寒触犯心君。"

本例患者素体阳衰，胸阳不足，阴寒之邪乘虚侵袭，寒凝气滞，痹阻胸阳，故见心绞痛发作频繁，痛向背部放射，感寒痛甚，胸闷，喘息，短气；舌苔白腻，脉沉迟为阳虚寒凝心脉之象。诚如《医门法律》云："胸痹心痛，然总因阳虚，故阴得乘之。"《类证治裁》云："胸痹，胸中阳微不运，久则阴乘阳位，而为痹结也。"以辛温散寒，温通心阳为主。方中用药以四逆汤辛温通阳，加瓜蒌薤白白酒汤通阳散结，加参、芪及丹参、当归，温阳益气，舒心通脉。按十八反说附片和全瓜蒌二相反药物不能同用，临床使用时要加留意。

裘沛然医案
（温通心脉化血瘀，温经桃核承气汤）

张某，女，40 岁。

就诊日期：1986 年 10 月 9 日。

主诉：胸部刺痛 5 年，遇寒或劳累则胸部刺痛加重。

初诊：胸中痞闷有窒息感，面色晦黯，皮肤有黑斑。舌质紫黯，苔白腻，脉沉涩。寒凝心脉，气滞不通。心电图提示"心肌缺血"。治宜温通心脉，活血行瘀。温经汤合桃核承气汤加减。

处方：吴茱萸 15g，桃仁 15g，党参 9g，麦冬 12g，川芎 12g，赤芍药 12g，当归 12g，制半夏 10g，牡丹皮 9g，生甘草 12g，阿胶 9g（酒烊化后分冲），生川军 12g，桂枝 12g，生姜 9g。14 剂。

复诊：心绞痛好转，上方去生川军、生姜，吴茱萸改为 6g，加丹参 15g，红花 6g。10 剂。

三诊：病情稳定。处方：生地黄 30g，川芎 12g，当归 12g，赤芍药 12g，桃仁 12g，红花 6g，桂枝 9g。14 剂。

四诊：服四剂后心胸刺痛大为减轻，胸闷窒息感也有改善，面色仍为晦黯，皮肤黑斑，舌质紫黯。药后血瘀之症渐渐消解，但不可能一时尽除，仍须坚持服药，加丹参和红花，以增强活血化瘀之力。共服药 14 剂后心痛止，胸中痞闷消失，皮肤黑斑、舌质紫黯亦渐消除。最后以桃红四物汤加桂枝而收功。一年半后随访未见复发。

（裘沛然. 裘沛然医论医案集. 北京：人民卫生出版社，2011）

【诠解】 本例患者中年女性，胸部刺痛，遇寒加重，是因寒凝血脉，心脉瘀阻所致；面色晦黯，皮肤有黑斑，舌质紫黯，苔白腻，脉沉涩，为血行瘀滞，胸阳痹阻，心脉不畅之象。治以活血化瘀，温经通脉止痛。裘教授以温经汤合桃核承气汤加减治疗。方中用温经汤温经散寒，养血祛瘀，为妇人少腹留有瘀血所治方剂。温经汤中的吴茱萸、桂枝温经散寒，通利血脉；当归、川芎、赤芍药、丹皮养血祛瘀；阿胶、麦冬养阴润燥，党参、甘草益气健脾，半夏、生姜降逆温中；甘草调和诸药为使。桃核承气汤是一剂活血祛瘀的方药，泻热逐瘀。主治下焦蓄血证，脉象沉实或涩。二方合用，一为温经，一为化瘀。

郭子光医案

（少阴病阳气式微，桂附参芪兼活血）

孙某，男，48 岁。

2005 年 8 月 9 日初诊。

病史：患者 2004 年 1 月，因"胸痛 5 个小时，不缓解"，经某省级医院诊断为扩张型心肌病，给予西药治疗，反复发作多次，经人介绍而来就诊。现症：自述心悸、乏力，气短促、动则更甚，胸部隐痛、闷胀，畏寒、四肢厥冷，下肢轻度凹陷性水肿，睡眠差，小便短少。问其生活作息，患者销售工作繁忙，每感力不从心，且每日抽烟两包以上，生活不规律。察其面色淡白、少神，舌淡胖，苔水滑，舌边有齿痕，脉沉细微。

辨治：本案乃典型之少阴病，阳气式微，气虚血瘀，浊水停滞之证，证从寒化。非辛热桂附无以回阳，非重剂参芪难以益气，兼活血通利治之。处方：

①北黄芪 60g，红人参 20g，制附片 15g（先煎 30 分钟），桂枝 15g，干姜 10g，茯苓 30g，猪苓 20g，益母草 30g，丹参 20g，川芎 15g，麦门冬 20g，生地

黄 12g，炙甘草 5g。每日 1 剂，水煎服。

②山人参 100g，每日 10g，另煎，和药汁服用。

③绝对休息，戒烟。

经上药服用 30 余剂，心悸、气促、胸痛、浮肿渐次消除，服药过程中因商务需要并未休息，每日抽烟两包左右，自觉体力渐复。此后又复诊数次，均以上方为基础，其浮肿消则去猪苓、益母草、干姜，酌加玉竹、黄精、白术等。偶有感冒咳嗽等，则暂停上方，另服治标之剂，始终守法守方，途中未服用任何西药。

于 2006 年 8 月 4 日复诊：精神良好，体力增强，未曾感冒（过去稍有不慎即感冒），一般活动不觉气短、心悸、胸闷，无浮肿，能够胜任日常商务工作，但在从事较剧烈的活动或情绪过度紧张时，尚有胸闷、心悸感觉，未觉胸痛，舌红少津，脉沉细。郭师认为目前病人状况平稳，阳气渐复，气阴有伤，应注重调补气阴，仍本上方加减治之。处方：

①北黄芪 50g，丹参 20g，当归 10g，生晒参 15g，麦冬 30g，五味子 10g，黄精 20g，生地黄 15g，玉竹 18g，茯苓 20g，白术 15g，延胡索 20g，炙甘草 6g。6 剂，1 日 1 剂，水煎服。

②山人参 100g，每日 10g，另煎，和药汁服。

2007 年 3 月 15 日随访，患者述身体无明显不适，能胜任日常工作，未再诉胸痛不适等症状。

[侯德建. 郭子光辨治扩张型心肌病. 湖北中医杂志. 2008，30（3）：21 - 22]

【诠解】 心肌病是一组由于心脏下部分腔室的结构改变和心肌壁功能受损所导致心脏功能进行性障碍的病变。其临床表现为心脏扩大、心律失常、栓塞及心力衰竭等。扩张型心肌病的特征性表现为一侧或双侧心腔扩大、心肌收缩期功能障碍，因而常伴充血性心力衰竭，以往称之为充血性心肌病。此病之病因不外外邪侵袭、饮食不调、情志失常、体虚劳倦等。先天不足，后天失调为病机；属本虚标实，因虚致实之病。病机以脾肾阳虚，心阳不振为本，外邪、瘀血、痰浊、水饮为标。外邪乘虚而入，侵犯心肺则发咳喘、心悸；心阳不足，心脉痹阻则为胸闷心痛；脾肾阳虚，运化失权，三焦气化不利，肺脾肾三脏失责，水湿内停则发为水肿。其病位主要在心，涉及脾、肺、肾诸脏。病情严重的可发展为心阳暴脱，甚至阴阳离决而猝死。

本例的特点是：一是疼痛，痛势剧烈不缓解，面色淡白，少神畏寒，四肢厥冷，与中医认识的"阳微阴弦"上焦阳气不足，胸阳不振，阴寒内盛的病机相符。因此，寒凝经脉、经脉不通是本病的主要病机，治以温经散寒止痛为法。《素问·举痛论》曰："寒气客于脉外则脉寒，脉寒则缩蜷，缩蜷则脉绌急，绌急则外引小络，故卒然而痛"，这种缩蜷则脉绌急，小络急引致痛症的病因常为"寒气客于脉外"，以附子、干姜、桂枝温经通脉。以郭先生的经验，附子禀纯阳之性，是振奋阳气，鼓动活力的极品。使用附子时不宜贸然使用较大剂量。一般用制附片从15g（先煎50分钟）开始，逐渐增至30~40g即可。在使用过程中，应停用地高辛类西药，以免加重其毒性。桂枝温通心阳，化膀胱之气，行太阳之水，有心悸、浮肿者必用之。察其舌淡胖，苔水滑，舌边有齿痕，脉沉细微，气虚征象明显，且阳虚者多伴有气虚，气虚又可加重瘀血，故加重黄芪用量，以益气利水促血行；阳虚寒盛，血脉失于温通，血行凝滞，必然导致血脉不通，故合丹参、益母草、川芎活血止痛；方中麦门冬、生地黄防桂枝、附子、干姜、辛燥烈太过，伤及阴血。患者下肢肿、心悸，考虑为阳虚不能化水，水泛肌肤，则下肢肿，水气凌心则心悸，故加猪苓、茯苓、桂枝温养利水，安神定悸。

张伯臾医案

（心阳不振阴痰浊，瓜蒌半夏薤白汤加附桂）

吴某某，女，73岁。住院号：74/5528

一诊，1974年4月20日。

素有冠心病史，左胸闷痛经常发作，今晨左胸剧痛，畏寒肢冷汗出，心悸气急，不得平卧，脉结代不匀，舌苔淡白。心阳不振，阴霾痰浊弥漫，年迈病重，须防突变。

熟附片12g（先煎），桂枝6g，党参18g，丹参18g，当归12g，川芎6g，薤白头6g，全瓜蒌12g，制半夏9g，降香4.5g。二剂。

二诊，1974 年 4 月 22 日。

左胸闷痛、心悸均见好转，气急平，已能平卧；稍感头晕，大便干燥，脉细已匀，苔薄。心阳渐振，肠燥则便艰，仍守前法出入。前方去党参，加火麻仁 12g（研），3 剂。

三诊，1974 年 4 月 25 日。

左胸闷痛未发，心悸亦平，大便通畅，脉弦小，苔薄。心阳损伤渐复，痰湿未清，再拟通阳活血，滑利气机。

川桂枝 6g，薤白头 6g，全瓜蒌 12g，制半夏 9g，茯苓 12g，丹参 15g，当归 9g，杜红花 6g，降香 4.5g（后下）。7 剂。

（严世芸，郑平东，何立人. 张伯臾医案. 上海：上海科学技术出版社，2003）

【诠解】 患者素有冠心病史，左胸闷痛经常发作，此次突然发作，年迈病重。本例患者阳虚寒盛，寒凝经脉，脉寒缩蜷，血行不畅，故胸痛剧烈，畏寒肢冷汗出；胸阳不布，肺气升降受阻，故见心悸气急，不得平卧；舌苔淡白，脉结代不匀，均属寒象，寒凝经脉，血流不畅。以附桂取四逆汤之意，辛温通阳；加瓜蒌半夏薤白汤通阳散结，加党参及丹参、当归温阳益气，舒心通脉。

按十八反说，附子反瓜蒌，两药不能同用，在临床中值得留意。

魏雅君医案

（寒凝心脉气机滞，瓜蒌薤白半夏汤）

徐某，男，44 岁，河北省石家庄市人。

首诊 1986 年 12 月 10 日。

主诉：患者胸部刺痛 5 年余，加重 10 天。

现病史：该患者 5 年前因劳作汗出，在树荫下乘凉，顿感胸部针刺样疼痛，随即消失，当时并未在意。自此，每因劳累或遇寒凉，胸部刺痛时有发生。近 1 年遇寒或劳累，症状明显加重，持续时间稍长。遂到当地医院就诊，检查未见异常，给予丹参片口服治疗，症状有所缓解。近 10 日胸部刺痛明显加重，服药亦不能缓解。现有胸中憋闷刺痛，四肢不温，心悸自汗，夜寐不安，时有腹胀，面色苍灰，小便可，大便溏薄。舌质紫黯，舌下络脉瘀滞，苔白腻，脉沉涩。

诊疗经过：曾在当地医院就诊，给予丹参片口服治疗，症状反复发作。又给予活血通络注射液静点，疗效欠佳。检查未见异常。

辨证：寒凝心脉，气滞不通；

治则：治宜温通心脉，活血行瘀。

方药：瓜蒌薤白半夏汤加味。

全瓜蒌 30g，薤白 12g，清半夏 10g，桂枝 10g，厚朴 12g，枳实 10g，丹参 12g，良姜 12g，香附 12g，赤芍 12g，红花 12g，太子参 20g，吴茱萸 6g，麦冬 12g，川芎 12g，生龙牡各 25g（先煎），郁金 10g。

7 剂，水煎服，日 2 次。

二诊：1986 年 12 月 17 日，患者服药后，胸中憋闷刺痛明显好转，腹胀减轻，时有心悸，仍有睡眠不安。余症如前。按原方加减继服之。

全瓜蒌 30g，薤白 12g，清半夏 10g，桂枝 10g，厚朴 12g，枳实 10g，丹参 12g，良姜 12g，赤芍 12g，太子参 20g，吴茱萸 6g，麦冬 15g，川芎 12g，红花 12g，生龙牡各 25g（先煎），郁金 10g，阿胶 15g（烊化），炒枣仁 20g。

10 剂，水煎服，日 2 次。

三诊：1986 年 12 月 27 日，患者服上方后，憋闷感、腹胀已消失，胸部时有刺痛。心悸好转，睡眠亦好转。舌质稍暗，舌下络脉瘀滞减轻，苔白微腻，脉沉缓。予上方加减继服之。

全瓜蒌 15g，薤白 12g，清半夏 10g，桂枝 10g，厚朴 12g，枳实 10g，丹参 12g，赤芍 12g，太子参 20g，吴茱萸 6g，麦冬 15g，川芎 12g，红花 12g，郁金 10g，阿胶 15g（烊化），炒枣仁 20g，当归 15g，炙黄芪 30g，焦白术 20g。

10 剂，水煎服，日 2 次。

四诊：1987 年 1 月 6 日，患者告知，胸部已无刺痛感，余症均愈。上方减量继服，以巩固疗效。

全瓜蒌 15g，薤白 12g，清半夏 10g，桂枝 8g，厚朴 8g，枳实 10g，丹参 12g，赤芍 12g，太子参 20g，吴茱萸 3g，麦冬 15g，川芎 12g，红花 12g，郁金 6g，阿胶 15g（烊化），当归 15g，炙黄芪 30g，焦白术 20g。

5 剂，水煎服，日 2 次。嘱其避免劳累、遇寒，多加衣物。

半年后随访，患者胸部刺痛未再发作。

（魏雅君．魏雅君医案．北京：中国中医药出版社，2009）

【诠解】 本例患者因感寒发病，又每因感寒病复发或加重。此为素体阳虚，胸阳不振或心气不足，复因寒邪侵袭，阻碍胸阳，心脉痹阻，致冠心病发作。若劳累太过，伤及心气，亦可因血脉不畅而发心痛。《素问·调经论》曰："寒气积于胸中，不泻则气去，寒邪留则自凝泣，凝则不通"。

本例患者阳虚生寒，致寒凝心脉，心脉瘀滞不通，故见胸中憋闷刺痛，四肢不温，面色苍灰；寒凝气滞，脾失健运，故见腹胀，大便溏薄；心气不足，故见心悸自汗，夜寐不安；舌质紫黯，舌下络脉瘀滞，苔白腻，脉沉涩，为寒凝心脉，气滞不通之象。本案治疗以温通心脉，活血行瘀之法，方中用薤白宣痹通阳；桂枝温通心脉；吴茱萸、良姜散寒；全瓜蒌、郁金、枳实、香附、厚朴理气行滞；丹参、赤芍、红花、川芎活血祛瘀；清半夏燥湿祛痰；太子参补气；少佐麦冬滋阴，以防温通太过，耗伤正气；生龙骨、生牡蛎安神潜阳。二诊加入阿胶补血活血。三诊加炙黄芪、当归、焦白术益气养血健脾，脾健则湿自祛，痰亦消，心阳亦温。

痰瘀交阻

叶天士医案

（痰瘀阻滞致胸痹，苦辛开郁戒腥膻）

某二六　肺卫窒痹，胸膈痹痛，咳呛痰粘。苦辛开郁为主。当戒腥膻。

瓜蒌皮、炒桃仁、冬瓜子、苦桔梗、紫菀、川贝母。

（《临证指南医案》）

【诠解】肺主一身之气，为水之上源，肺卫气畅，则血行畅达，水谷精微布散正常，而阴平阳秘。若肺卫窒痹，则一身气机受阻，水液内停为饮为痰，久则血行亦受阻，痰瘀内阻则胸痹而咳痰。故治当苦辛开郁，畅达气机。药用瓜蒌皮、紫菀、川贝母化痰理气，清热散结；冬瓜子清利湿热，炒桃仁破血行瘀，苦桔梗为舟楫之剂，引诸药上达肺卫，直达病所。同时戒腥膻，以减少入里之痰湿，当食易消化之品。

刘志明医案

（胸阳不展痰瘀阻，枳实薤白桂枝汤加味）

陆某，男，50岁。

1977年2月14日初诊。

主诉：心前区憋闷、疼痛2年，加重1周。

病史：近2年来反复出现胸闷、阵发性心前区疼痛，伴心悸、气急；经常于劳累、情绪紧张、受凉、饱食后诱发不适。经某医院诊断为"冠状动脉粥样硬化性心脏病"。患者既往有高血压病及慢性支气管炎病史10余年，现觉胸闷、气短、头晕、心悸、痰多、心前区阵发性疼痛；舌质暗红，苔薄白，脉弦滑。血压130/90mmHg，总胆固醇 63mg%。

西医诊断：冠心病，心绞痛。

中医诊断：胸痹。

辨证：胸阳不展，痰瘀交阻。

治法：通阳散结，化痰活血。

处方：枳实薤白桂枝汤加味，郁金 6g，丹参 9g，红花 6g，旋覆花 9g，桃仁 9g，瓜蒌 9g，薤白 9g，半夏 9g，桂枝 3g，陈皮 6g，枳实 9g，制香附 9g。水煎服，日一剂，7 剂。

1977 年 2 月 20 日二诊：服药后心悸、胸闷、气急、痰多、头晕、心前区疼痛诸症均见明显减轻。坚持服药月余，症状消失，自行停药。

（刘如秀．刘志明医案精解．北京：人民卫生出版社，2010）

【诠解】 此例患者病机之关键在于痰瘀互结于胸中，闭阻心脉，治以枳实薤白桂枝汤加味。方中用药：瓜蒌、薤白、半夏豁痰宣痹；桂枝通阳；陈皮健脾祛痰；丹参、红花、桃仁活血祛瘀；香附、郁金理气活血；枳实、旋覆花理气。

裘沛然医案

（体肥胖痰瘀交阻，苓桂术甘汤加味）

盛某，男，65 岁。

就诊日期：1991 年 3 月 6 日。

主诉：春节以来心前区隐痛 3 次。

病史：春节以来心前区隐痛发作 3 次，平素有胸闷，近发现小便有白色沉淀，有高血压及糖尿病史，降糖药服用不规则，近未发作，过去有冠心病心绞痛史。

初诊：心前区隐痛时发作前来就诊，伴胸闷，形体肥胖，BP：165/90mmHg，HR：70 次/分，偶有期前收缩，两肺听诊无异常。舌苔白腻，质稍黯，有瘀斑，脉弦滑。外院 EKG 示：右束支传导阻滞。

辨证分析：痰湿之体，浊邪内蕴，痹阻于胸则心痛，下注于膀胱则尿浊。舌有瘀斑，提示心脉瘀阻，证属痰瘀交阻。

西医诊断：冠心病，右束支传导阻滞，糖尿病，高血压。

中医诊断：胸痹，尿浊（痰瘀交阻），消渴。

治法：化痰消饮，活血行瘀。苓桂术甘汤合化瘀之品。

处方：茯苓15g，桂枝15g，生甘草15g，生白术15g，高良姜12g，制香附12g，延胡索20g，车前子15g，川牛膝15g，萆薢12g，川柏20g。7剂。嘱咐低脂低盐忌糖。

复诊：1991年5月8日。

小便混浊沉淀好转，但仍有胸闷胸痛，1周内出现二三次，放射至肩背，食欲好，夜寐欠安，神疲乏力。近查血糖430mg/dl，未用降糖剂，BP：150/95mmHg，舌苔薄腻，脉细，活血化瘀与清化湿浊兼治。

处方：丹参24g，延胡索30g，徐长卿30g，桂枝15g，苦参15g，片姜黄12g，川郁金12g，生地30g，红藤30g，党参20g，生甘草15g，制香附15g。7剂。

三诊：1991年7月10日。上药加减服用1月余，心绞痛发作明显减少，近伴咳嗽咳痰，色黄黏稠，不易咳出，咽痛，纳可，便调，眠安。7月3日EKG示："不完全右束支传导阻滞，电轴左偏，T波变化，ST段变化"。舌苔薄，脉弦滑，治以化痰止咳。

处方：北沙参15g，麦冬15g，五味子9g，炙马兜铃12g，紫菀15g，炙甘草15g，桂枝12g，丹参20g，白前12g，牛蒡子12g，制半夏12g，陈皮10g。7剂。

四诊：1991年8月7日。

药后咳嗽已愈，近又感冒发热至39℃，现热已退，唯咳嗽，痰白，量少，近未发胸闷心痛。检：HR：71次/分，律齐，$A_2 > P_2$，两肺呼吸音稍低。舌体胖，边有齿痕，脉细弦。治以润肺化痰止咳。

处方：北沙参12g，麦冬15g，生甘草12g，桔梗6g，炙马兜铃9g，紫菀12g，百部15g，黄芩24g，细辛12g，玉竹15g，生米仁15g，炒谷麦芽（各）15g。7剂。

六诊：1992年2月26日。

近两月胸部偶痛，曾作 EKG 检查基本正常，BP：l54/78mmHg，HR：68 次/分，律齐，$A_2 > P_2$，心尖区 I 级收缩期杂音。拟滋阴温阳，益气通脉。

处方：桂枝 18g，生甘草 18g，丹参 20g，延胡索 20g，熟附块 12g，干姜 3g，制半夏 15g，五味子 9g，麦冬 12g，熟地黄 30g，山茱萸 12g，党参 12g，生姜 3g。14 剂。

十二诊：1992 年 8 月 19 日。

天暑酷热，停服中药一个月，病情稳定，胸闷胸痛未发作，爬楼梯也无妨。近天气变化又发轻咳，胸闷胸痛，痰色白量少，精神好。HR：56 次/分，律齐，BP：150/85mmHg，胆固醇 254mg/dl，甘油三酯 79mg/dl，血糖 118mg%。痰白，脉弦缓。再遵阴阳气血并调大法。

处方：桂枝 18g，炙甘草 18g，黄精 15g，玉竹 15g，细辛 10g，川黄连 10g，茯苓 12g，干姜 12g，生地 30g，党参 20g，麦冬 15g，煅龙骨 30g，桃仁、杏仁各 15g。14 剂。

（裘沛然．裘沛然医论医案集．北京：人民卫生出版社，2011）

【诠解】 冠心病是由多种因素复合作用所致的缺血性心脏病，多发于肥胖、血脂增高且伴血压、血糖增高的中老年人。"肥人多痰湿"，"人过四十，阴气自半"。中老年人往往脾肾亏虚消化吸收功能有不同程度障碍，加之体形肥胖，更易引起体内脂质代谢紊乱，肥胖者易患高血压，冠心病的形成与痰浊内生密切相关。冠心病是由于脂质代谢异常，导致冠状动脉损伤、脂质沉着、粥样斑块形成，使冠状动脉狭窄，心肌供血不足而出现的一组症候群。中医认为，本病属胸痹范畴，多因痰、虚、瘀而致本病发生。冠心病早期以痰为常见，而中后期则以瘀为多。因为冠心病好发于中老年人，年高之人，脏腑功能减退，阴阳气血失调，加之六淫七情的影响，导致肾气虚，脾失温煦；运化失调，变生湿浊痰饮，浸淫脉道，心脉瘀滞，不通则痛而致心绞痛的发生。

患者痰湿之体，浊邪内蕴，心脉痹阻，发为心痛。裘老先生治疗本病以通阳化痰行瘀为基本大法，方用苓桂术甘汤、甘草桂枝汤、丹参饮、瓜蒌薤白汤，以温阳化浊，养心气益心阴为治疗大法而获良效。此乃气血阴阳互根之理，治心病必须阴阳兼顾。

邓铁涛医案

（气虚痰瘀闭阻型，温胆汤加四君子汤）

邵某，男，54 岁，干部。

因心前区间歇发作针刺样疼痛及压迫感 4 年余，于 1976 年 1 月 21 日入院。1971 年 7 ~ 9 月因陈旧性心肌梗死在某医院住院，出院月余后开始经常感到心前区间歇发作针刺样疼痛及压迫感，含服硝酸甘油片后始能缓解，近年来发作较频而入院。舌黯红，苔黄浊腻，脉缓。心电图：窦性心动过缓兼不齐，陈旧性后壁心肌梗死。

西医诊断：冠心病，心绞痛，陈旧性后壁心肌梗死。

中医诊断：胸痹，痰瘀闭阻型。

处方：党参 15g，云苓 12g，法半夏 9g，橘红 4.5g，甘草 4.5g，竹茹 9g，枳实 6g，布渣叶 15g，郁金 9g，藿香 4.5g。

住院中期曾出现头痛，左手麻痹不适，用健脾补气法以四君子汤加味治疗。处方：党参 15g，白术 12g，云苓 15g，甘草 4.5g，丹参 12g，葛根 30g，山楂子 30g。后期又用温胆汤加味治疗直至出院。住院期间心绞痛发作症状明显减轻，无需含服硝酸甘油片。心电图复查：窦性心律不齐，陈旧性后壁心肌梗死。病者精神、食欲均正常，于 1976 年 4 月 26 日出院。

出院后续服温胆汤加味制成的丸剂。治疗追踪 3 个月，无心绞痛发作，病情稳定。

（邱仕君．邓铁涛医案与研究．北京：人民卫生出版社，2004）

【诠解】 冠心病多发于中老年人，发病率随着年龄增高而增加。心主血脉，血行脉中，由心气推动，其动力则在于宗气。李东垣说："夫饮食入胃，阳气上行，津液与气，入于心，贯于肺，充实皮毛，散于百脉。"这不但说明了宗气具有"贯心脉"推动血液循环的重要功能，还明确指出了宗气与中焦脾胃的密切关系。脾胃损伤，一方面使气血津液生化乏源，中气衰弱则心气亦因之不足，气虚日久，可致心阳虚弱，阳虚则寒邪易乘；津血不足则不能上奉心脉，使心血虚少，久则脉络瘀阻。另一方面，脾主运化，脾胃损伤则运化迟滞，氤氲生湿，湿浊弥漫，上蒙胸阳致胸阳不展，胸闷、气短乃作；湿浊凝聚为痰，痰浊上犯，阻滞胸阳，闭涩心脉则胸痹疼痛乃生。胸痹之形成，首先因于脾胃之损伤，气血生化不足；其次乃因湿邪痰浊内蕴，复因心脏正虚不能自护而上犯于心。

本案以气虚为重点，痰瘀闭阻为标实，方中用党参、甘草扶正培本、补养心气；云苓、法半夏、橘红、竹茹、枳实宣痹化痰祛痰；郁金解郁活血；藿香、布渣叶化浊消滞。

颜正华医案

（久病伤络痰瘀结，瓜蒌薤白白酒汤加减）

王某，女，55岁。

初诊时间：2000年1月10日。

主诉：心前区压榨性疼痛阵发20年。

现病史：20年前因劳累而出现心前区压榨性疼痛，牵及肩背，西医急诊诊断为"冠心病心绞痛"，遇劳累后易出现"胸闷、心悸、气短"等不适。现心前区隐痛，伴心悸、胸闷、喘息咳唾，无肩背放射性疼痛。胃脘胀痛，纳呆，眠可，二便调。舌暗红，苔薄白，舌下青紫。脉弦细。

辨证：痰瘀痹阻心络。

治法：行气活血，化痰通络。

处方：全瓜蒌15g，薤白12g，丹参30g，白蒺藜12g，香附10g，郁金12g，枳壳6g，吴茱萸1.5g，炒白芍15g，旋覆花（包）10g，煅瓦楞子（打碎，先煎）15g，佛手6g。7剂，水煎服，日1剂。

二诊时间：2000年1月17日药后症状大减，偶尔胸闷，无心痛、心悸。现自觉胃脘部有硬块，不痛不移，但与情志有关。眠差多梦，纳可，二便调。舌暗苔黄，舌下青紫，脉弦滑。

处方：全瓜蒌15g，薤白12g，丹参30g，白蒺藜12g，香附10g，郁金12g，枳壳6g，吴茱萸1.5g，炒白芍15g，旋覆花（包）10g，煅瓦楞子（打碎，先煎）15g，青陈皮各8g，香橼皮10g。7剂，水煎服，日1剂。

药后胸痛等症消失。

（张冰．颜正华．北京：中国中医药出版社，2011）

【诠解】 中医认为，饮食不节，膏粱厚味，易助湿生痰，气机痹阻，阻塞脉络，"不通则痛"而致胸痹心痛。治疗以化痰宣痹，通阳泄浊，调理气机为法。方中使用瓜蒌善开胸中痰结，导痰浊下行；薤白味辛而性滑，辛通胸中之阳，滑除阴寒之结。两药合用，利气通阳，散结消痰，合为治胸痹的常用药对。丹参、郁金活血；香附、枳壳、佛手行气；白蒺藜、白芍平肝疏散。因患者中焦不健，胃脘胀痛，故加入吴茱萸、煅瓦楞子、佛手等温中行气，降逆消胀。

戴裕光医案

（冠心病尿道感染，导赤散合小陷胸）

张某某，女，87岁。工人。

初诊：2004年9月20日。

主诉：胸部闷伴灼热不已5年。

患者5年前无明显诱因出现胸闷，胸部灼热，无心悸与心前区疼痛，去多处就诊，给予滋阴清热类中药无效，反而出现大便不畅。病情迁延不愈，前几日又出现尿道灼热、尿频、尿急，诊断为膀胱炎，给予抗生素静脉输注仍无缓解，现来就诊。现症：胸闷，胸部灼热不已，无胸痛，尤以夜间明显；纳可，口不干，涎痰多；活动后喘息，夜不安寐；大便日一行，舌刺痛，尿道灼热，尿频，眼眵多。舌暗红，苔白腻，脉沉。既往有支气管炎。

西医诊断：①冠心病；②尿道感染。

中医诊断：①胸痹（痰瘀内阻）；②淋证（下焦湿热）。

年已耄耋，素患慢性支气管炎，正气内虚，肺、脾、肾三脏不足，"脾为生痰之源，肺为贮痰之器"。脾失健运，痰浊内生，上贮于肺。而且"气为血之帅"，气虚血亦瘀，痰瘀内阻，故胸闷；瘀血阻滞，营卫运行不畅，瘀血致发热，且以夜半明显为特征，此乃气血运行夜不入阴分所致；气血不畅，心神失常，故夜不成寐。拟宽胸化痰，活血化瘀，清利下焦。小陷胸汤合导赤散化裁。

247 |

全瓜蒌 24g，川连 4g，制半夏 15g，大生地 18g，木通 4g，竹叶 12g，滑石 12g，生甘草 4g，丹参 15g，益母草 15g，葶苈子 15g，山楂 15g，桃仁 9g，红花 4g，泽兰 4g，川牛膝 12g，太子参 15g。3 剂。每日 1 剂，水煎服。

二诊（2004 年 9 月 24 日）：患者服药后咳嗽已停止，仍有少量黏痰难咯出，胸闷及灼热已感觉散开，口不渴，纳可。口唇易生溃疡，自觉热气时上冲；大便稀溏 2 次/日，小便较前通畅。舌暗红，苔薄腻，脉沉。前方宽胸化痰，活血化瘀，使胸中瘀痰开散，郁热有减，下焦邪热亦有减轻。宗前方化裁。

全瓜蒌 24g，川连 4g，制半夏 15g，大生地 12g，木通 3g，竹叶 9g，滑石 12g，生甘草 4g，丹参 15g，葶苈子 10g，红花 6g，沙参 15g，代赭石 15g，旋覆花 9g，大枣 12g，茯苓 12g。4 剂。每日 1 剂，水煎服。

（戴裕光．戴裕光医案医话集．北京：学苑出版社，2006）

【诠解】 本例患者因胸部灼热，而过服滋阴清热类中药，致湿热下注，膀胱气化不利，故尿道灼热，尿频，口不干，涎痰多；痰浊内蕴，郁久化热，阻滞脉络形成痰瘀，使气机痹阻，血脉运行不畅，以致"壅瘀生热，故心如悬而急，烦懊痛也"（《诸病源候论卷十六·心痛病诸候》）。故本病患者存在下焦湿热，痰热瘀结病机。治疗宜采用清热化痰，活血化瘀，清利下焦为法。方用《金匮要略》小陷胸汤合导赤散加减。方中用小陷胸汤清化热痰，导赤散清热利湿。方中用药，黄连清胸中之热，半夏散胸中之结，瓜蒌泻胸中之热；瓜蒌配半夏，则润燥相得，寒温合宜；黄连配半夏，一辛一苦，辛开苦降，故有涤痰热、开胸结之良效。太子参益气养阴；桃仁、红花、泽兰、丹参、山楂、益母草活血化瘀；川牛膝引血下行；葶苈子泻肺强心；滑石、生甘草、竹叶、木通清热利湿；生地清热。本例注意了老年人用药要小。

痰浊血瘀

周信有医案

（痰浊血瘀下肢肿，心痹一号方加减）

吴某，女，65岁，退休教师。

患者阵发性胸闷、胸痛、气短、双下肢浮肿2年余，曾诊断为"冠心病、心绞痛、慢性心衰"，多次心电图显示ST-T改变。心绞痛严重时需含服硝酸甘油，患者病情每因情绪因素及劳累加重。近1年来患者因家庭纠纷，病情加重。每周心绞痛发作6次，每次持续5~10分钟，需服硝酸甘油才能缓解。本次发作在附近医院就诊予地奥心血康2片/次，每日3次治疗，症状无明显好转。查体：心率78次/分钟，呼吸18次/分钟，血压16/11 kPa（120/83 mmHg），心肺（-），舌质暗红，苔白腻，脉滑。心电图示：ST段Ⅱ、Ⅲ、AVF、V_{4-6}均下移0.05~0.1 mV。

西医诊断：冠心病（劳累性心绞痛）。

中医诊断：胸痹（痰浊血瘀证）。

治疗：以通为补，以化痰宣痹，活血化瘀为法，选用心痹一号。

心痹一号：瓜蒌9g，丹参15g，黄芪30g，延胡索20g，生山楂20g，地龙15g，桂枝6g，降香6g，淫羊藿20g，川芎15g，郁金15g，赤芍15g，三七粉5g（早晚分冲），水蛭粉5g（早晚分冲）。1日1剂，水煎服。服药1周病情改善，心绞痛发作次数每周减至4次，每次发作持续5~10分钟，双下肢浮肿减轻；服药2周，心绞痛发作次数减至每周2次，每次持续2分钟，再未服用硝酸甘油，心电图大致正常，气短不明显；服药6周后，心绞痛症状消失，无气短，双下肢无浮肿，心电图正常。

（孟宪宗．周有信教授辨治冠心病经验．甘肃中医学院学报，2007，24（2）：1-2）

【诠解】 本例患者年事已高，阳气亏虚。气虚不运则血脉瘀滞，心脉痹阻，心阳不振，脾阳不足，寒凝血瘀，痰浊内生。痰浊内停，津液不得输布，则为水肿。痰浊和瘀血闭塞心脉，不通则痛，从而产生心前区疼痛、心悸等症状，治以宣阳通痹，理气化痰，活血祛瘀之法，使心阳充足，脾气健运，血行通畅，津液输布正常，故诸症自消。

周老先生的心痹一号（药物组成：瓜蒌9g，川芎15g，赤芍15g，丹参20g，郁金15g，延胡索20g，生山楂20g，桂枝9g，细辛4g，荜茇9g，黄芪20g，淫羊藿20g），是治疗冠心病的基础方，适用于冠心病病势缠绵，时轻时重，而表现本虚标实者。本案方中用桂枝温经散寒止痛；降香增强温经散寒止痛的治疗效果。山楂善入血分，有活血散瘀止痛之功。本案本虚标实，气虚血瘀，故以益气补肾之淫羊藿，达到扶正培本，增加机体抗邪能力的目的；黄芪益气运血，有利于恢复心肌细胞活力，淫羊藿与黄芪相配，共奏统运气血，温通心脉瘀阻之功效；瓜蒌化痰；丹参、延胡索、川芎、郁金、赤芍、三七粉理气活血通络止痛；地龙、水蛭通络。

周仲瑛医案

（心肾虚阴阳失调，桂甘龙牡加生脉）

丁某，女，61岁，退休工人。

1993年5月13日初诊。既往有高血压、冠心病病史，近年来房颤频繁发作，多发于早晚，每日发作1~3次。平时亦觉心悸不宁，常苦胸闷隐痛，头昏目眩，头疼牙痛，颈强不和，两目干涩，易汗，下肢不温。舌质淡紫，苔薄，脉细弦滑，三五不调。辨证为心肾两虚，阴阳失调，心营不畅，心神失养。方选桂甘龙牡汤、生脉散化裁。药用：

制附片5g，仙灵脾10g，川黄连3g，炙桂枝6g，炙甘草5g，生龙牡各20g（先煎），党参15g，生地黄10g，麦门冬10g，丹参15g，川芎10g，红花10g，葛根15g，石菖蒲10g。水煎服，每天1剂。

二诊（1993 年 5 月 20 日）：药进 7 剂，心悸得止，胸闷痛稍减，呼吸欠畅，怕冷减轻，食纳欠佳，余症如前。上方去葛根，加砂仁 3g（后下），甘松 10g 行气醒脾。

三诊（1993 年 7 月 23 日）：服上方 2 个月，房颤控制，胸闷痛及心慌能平，下肢冷感消失，头昏眩晕减而未已，胃冷腹热。仍从心肾两虚、阴阳失调论治，以资巩固。药用：

制附片 5g，仙灵脾 10g，川黄连 3g，炙桂枝 6g，炙甘草 5g，龙牡各 20g（先煎），生地黄 10g，丹参 15g，天麻 10g，十大功劳叶 10g，甘松 10g，炙黄芪 15g，枸杞子 10g。每日 1 剂，水煎服。

[袁园，过伟峰. 周仲瑛教授从五脏辨治胸痹的经验. 云南中医学院学报，2009，32（3）：47－49]

【诠解】 肾为五脏之本、阴阳之根。心主血脉的功能，需肾之资助。而冠心病的发生，又多见于中老年人，因此，本病其位在心，其本在肾。《素问·脏气法时论》中早就有"肾病者……虚则胸中痛"的记载。故补肾培本为治疗本病的重要法则。此患者七七太冲脉衰少，天癸竭后，肾之精气不足致阴阳失衡，气血失调故出现胸痹症状。治疗时，本着"欲养心阴，必滋肾阴；欲温心阳，必助肾阳"的原则，故选方《伤寒论》之桂甘龙牡汤，用桂枝、甘草辛甘化阳，温补心阳，温通血脉；龙骨、牡蛎重镇安神宁心，以平冲逆，制悸动，缓急迫。头昏目眩，头痛、牙痛，两目干涩系肾阴亏虚，水不济火，火热炎上所致；下肢清冷不温，则是心火独亢，不能下济于肾阳的表现。其基本病机为心肾亏虚，阴阳失调。治以补益心肾，调和阴阳。故以附片、仙灵脾配合生地黄，补益肾之元阴元阳；黄连清心泻热，与附片、仙灵脾配合交通心肾，使心火不亢，肾水不寒；党参、麦冬补气阴；丹参、川芎、红花活血祛瘀；石菖蒲化痰开窍。

高体三医案
（阴阳两虚胸闷痛，温阳滋阴兼疏肝）

李某，女，64 岁。

2008 年 11 月 18 日初诊。

主诉：心前区闷痛 10 余年。

初诊：10 年前出现心前区闷痛症状，近日发作频繁，每遇深夜发作。平素口服复方丹参片、丹参滴丸。现症：口干喜热饮，心悸，时发早搏，心前区闷痛，一般凌晨 1～2 点发作；右侧头痛，遇天冷发作。面色淡白，倦怠。舌红，苔白腻，脉沉细滑。血压 125/90mmHg。

西医诊断：高血压性心脏病。

中医诊断：胸痹（阴阳两虚）。

治法：疏肝理气，温阳益阴。

处方：生脉散加减。党参 20g，麦冬 10g，五味子 10g，柴胡 15g，黄芩 12g，桂枝 15g，白芍 30g，炙甘草 15g，丹参 20g，檀香 10g，砂仁 6g，炙麻黄 6g，附子 3g，细辛 4g，白术 10g，干姜 12g，川芎 30g，白芷 6g。3 剂，水煎服。

二诊：2008 年 11 月 21 日。症状较前改善，凌晨时发心悸，胸闷。舌红，苔腻，脉弦滑。

处方：党参 20g，麦冬 10g，五味子 10g，柴胡 15g，黄芩 12g，桂枝 15g，白芍 30g，炙甘草 15g，丹参 20g，檀香 10g，砂仁 10g，白术 10g，干姜 15g，附子 5g，炙麻黄 6g，细辛 4g，玉竹 15g，苦参 15g，葛根 30g，生地 20g。6 剂，水煎服。

三诊：2008 年 11 月 28 日。时发心悸、头胀，腿软，平素大便干、小便黄。舌红，苔黄腻，脉沉细。

处方：党参 20g，麦冬 10g，五味子 10g，玉竹 12g，柴胡 15g，黄芩 12g，桂枝 12g，白芍 24g，炙甘草 12g，生龙牡各 30g，丹参 20g，檀香 6g，砂仁 6g，干姜 10g，生地 15g，酸枣仁 20g，火麻仁 20g，阿胶 10g，附子 3g，白术 10g，大黄 3g。3 剂，水煎服。

四诊：2008 年 11 月 30 日。心悸、头胀改善，大便通畅，睡眠改善，时觉气短乏力。舌红，苔白腻，脉沉细。

处方：党参 25g，麦冬 10g，五味子 10g，玉竹 12g，柴胡 15g，黄芩 12g，桂枝 12g，白芍 24g，炙甘草 12g，生龙牡各 30g，丹参 20g，檀香 6g，砂仁 6g，干姜10g，生地15g，酸枣仁20g，火麻仁20g，阿胶10g，附子3g，白术10g，大黄3g，茯苓20g，杏仁10g，陈皮15g。6剂，水煎服。

五诊：2008年12月7日。时发心前区闷痛，自觉双腿发软。舌红，苔黄腻，脉沉缓。

处方：党参20g，麦冬10g，五味子10g，苏叶12g，柴胡15g，黄芩12g，丹皮15g，生地20g，栀子15g，桂枝12g，白芍24g，炙甘草10g，生龙牡各30g，陈皮15g，杏仁10g，附子3g，白术10g，干姜6g，茯苓20g，怀牛膝20g，代赭石30g，玄参15g，川楝子15g。6剂，水煎服。

六诊：2008年12月14日。心前区闷痛显著改善，下肢酸困、口干苦减轻。舌暗红，苔白，脉沉缓。

处方：党参20g，麦冬10g，五味子10g，柴胡15g，黄芩12g，丹皮15g，生地20g，栀子15g，桂枝12g，白芍24g，炙甘草10g，生龙牡各30g，陈皮15g，杏仁10g，附子3g，白术10g，干姜6g，茯苓20g，怀牛膝20g，代赭石30g，玄参15g，川楝子15g，生麦芽10g，厚朴15g。6剂，水煎服。

（高天旭，赵玉瑶．高体三·中国现代百名中医临床家丛书．北京：中国中医药出版社，2010）

【诠解】 胸痹是因心脉痹阻不通而引起的以膻中及左胸部位发作性憋闷、疼痛为主要临床表现的一类病证，是临床常见病、多发病之一。主要与寒邪内侵、饮食不节、情志内伤及老年肝肾亏虚有关，其主要病机为心脉痹阻，病位以心为主，发病多与肝、脾、肾三脏功能失调有关，如肾虚、肝郁、脾失健运等。该病的病理变化主要表现为本虚标实，虚实夹杂。本虚可为气虚、阳虚、阴虚、血虚等，且可阴损及阳，阳损及阴，而表现出阴阳两虚、气阴两虚、气血双亏甚至阳微阴竭等证候。标实主要为气滞、寒凝、痰浊、血瘀，并可相互为病，如可见气滞血瘀、寒凝气滞、痰瘀互阻等。

本案患者年老体衰，肾阳虚衰，脾胃虚寒，土不培木，水不涵木，致肝脾肾功能失调，心失血养，胸阳不振，气血运行不畅，心脉痹阻，发为胸痹心痛。脾肾虚寒，阳气不足，故胸痹在深夜、天冷时发作，此时阴寒最盛，阳气最虚，故心阳不振，心脉痹阻而发为胸痹。本案胸痹主要病机为心脉痹阻，肝失疏泄，阴阳两虚，病位在心，发病与肝脾肾密切相关。治疗以疏肝理气，温阳益阴为法，方中用药党参、麦冬、五味子组成生脉散，益气养阴；柴胡辛散，疏肝解郁，宣畅气血；白芍酸收，补血养阴柔肝。二药配对，刚柔相济，疏不耗肝阴，柔养不碍滞，补肝体而和肝用，使肝气得舒，肝血得补，以发挥肝藏血，主疏泄之功；黄芩味苦性寒，善清肝胆气分之热，使半里之邪内撤，又可燥湿泻火解毒。与柴胡相配，降浊阴疏透和解，能调肝胆之枢机，理肝胆之阴阳；桂枝温通经脉；川芎、丹参、檀香活血行气止痛；炙麻黄、附子、细辛温阳散寒，通阳止痛；砂仁、白术、干姜温中健脾，理气和胃。

肾阴亏虚

刘志明医案

医案 1（肾阴虚心阳瘀阻，冠心爽合剂加减）

王某，男，53 岁。1986 年 10 月 13 日初诊。

主诉：阵发性心前区憋闷、疼痛 1 月余。

病史：近 1 月来心前区阵发性憋闷、疼痛，每次发作数分钟，休息可稍缓解。发作无规律，伴气短，易疲劳，手握物发抖，汗少，腰膝酸软无力，口干纳少，大便微干。诊查：舌质淡白，舌苔薄白，脉弦细，沉取无力。血压 145/90mmHg。既往有高血压病史 10 年，糖尿病病史 6 年。

西医诊断：冠心病，心绞痛，高血压。

中医诊断：胸痹。

辨证：肾阴亏虚，心阳瘀阻。

治法：滋肾通阳，宽胸理气，活血止痛。

处方：自拟方冠心爽合剂加减，全瓜蒌 15g，薤白 12g，何首乌 12g，桑椹 15g，桑寄生 12g，当归 9g，牛膝 9g，枳实 9g，太子参 12g，赤芍 9g，川芎 4.5g。水煎服，日一剂，10 剂。

1986 年 10 月 24 日二诊：服药 10 剂后，胸闷、胸痛明显减轻，精神好转，测血压为 125/83mmHg，查心电图未见异常。患者因服用汤剂不便，遂改为丸剂口服以巩固疗效。

处方：西洋参 30g，何首乌 45g，桑椹 45g，茯苓 30g，生黄芪 45g，瓜蒌 45g，薤白 30g，酸枣仁 30g，桑寄生 45g，牛膝 45g，枳实 30g，三七 30g。二料，磨成粉末，炼蜜为丸，每丸 10g，每日 2 丸。

共服丸药 40 天，服药期间，只发生过 1 次胸痛，且较轻微，无气短乏力症状，大便干燥好转。

（刘如秀. 刘志明医案精解. 北京：人民卫生出版社，2010）

【诠解】 冠心病的病机总的可概括为本虚标实，本虚指气血虚，气虚则营虚，血不足则胸中冷；血虚则气不生，气不生则脉不通。

本例患者高血压病史 10 年，糖尿病病史 6 年，证情较为复杂，但能抓住胸闷胸痛的主症。肾与心水火同济，肾与肝乙癸同源。若肾不能上济于心，则心血不养，心气不通，故见胸痛、胸闷；肾精不足，则肝血亏虚，肝阳上亢，故见腰膝酸软无力、手握物发抖；肝肾不足，阴液不足，故见汗少、口干、大便微干；舌质淡白，舌苔薄白，脉弦细为肝肾阴血不足之象。

刘老在前人治疗胸痹基础上，结合个人经验，创制冠心爽合剂，治疗肾阴亏虚、心阳瘀阻型胸痹，疗效显著。方中何首乌、桑椹、桑寄生填补肾精；瓜蒌宽胸降气，消痰开结；薤白味辛苦，性温而滑，配合枳实通痹行滞消痞；黄芪、太子参、赤芍、川芎、牛膝同用补气活血，气血流通则百病自除。

医案 2 （肾精虚胸阳不振，滋阴通阳理气血）

王某，男，68 岁。

1991 年 5 月 23 日初诊。

主诉：劳累后胸闷、气短 5 年。

病史：患者近 5 年来反复出现心前区憋闷、气短，不耐劳累，稍劳则疼痛发作，精神欠佳；左侧皮温低于右侧，左手握物发抖，少汗；腰膝酸软无力，口干纳少，大便微干。舌苔薄，脉弦细，沉取无力。服降压药后血压 130/90mmHg，血糖 228mg%。既往有 2 型糖尿病、高血压病史。

西医诊断：冠心病，心绞痛，高血压，2 型糖尿病。

中医诊断：胸痹。

辨证：肾精亏耗，胸阳不振，血气不和。

治法：滋肾通阳，理气和血。

处方：瓜蒌薤白半夏汤合首乌延寿丹加减，瓜蒌 15g，薤白 12g，何首乌

12g，桑椹 15g，桑寄生 12g，当归 9g，太子参 12g，牛膝 9g，枳壳 9g，赤芍 9g，川芎 4.5g，三七粉 1g（冲服）。水煎服，日一剂，7 剂。

1991 年 5 月 30 日二诊：服药 5 剂后，患者心前区憋闷明显减轻，日常生活不受影响，为巩固疗效，改汤剂为丸药长期口服。

处方：西洋参 30g，何首乌 45g，桑椹 45g，瓜蒌 45g，薤白 30g，茯苓 30g，生黄芪 30g，桑寄生 45g，牛膝 45g，枣仁 30g，枳壳 30g，三七 30g。二料，上方共研为细末，调入少量黄酒，炼蜜为丸，每丸 10g，每日 2 丸。

（刘如秀. 刘志明医案精解. 北京：人民卫生出版社，2010）

【诠解】 本案为老年性冠心病久病患者，既往有糖尿病、高血压病史。其病程长而久治不愈，据"久病归肾"的特点，心肾同治是治疗本病的特点之一。心阳不宣，脾阳不运，痰浊内生，阻遏胸阳，故见胸闷、胸痛；心气血虚，故见气短、稍劳则疼痛发作、精神欠佳；肾阴虚，故见腰膝酸软无力、左手握物发抖、少汗。本案病机为肾精亏耗，胸阳不振，血气不和，治以宣阳通痹，滋肾理气和血为法，方中药用瓜蒌开胸宣痹以通阳；薤白化痰、通阳以宣痹；首乌、桑椹、桑寄生补肝肾精血；川芎、当归补气活血；赤芍、牛膝、三七养血活血；配伍黄芪、太子参益气养阴。

医案 3（肾阴虚胸阳不振，滋肾通阳理气血）

付某，男，68 岁。

1992 年 10 月 5 日初诊。

主诉：心前区闷痛 2 年，加重 2 月。

病史：患者于 1990 年起，每逢工作紧张或者劳累便出现心前区憋闷疼痛，每次历时数分钟，休息或含服硝酸甘油可以缓解。近 2 个月来因工作繁忙，上述症状加重，频繁发作，发作时大汗淋漓，难以忍受，休息及含服硝酸甘油都不能缓解，遂送医院抢救。心电图示：胸前 $V_3 \sim V_5$ 导联 ST 段水平下移 1.5mV，T 波倒置，提示慢性冠状动脉供血不足，临床诊断为"冠心病"。起病以来手持物发抖，腰酸软无力，口干，大便微干，服用西药疗效欠佳。就诊时见：精神尚可，气短，双手颤抖；舌苔薄，脉弦细，沉取无力。体温正常，唇无紫绀，舌无偏斜，双下肢未见水肿；心率 85 次/分，律齐，第一心音低钝，可闻及第四心音；血压 150/90mmHg（已经服用降压药），既往高血压病史多年。

西医诊断：冠心病，心绞痛，高血压。

中医诊断：胸痹。

辨证：肾阴亏虚，胸阳不振。

治法：滋肾通阳，理气活血。

处方：瓜蒌 15g，薤白 12g，何首乌 12g，桑椹 15g，桑寄生 12g，当归 9g，太子参 12g，牛膝 9g，枳壳 9g，赤芍 9g，川芎 5g，三七粉 1g（冲服）。水煎服，日 1 剂，7 剂。

1992 年 10 月 13 日二诊：服药 7 剂后，精神转佳，胸闷减轻，发作频率减少。守原方加减治疗 3 个月，上述症状完全缓解，心电图检查恢复正常。多次复查心电图，ST 段下移及 T 波低平明显好转，恢复正常工作。

（刘如秀．刘志明医案精解．北京：人民卫生出版社，2010）

【诠解】 冠心病心绞痛常见于老年人，肾虚是老年人的生理特点和病理基础，故补肾法乃治疗老年病的重要方法之一。

本例患者因心阳不宣，血脉痹滞，痰浊而致胸痛；因气血虚，气血不和而致逢紧张或者劳累便出现心前区憋闷疼痛、气短；因肝肾不足而致手持物发抖，腰酸软无力。本案表现为虚实夹杂，本虚标实，以肾阴亏虚，致肝阴虚为"本虚"；"标实"，以胸阳不振，影响血液循环、津液输布而导致的气滞、血瘀、痰浊等。治疗以"以补为主"、"以通为用"为原则。"补"，补肝肾；"通"，主要是理气、活血、化痰。方中用药瓜蒌开胸宣痹以通阳；薤白化痰、通阳以宣痹；首乌、桑椹、桑寄生补肝肾精血；川芎、当归补气活血；赤芍、牛膝、三七养血活血；配伍太子参益气养阴。

阴虚阳浮

孙一奎医案

（所愿不遂致心病，调肝益阴起沉疴）

张文学子心，二尹可泉公长君也。自知医，弱冠病，吴下名医皆诊之，金曰瘵，治久不效。子心亦自分必死，督家人具秘器，已沐浴，衣襚衣而卧正寝，断粒、绝药者二日。可泉闻予治其高第张星岳之婶奇，因访予曰：病心瘵而尸寝浃旬者能起之，谁不啧啧称公高手，吾子病且革，幸怜而诊之。予至，诊其脉，左寸短弱，右关略弦，余皆洪大。其症咳嗽，下午热从两足心起，渐至头面，夜半乃退，面色青，形羸气促，多梦遗，交睫卧床褥奄奄一息耳。时则七月初旬也。诊毕，语可泉公曰：郎君病可治，不宜豫凶器也。可泉公曰：诸医金谓火起九泉者，十不救一，大肉尽削者死，咳嗽加汗者死，脉不为汗衰者死，又当此铄石流金之候，又恐肺金将绝。豚子亦自谓无生理，先生何言可治也。予曰：汗多者，孤阳几于飞越也。可泉公曰：飞越亦死候也。予曰：几者，将成未成之辞也。症虽危，其色、其声音、其脉，尚有生意。终不可以一凶而废三善。两颧不赤，心火未焚也。声音不哑，肺金未痿也。耳轮不焦，肾水未涸也。相书云：面青者，犹疑不决，左寸短者，心神不足，关略弦者，谋为不遂。夫心者，万事万化之主，《内经》曰：主明则下安，主不明则十二官危。又肝主谋为，胆主决断。谋为不决，故色青。症与色与脉皆非瘵也。盖郎君志愿高而不遂其欲，殆心病，非肾病也。经曰：色脉相得者生。予故谓郎君之病可起也。病者闻言，明目语其父曰：吾今犹寐者初寤矣！从来未有此论沁吾心脾也。吾病由星士许决科于癸酉，是年予落第，而同窗者中，故怏怏至此。先生得吾心于色脉，神矣！此言可当药石，谨拜命。予为定方，煎方名调肝益神汤。以人参、酸枣仁、龙骨为君，丹参、石斛、贝母、麦冬、五味子为臣，山栀、香附为佐，服二十帖而病起。丸方则大龟板、熟地黄、枸杞子、人参、麦冬、五味、茯苓，蜜丸，服三月而精神健，肌肉完。次年生女。可泉公，苕中名士，奇予治，而延誉闻于大宗伯董浔阳公，宗伯交欢余者，由可泉公始也。

（《孙文垣医案》）

【诠解】 案中患者自知医，适弱冠却病，经当地名医诊治，咸以为瘵且久治不愈。瘵者，清·朱骏声《说文通训定声·泰部》释曰："瘵，假借为祭"，张纲《中医百病名源考·劳瘵》曰："由其瘵从'祭'声，而'祭'又通'际'也。所以然者，以传尸之病本为递相转注之传染病，而瘵以言祭，古又正以之为交相转注之染易名也……际之为义，本谓凡物之交会与接续，而传尸为病，又正其疾病之交会与接续者，此古人又以从祭之瘵为言'际'，而可用为交相传注、续相染易之病名者也。……瘵言际合接续而谓其染。"故瘵即指具有传染性的劳瘵、肺痨一类，由此可知患者自行"沐浴，衣襚衣而卧正寝，断粒、绝药"之故。

病人至亲闻文垣学验俱高，遂告知实情，以希救子性命。时则七月初旬也，诊其脉，左寸短弱，右关略弦，余皆洪大。左寸短弱为心之气阴不足，右关略弦乃肝胆气机郁滞，余皆洪大乃应时之平脉也，诚如《素问·脉要精微论》所言："四变之动，脉与之上下，以春应中规，夏应中矩……春日浮，如鱼之游在波；夏日在肤，泛泛乎万物有余"。而余症文垣先生于案中分析透彻，毋庸赘言。尤为一提的是，示人以病起之由，使其心悦诚服，此乃"治病先治人，治人先治神"之谓也，明确"症与色与脉皆非瘵也"。辨属心肝血虚，气郁有热。投以调肝益神汤，以人参、酸枣仁、龙骨为君，补养心肝而安神；丹参、石斛、贝母、麦冬、五味子为臣，滋阴祛瘵而安神；栀子、香附为佐，疏肝行气而清热，诸药合用，心肝得养，气机畅达而邪热自退。思其前有阴虚火炽，煎灼真阴而梦遗，俟其气血得充，虚热渐退，而后以丸滋阴益气固肾，方投生脉散合大龟板、熟地、枸杞子、茯苓蜜丸而收全功。

此案初诊势急而症险，患者虽知医而"自分必死"，然文垣不为病情恐吓，亦不蹈他医覆辙，先从脉、症、色入手，综合分析病由，使患者真心叹服，遂遣方用药而起沉疴。诚如《素问·汤液醪醴论》所言："病为本，工为标，标本不得，邪气不服"，《素问·五脏别论》亦曰："病不许治，病必不治，治之无功矣。"后学实当以身作则，遵而行之。

阳虚痰浊

李可医案

（三阴虚寒痰浊蕴，小青龙汤四逆汤）

林某，男，76岁。

因"反复胸闷痛5年余，加重1天"于2004年9月1日入院。缘患者5年前起出现胸前区闷痛，自服救心丹后可缓解，其后症状时有反复。2004年8月31日，患者出现胸前区闷痛频繁发作，并伴有头晕，咳嗽咯痰，次日遂到本院急诊科就诊，经过相关检查后，拟以"冠心病、心梗待排"收入本院。9月1日，患者由于病情加剧，收入ICU后查心肌酶谱及肌红蛋白，肌钙蛋白呈动态增高；心电图示：①窦性心律；②异常Q波（下壁心梗？）；③ST－T异常；心脏彩超考虑高血压并多节段性缺血性心脏改变，左心泵血功能减退，后下壁中基段考虑假性室壁瘤改变。冠脉造影示：冠脉三支严重病变，LCA与RCA闭塞。

西医诊断：①冠心病，急性下壁心肌梗死，心功能不全，心功能IV级；②高血压病2级，极高危组。

中医诊断：胸痹（气虚痰瘀）。

心脏外科会诊认为患者基础状况差，不能承受搭桥治疗，故以内科保守治疗，中医以益气养阴，化痰祛瘀为法，方药以自拟方加减（橘红、竹茹、法夏、云苓、丹参、赤芍、牛膝、桔梗、甘草、太子参、麦冬、五味子等）。9月7日，患者因心梗指标基本正常，遂转入本院心内科。9月8日，患者病情再次出现反复，时有咳嗽咯痰，痰黏量多，咯吐不畅，呼吸气促，可少量进食，偶有呛咳，眠差，四肢乏力。查体示：颈静脉轻度怒张，喉中少许痰鸣，双肺底可闻及湿啰音，各瓣膜听诊区未闻病理性杂音，双下肢轻度凹陷性浮肿，舌淡黯胖大，苔少而润，脉沉滑。胸片提示双侧肺门改变，考虑为占位性病变；左侧胸腔少量积液；右下肺感染。西医给予抗心衰、抗感染。支持疗法及对症处理，中医仍守前法。经过3天治疗后，患者情况仍未见明显好转。9月11日，本院特邀山西名老中医李可指导治疗。

李老初诊：患者神疲乏力，面色苍白，语声低微，半卧于床，动则气促，时有咳嗽，咯白黏痰，夜间为甚，口不干，纳眠差，四肢乏力，肢肿，小便量中等，大便干结。舌淡黯胖大，苔少而水滑，脉虚。李老分析：患者大病久病之后，其症及舌脉一派虚象，三阴经虚寒，肾不纳气，痰浊内蕴。治疗当温肾纳气，肾阳旺盛，痰浊自化，脾胃亦得以运化。治则以治本为主，治法为温肾阳，化痰浊，选方小青龙汤合四逆汤加减，处方如下：

制附子100g，肉桂10g，沉香10g，砂仁10g，牛膝30g，泽泻45g，炙甘草60g，高丽参（另炖）15g，生半夏45g，干姜30g，五味子30g，细辛30g，生姜45g，菟丝子20g，枸杞20g，补骨脂20g，淫羊藿20g。方中重用附子纯阳之品的大辛大热之性，破阴回阳；生半夏降逆化痰；生姜解生半夏毒；菟丝子、枸杞、补骨脂、淫羊藿合为肾四味，温养肝肾之阴阳精气；细辛、干姜配五味子以温寒化饮，敛肺止咳；肉桂、沉香、泽泻合用以纳气归肾，利水消肿；高丽参以大补元气，滋阴和阳，益气生津；砂仁以温养脾肾，健脾理气；大剂量炙甘草不仅制约附子毒性，且补中益气，调和诸药。此方加水4升，文火煎至半升，高丽参另炖兑入汤药中，分3次服，每3小时1次，服1剂。

李老二诊：患者药后，精神转佳，声音较前清晰，响亮，咳嗽、气促稍减轻，口微干，纳眠好转，四肢乏力，肢肿已消，小便量中等，大便干结。舌淡黯胖大，苔较前转干，脉虚。李老分析：患者服用大剂量附子后情况转佳，表明前方辨证正确，但舌脉仍虚，提示阳气不足，遂加用附子至200g以扶正救阳，山茱萸120g以收敛正气，通利血脉；咳嗽气促稍减，舌苔较前转干，为痰浊渐化，肾气来复之象，原方减去肾四味及细辛、干姜、五味子，改用麝香0.5g冲服以纳气平喘，开中有补；因水肿已消，故减泽泻至15g，其余诸药不变。此方煎煮法同前，共进4剂。结果：患者药后精神佳，咳嗽，咯痰较前明显减少，言语增多，语声增强，可在搀扶下站立，进食增多，夜间可平卧，气促不明显，口微干，睡眠改善，小便量中等，大便干结。查体示：颈静脉无怒张，喉中无痰鸣，右肺底只闻及少许局限性湿啰音，双下肢水肿（－）。临床症状痊愈后出院，继以健脾益气，化痰祛瘀类方调。

［刘泽银等．李可诊治急性心功能不全验案探微．辽宁中医药大学学报，2007，9（3）］

【诠解】 李老重用附子达200g，山茱萸120g，其思路来源于《伤寒论》四逆汤类方、张锡纯来复汤而成。重用附子的理由，李老认为有以下两点：第一，考《伤寒论·四逆汤》原方，用生附子1枚，按考古已有定论的汉代度量衡折算，附子1枚，约合今之20g，假定生附子之毒性与药效为制附子之两倍以上，则伤寒论原方每剂所用附子相当于现代制附子40～60g；第二，附子的毒性正是其药效所在。当心衰垂危，病人全身功能衰竭，五脏六腑表里三焦已被重重阴寒所困，生死存亡，系于一发之际，阳回则生，阳去则死，故非重用附子不能力挽狂澜。

痰浊上乘

刘志明医案

（痰浊上乘清阳蒙，通阳散结兼泄浊）

徐某，男，56岁。

1991年8月11日初诊。

主诉：胸闷，伴头晕、少寐1年余。

主诉：自1990年6月，患者常胸闷，伴头晕、少寐。曾诊断为"冠状动脉粥样硬化性心脏病；神经衰弱"，在当地服药数百剂，疗效不佳，故来京求治。现自觉胸膺痞闷，有窒塞感，呼吸不畅，腹部隐痛，大便日二三行，质软，寐不佳；舌苔薄，脉细滑。

西医诊断：冠心病，心绞痛；神经衰弱。

中医诊断：胸痹。

辨证：浊阴上乘，清阳被蒙。

治法：通阳泄浊，行气散结。

处方：瓜蒌15g，薤白10g，太子参15g，桂枝3g，半夏10g，陈皮6g，广郁金10g，白蒺藜12g，潞党参15g。水煎服，日一剂，5剂。

1991年8月17日二诊：服上药5剂后，胸膺痞闷减轻，头昏已瘥，仍有夜寐不安。患者对目前疗效满意，要求继续服原方并加重剂量。考虑患者夜寐不安，故原方去白蒺藜，加远志9g、夜交藤10g。水煎服，日一剂，7剂。患者服药7剂后，胸闷除，夜寐安。

（刘如秀．刘志明医案精解．北京：人民卫生出版社，2010）

【诠解】 冠心病属中医胸痹范畴。胸痹心痛多虚实夹杂，为本虚标实之证。

本虚可有心脾气虚、肝肾阴虚、气血亏虚及肾阳虚衰等不同，标实又有气滞、血瘀、痰湿（痰浊、痰热）、寒凝或肝阳上亢等区分，故辨证需审慎，分清寒热虚实及标本缓急先后为要。

从本案观之，患者症见自觉胸膺痞闷，有窒塞感，头晕，呼吸不畅，腹部隐痛，大便日二三行，质软，寐不佳；再合舌脉，则证属浊阴上乘，清阳被蒙。本案其本在胸阳不宣，脾胃虚弱，痰浊壅塞，治病必求于本，故当遵宣阳通痹，健脾化痰，理气和胃，以瓜蒌薤白桂枝汤合二陈汤加减。方中用药瓜蒌开胸宣痹以通阳；薤白化痰、通阳以宣痹；桂枝温通血脉；半夏、陈皮燥湿化痰，理气健脾；郁金祛痰解郁；党参健脾益气；白蒺藜祛肝风治头晕。二诊加入远志、夜交藤增加安神之功，治夜寐不安。中医认为脾胃健旺则气血化生，脾运一行则痰湿自化，瘀血消，脉道畅，胸阳展而痹窒除。健脾涤痰突出了中医整体观念，治病求本，调理后天之本以治疗心病。

寒 热 互 结

刘志明医案

（寒热互结心血瘀，桃红四物丹参饮）

刘某，男，79 岁。

1982 年 5 月 9 日初诊。

主诉：胸闷、心慌 10 余年，加重伴头晕半个月。

病史：患者罹患冠心病已有 10 余年，5 年前又并发脑血管硬化。最近常感胸闷、心慌，甚则胸痛，兼见头晕，双手发抖，唇紫，纳差，小便正常，有时大便秘结，有时日行两次；舌绛，苔白腻，边有瘀点，脉弦结。脉率 43 次/分钟，有不规则间歇；心电图示：三度房室传导阻滞，交界性逸搏心律。

西医诊断：冠心病，心绞痛，心律失常，三度房室传导阻滞，交界性逸搏心律；脑血管硬化。

中医诊断：胸痹，心悸。

辨证：寒热互结，心血瘀阻。

治法：温阳活血，凉营散瘀。

处方：丹参 30g，全瓜蒌 15g，薤白 10g，赤芍 10g，红花 6g，川芎 6g，当归 9g，桃仁 9g，生地 15g，檀香 6g，川椒 3g。水煎服，日一剂，14 剂。

1982 年 5 月 23 日二诊：患者连续服药 14 剂，心悸已平，胸痛、胸闷缓解，头痛、手抖消失，脉弦有力。脉率 66 次/分钟，未见间歇；复查心电图转为一度房室传导阻滞。之后继予活血化瘀加益气活血药，调理三月，心绞痛未复发，心率基本正常。

（刘如秀．刘志明医案精解．北京：人民卫生出版社，2010）

【诠解】 本案患者胸闷、心慌10余年，"久病入络"，"久病致瘀"，平素痰多，胸阳不振，痰瘀互结，心脉不畅，故见胸闷、心慌、胸痛；痰浊上扰清阳，故见头晕；痰瘀阻滞，故见唇紫、舌绛，苔白腻，边有瘀点，脉弦结。丹参饮一方出自清代陈修园《时方歌括》，上曰："治心胃诸痛，服热药而无效者宜之。"本方所治心胃诸痛为气血郁滞互结于中所致者，故治当活血祛瘀，行气止痛，方中丹参为主，味苦微寒，入手少阴、厥阴血分，养血活血，祛宿血，生新血；佐以檀香辛温调气，解结气而除心痛。桃红四物汤有养血活血、祛瘀止痛之功，方中以桃仁、红花、当归、赤芍、川芎活血祛瘀而通血脉，更以当归养血和血；生地一味，《神农本草经》谓其能"逐血痹"，《本草求真》载其有"凉血消瘀"之功，且又能养阴以滋血燥。诸药配合，活血化瘀而不伤血，行气解郁而不耗气，使血活气行，疼痛自止。由于心主血脉，"不通则痛"，故心痛常与"瘀阻心脉"的病机相关，且寒凝、热结、气滞、痰阻、气虚等心痛的常见病因均可致瘀，所以即使临床上血瘀的证候不明显，辨证时亦应考虑到这一方面。方中用瓜蒌开胸宣痹以通阳；薤白化痰、通阳以宣痹；川椒温里散寒。

心 胃 同 病

朱震亨医案

（夙邪癖结心疼痛，随证施治病终瘥）

一妇形瘦色嫩，味厚，幼时以火烘湿鞋，湿气上袭致吐清水、吞酸。服丁香热药，时作时止。至是心疼有癖块，略吐食，脉皆微弦，重似涩，轻稍和。与左金丸二十四粒，姜汤下三十余次，食不进。予曰：结已开矣，且止药。或思饮，少与熟水，间与青六丸。脉弦渐添，与人参酒，芍药汤引金泻木，渐思食。苦大便秘，以生芍药、陈皮、桃仁、人参为丸与之，蜜导，便通食进。

（《丹溪纂要》）

【诠解】《灵枢·经脉》篇曰："胃，足阳明之脉，起于鼻之交頞中，旁纳太阳之脉，下循鼻外，入上齿中，还出挟口，环唇，……循喉咙，入缺盆，下膈，属胃，络脾。……下足跗，入中指内间；其支者，下廉三寸而别，下入中指外间。其支者，别跗上，入大指间，出其端。……脾，足太阴之脉，起于大指之端，循指内侧白肉际，过核骨后，上内踝前廉，上踹内，循胫骨后，交出厥阴之前，上膝股内前廉，入腹，属脾络胃，上膈，挟咽，……其支者，复从胃别上膈，注心中。是动则病舌本强，食则呕，胃脘痛，腹胀善噫……食不下，烦心，心下急痛……"，足部乃足太阴、阳明经脉循行之处，患者幼时以火烘湿鞋，寒湿邪气本居于下，受火烘蒸腾乃循经而上，则脾胃心均受其累，而见食不下、脘痛腹胀、噫而泛酸吐清水等症，虽服丁香等温胃化湿之品而不效。

患者脾胃受累日久，运化失职，气血不足失于温养故体瘦色嫩；《素问·阴阳应象大论》篇曰："阳为气，阴为味。味归形，形归气，气归精，精归化；精食气，形食味，化生精，气生形。味伤形，气伤精；精化为气，气伤于味。阴味出下窍，阳气出上窍。味厚者为阴，薄为阴之阳；……味厚则泄，薄则通"，患者脾胃虚弱，久为寒湿之邪所困，欲借辛散走窜之物化之，故味嗜厚欲泄其积，现心疼有瘀块、略吐食、脉皆微弦而重似涩等亦为之证。故投左金丸并佐姜汤，在畅达肝胃气机。然久为痰气所困，虚实夹杂，故结虽已开而药亦止，仍不食。或思饮即以热饮，续以畅达气机；间投青六丸（滑石、甘草、红曲）清利湿热而畅气机。俟气机渐畅，复以人参酒益气理气，芍药汤引金泻木，终渐思食；后又以陈皮、芍药调肝理脾，桃仁祛瘀通便，人参益气补中，四药同用蜜丸而通其大便。

此案前后四易其法，随证施治，体现了心病治肝、心病除湿热、心病调脾胃，为后世有效辨治胸痹心痛提供了有效地借鉴，值得细细体会。

姚树锦医案

（心胃同病气化火，理气和中养心神）

张某，女，40 岁，干部。

初诊：1998 年 10 月 6 日。

主诉为心痛彻背，动则加剧 3 年。劳累后于 1995 年起有心前区疼痛，牵及后背，活动后加剧，心电图示：心肌劳损。1997 年诸症加重，经心得安试验，二阶梯运动试验在市某西医院诊为"冠心病"。予消心痛、复方丹参滴丸、天王补心丹等服用，症状缓解。次年再次发病时，经 CT 心肌灌流显示：左心室右侧壁、前壁心肌供血不足。诊见：阵发性心前区疼痛，彻背，胸闷，气短，动则加剧，脘腹胀满，纳差泛酸，神疲畏寒，四肢无力，夜寐多梦。形体不胖，面色暗淡。舌淡有瘀点，苔薄白，脉细弦紧。

辨证：心胃同病，气郁化火，心神失养，扰及脾胃。

治法：理气和中，涵养心神，健脾开胃，运通血脉。

方药：厚朴 10g，生姜 5 片，清半夏 10g，甘草 10g，太子参 30g，沉香（后下）3g，莱菔子 10g，大腹皮 10g，麦冬 10g，五味子 10g，龟板 15g，远志 10g，菖蒲 10g，生龙骨（后下）15g，乌贼骨 15g，砂仁 6g，鸡内金 10g，三七粉

（冲）6 g，6 剂，水煎服，日 1 剂。

二诊（10 月 13 日）：药后脘腹胀满，泛酸大减，纳食增加。但仍觉心前区憋闷疼痛间歇发作，日达 4～5 次，胁肋胀痛，夜寐不实而多梦。舌淡胖，苔薄白，脉细弦。宜疏肝理气，活血化瘀，养心宁神，通经镇痛。

方药：柴胡 5g，当归 15g，白芍 15g，云苓 15g，白术 15g，甘草 10g，薄荷（后下）3g，生姜 3 片，细辛 3g，土元 10g，甘松 10g，苏木 10g，降香 10g，沉香（后下）3g，三七（冲）6g，龟板（先煎）15g，远志 10g，菖蒲 10g，生龙骨 15g（先煎）。

继以上方调理 21 剂，自述偶有活动后胸闷，气短。正常上班，1 年多服中成药巩固治疗，病情稳定。

（王维英．姚树锦中医世家经验辑要．西安：陕西科学技术出版社，2002）

【诠解】 胸痹病常常影响及胃（包括脾），二者有时单独出现，或合并发作，此可谓心胃同病。胸痛病常兼见胃肠道症状，这是由胸阳衰弱所致。胸阳衰弱，同样也可引起脾胃气的不足。而脾失运化，不能化生精微，以致内生痰浊，瘀阻血脉；且营卫、宗气亦无由生成，乃致宗气不足，宗气不足则使胸中阳气式微，不能贯注心脉，影响心脉之血液循环，进而血脉凝泣不通。脉不通则心虚，心虚则胸中冷，胸中冷则膈气虚，膈气虚则胃阳微，胃阳微致脾胃虚弱无能。致一方面湿饮痰瘀繁生，另一方面则宗气不行，血脉凝滞，胸痹病成矣。在阳虚到一定程度时，又可从阴热化，或素质阴分不足，均可表现为阴虚证候。阴虚则又可产生心肝之阳亢盛，脾胃受侮，从而煎灼精血、津液，即成痰浊阻滞，血脉受病而成为发病之另一因素。

本病例首先以脾胃不和，心神失养为主，予以消胀理气汤合砂仁、鸡内金、乌贼骨健脾益气，和胃制酸；生脉散合三七养心活血；孔圣枕中丹引阳入阴，安神定志，重在消除脾胃对心之影响，即"母病泻子"之法。二诊时心前区疼痛、憋闷及胁肋胀痛仍存，脘腹胀泛酸大减，属肝郁脾虚，心脉瘀滞，故予逍遥散加活血行气止痛之甘松、苏木、降香、细辛、土元、沉香、三七，药中病机，而疗效确切。

肝 胆 扰 心

高体三医案

（肝郁不疏心血虚，小柴胡汤生脉散）

宗某，男，62岁。

1998年11月10日初诊。

主诉：间断性心胸憋闷、困痛5年余，加重1月余。

初诊：病人于5年前出现胸部憋闷，困痛不舒，气短乏力，时有心悸。心电图提示心肌缺血、频发室性早搏。血脂偏高。症状间断出现，每次发作时服乙胺碘呋酮，均可在10天内恢复正常。但此次劳累后出现上述症状，逐渐加重，夜间睡眠不佳，服上药无效，遂来诊。现症：心胸憋闷不舒，气短乏力，时有心悸，夜间睡眠不佳，精神尚可，口唇偏暗。舌暗，苔黄腻，脉结代。心脏听诊每分钟可闻及15～20次早搏。心电图提示：心肌呈缺血性改变，频发室性早搏。

中医诊断：胸痹（肝胆扰心）。

西医诊断：冠心病（心肌缺血，心律失常）。

治法：疏利肝胆，益气养阴安神。

处方：小柴胡汤合生脉散加减。柴胡15g，黄芩10g，党参15g，麦冬10g，五味子10g，茯苓30g，杏仁10g，陈皮20g，连翘20g，玉竹15g，茵陈20g，泽泻20g，炙甘草10g，金银花20g，竹茹15g，半夏15g。3剂，水煎服。

医嘱：饮食宜清淡，忌食辛辣生冷等物。

二诊：1998年11月13日。病人服上方3剂后，自觉精神好转，胸闷减轻，仍时感心悸。听诊可闻及12次/分早搏（仍服乙胺碘呋酮），余无不适。舌淡红，苔白腻，脉结代。处方：柴胡15g，黄芩10g，党参15g，麦冬10g，五味子10g，茯苓 30g，杏仁 10g，陈皮 20g，连翘 20g，玉竹 15g，茵陈 20g，泽泻 20g，炙甘草 10g，金银花 20g，生龙牡各 15g。3 剂，水煎服。

三诊：1998 年 11 月 17 日。病人目前精神尚可，胸闷明显减轻，心悸好转，稍感乏力。自诉 2 天来大便溏薄，日 2 次，无腹痛。舌淡红，苔薄白，脉弦细。处方：柴胡 15g，黄芩 10g，党参 15g，茯苓 30g，杏仁 10g，陈皮 20g，连翘 20g，玉竹 15g，茵陈 20g，泽泻 20g，炙甘草 10g，金银花 20g，生龙牡各 15g，竹茹 15g，半夏 15g，生姜 10g，大枣 3 个为引。3 剂，水煎服。

四诊：1998 年 11 月 20 日。病人精神较好，胸闷气短症状消失，未出现早搏，纳食可，口干涩，大便不成形，日 1 次。舌淡红，苔薄白微黄，脉弦细。处方：柴胡 15g，黄芩 12g，党参 20g，麦冬 10g，五味子 10g，连翘 30g，黄芪 30g，茯苓 30g，泽泻 20g，桂枝 6g，白芍 15g，炙甘草 10g，生龙牡各 20g。3 剂，水煎服。

（高天旭，赵玉瑶．高体三·中国现代百名中医临床家丛书．北京：中国中医药出版社，2010）

【诠解】 本例患者除有心胸憋闷不舒，困痛等胸痹的典型症状外，又见气短乏力，时有心悸，睡眠不佳，口唇偏暗。舌暗，苔黄腻，脉结代等气阴两虚，肝郁化热，气郁血瘀之象。方中用生脉散由党参、麦冬、五味子三味药物组成，药少力专，配伍精当。小柴胡汤和解少阳气机，疏利三焦，宣通内外；党参与麦冬、玉竹、五味子合用益气养阴；党参、茯苓、炙甘草益气健脾以滋化源；杏仁、陈皮开宣心肺气结；连翘、茵陈、泽泻、金银花清泻心肝；竹茹清心除烦。